全国老年服务与管理类专业
规划教材
NATIONAL PLANNED TEXTBOOK
FOR ELDERLY SERVICE AND
MANAGEMENT

老年照护价值与伦理

The Value and Ethics of Care for the Elderly

主 编 罗 辑
Chief Editor Luo Ji

参 编 孙 冰 孙飘逸 罗 雁
Co-editor Sun Bing Sun Piaoyi Luo Yan
王 茜 王颖辰
Wang Xi Wang Yingchen

天津大学出版社
TIANJIN UNIVERSITY PRESS

内 容 提 要

本书探讨了开展老年照护工作的相关问题，主要包括以下6个项目：老年照护价值与伦理实践的需要、老年照护价值与伦理的历史溯源、老年照护价值与实践、老年照护价值观的本土化、老年照护伦理的基本议题和老年照护实践中的伦理困境及决策。

本书的宗旨在于帮助老年照护人员培养专业价值伦理意识，了解和识别符合专业实践要求的价值伦理原则，并能够将其应用于实际工作，从而提高老年照护实践的针对性和实效性。

本书既可以作为高等职业院校、中等职业学校老年服务与管理类专业以及老年社会工作、民政服务与管理等专业人才培养使用的教材；也可以作为各类养老服务机构、社区养老服务中心、企事业单位离退休工作办公室、干部休养所、老年大学等老年教育培训机构的培训或教学用书，为一线老年服务人员提供技术流程参考；还可以作为从事养老敬老相关工作的老年服务从业人员的职业技能培训用书。

图书在版编目（CIP）数据

老年照护价值与伦理：汉文、英文／罗辑主编；孙冰等参编. —天津：天津大学出版社，2023.7（2024.3重印）

全国老年服务与管理类专业规划教材

ISBN 978－7－5618－7522－3

Ⅰ. ①老… Ⅱ. ①罗… ②孙… Ⅲ. ①老年人-护理学-高等职业教育-教材-汉、英 Ⅳ. ①R473.59

中国国家版本馆CIP数据核字（2023）第115253号

LAONIAN ZHAOHU JIAZHI YU LUNLI

出版发行 天津大学出版社
地　　址 天津市卫津路92号天津大学内（邮编：300072）
电　　话 发行部：022－27403647
网　　址 www.tjupress.com.cn
印　　刷 北京盛通数码印刷有限公司
经　　销 全国各地新华书店
开　　本 787 mm×1092 mm 1/16
印　　张 17.5
字　　数 409千
版　　次 2023年7月第1版
印　　次 2024年3月第2次
定　　价 76.00元

前 言 Preface

根据国家统计局发布的数据，截至2019年底，我国60岁及以上老年人口达2.54亿人，占全国总人口的18.1%。社会养老负担加重，导致对老年照护人员的需求增加，但是老年照护的技能人才急缺，难以满足老年群体对专业服务的迫切需求。

本书立足行业需求，以立德树人为根本目标，结合工作任务和培养目标设计教材逻辑体系。全书分为老年照护价值与伦理实践的需要、老年照护价值与伦理的历史溯源、老年照护价值与实践、老年照护价值观的本土化、老年照护伦理的基本议题、老年照护实践中的伦理困境及决策6个方面。本书在编写过程着力于理论与实践相结合，既满足读者理论学习的需要，又注重老年照护实际工作中伦理学的应用，具有前瞻性和现实指导意义。

本书基于岗位能力和职业能力细化技术流程方法，突出理论与实践技能结合和情境式、体验式教学，融入老年照护工作实例，以灵活适应行业变化，及时更新知识和技能。本书可作为各类老年服务机构、老年服务与管理相关专业的参考书、教材。由于编者阅历和水平所限，书中难免会有疏漏，希望广大读者对不当之处予以指正，以便今后进一步修订，使全书内容不断丰富和完善。

编 者

2023年1月

Preface

According to the data released by the National Bureau of Statistics, by the end of 2019, the number of people aged 60 and above in China reached 254 million, accounting for 18. 1% of the country's total population.

The social burden of providing for the elderly is increasing, which leads to an increase in the demand for elderly care personnel, but there is an urgent shortage of skilled personnel in elderly care, so it is difficult to meet the urgent needs of the elderly for professional services.

This book is based on the needs of the industry, to establish morality and cultivate people as the fundamental goal, combined with work tasks and training objectives to design the logical system of teaching materials.

The book is divided into six aspects: the need of care value and ethical practice for the elderly, the historical origin of care value and ethics for the elderly, the value and practice of care for the elderly, the localization of care values for the elderly, the basic topics of care ethics for the elderly, ethical dilemmas and decision-making in care practice for the elderly.

In the process of writing, this book focuses on the combination of theory and practice, which not only meets the needs of readers' theoretical study, but also pays attention to the application of ethics in the practical work of care for the elderly.

Based on post ability and professional ability, this book refines technical process methods, highlights the combination of theoretical and practical skills and situational and experiential teaching, and integrates examples of care for the elderly, so as to flexibly adapt to industry changes and update knowledge and skills in a timely manner.

This book can be used as a reference book and teaching material for all kinds of service institutions for the elderly and related majors of service and management for the elderly.

Due to the limitation of the editor's experience and level, there will inevitably be omissions in the book. I hope that the majority of readers will correct the inadequacies so that they can be further revised in the future so as to enrich and improve the content of the book.

Editor

January 2023

目 录

Contents

Contents

项目一
老年照护价值与伦理实践的需要

内容提要

本项目主要介绍了基于中国传统文化的老年照护伦理价值体系，让学生了解中国传统的儒家孝道文化对老年照护价值观念的影响。我国老年照护工作在实践中面临着人口老龄化、资源分配不均等问题，这些都制约着国内老年照护工作的开展。老年照护的服务品质对于老年照护工作十分重要。本项目旨在让学生了解老年照护工作人员的伦理价值要求的相关知识，同时让学生了解通过制度设计、资源分配等方式进一步优化、提升公共服务水平、养老服务发展水平，进而提升老年照护的服务品质的方法。

项目导学

老年照护是对老年人提供服务的职业，在实践中无时无刻不涉及价值观与伦理问题。价值观与伦理是老年照护区别于其他职业的主要标志，秉持正确的价值观与伦理原则是学生对老年照护产生认同的重要内容和前提。价值观与伦理到底是什么关系？价值观和伦理对老年照护有什么重要意义？

学习目标

（1）了解价值观和伦理的基本概念。

（2）掌握价值观和伦理的关系。

（3）理解价值观与伦理对于老年照护的重要意义。

任务一　了解老年照护价值观的内涵与特征

任务情境

小李是一名刚从大学毕业的职场新人，她选择在一家社区养老院工作。养老院的院长告诉小李，要先了解社区及养老院中老年人的情况，尤其是他们的日常生活照护情况，为今后开展老年照护工作打下基础。小李通过走访调查和与老年人接触后认为，现在老年人的处境都不太好，尤其是当看到一些在家中独居、行动不便的老年人无人照护时，她联想到自己年老之后也可能会经历这些，便产生了一些思想包袱。在工作中，小李面对老年人时经常会感到害怕，并且抗拒与老年人接触，尤其担心在照护的过程中出现意外而导致老年人受到伤害，因此她在接手工作后产生了极大的心理压力，工作时的情绪也越来越复杂，时而自责，时而感到十分疲惫。就这样工作了一段时间之后，小李认为老年人体弱多病，并且她无法改变这样的情况。这样的想法直接影响了她的工作态度，她开始变得保守、消极、不耐烦和不满，而对于这一切她自己并没有察觉。当养老院的领导与小李交流时，小李才察觉到自己的变化，此时她希望能够重新找回自己的那份初心，重燃对这份工作的热情，于是，她希望领导能够帮助她改变目前的状况。

任务要求

(1) 思考价值观对老年照护工作有什么作用？

(2) 在老年照护工作中应当遵循什么样的价值观？

(3) 谈谈你自己对养老照护工作的看法。

必备知识

照护，顾名思义是照料与护理。老年照护服务是由国家、社会或者个人为失能失智老年人提供的集生活照料、医疗护理、康复服务、支持性服务以及临终关怀等服务于一体的服务形式，是社会养老服务体系的重要组成部分。其目的不仅仅是确保老年人的健康或生存，更是保证老年人有较高的生活质量。但需要强调的是，无论老年人的身体处于一种什么样的状况，无论在技术层面需要的是医疗还是照护，老年照护文化始终贯穿老年人的生活，体现最重要、最核心的价值观。

一、价值观

（一）价值观的概念

价值观就是关于价值的观念。实际上价值同我们平常所说的“好坏”息息相关，其中包括美丑、善恶、优劣、贵贱、值不值得、应不应该等一切可以用“好坏”来表达的内容。凡是可以使用“好坏”加以叙述并能够进行取舍的，都属于价值问题。

价值观是指人们关于价值的基本立场、取向、态度，是个人对客观事物及其行为的意义、作用、效果以及重要性的总体评价。这种对客观事物的看法和评价使客观事物在人们心中存在主次、轻重之分，这就是价值观体系。价值观是人们选择好的或想要有好的行为的基本标准，作为内部动力驱使人们作出一系列的行为。价值观有不同的层次。

（1）个体价值观：指个人拥有且别人不一定拥有的价值观，不同地位、不同体验、不同经历的人可能有不同的价值观。

（2）群体价值观：指社会中一个群体（如职业群体等）中的个体共同持有的价值观。

（3）社会价值观：指社会主流价值观的综合和抽象，即社会中大部分人认可的价值观。

（4）专业价值观：指专业群体，如社会工作者、心理咨询师等专业人员基于其专业拥有的价值观。

（二）价值观的特征

价值观具有稳定性与持久性、历史性与选择性、主观性的特点。

在特定的时间、地点、条件下，人们的价值观总是相对稳定和持久的。比如，对某种人或事物总有一种看法和评价，在条件不变的情况下这种看法和评价不会改变。在不同时代、不同社会生活环境中形成的价值观是不同的。一个人的价值观是从出生开始，在家庭和社会的影响下逐步形成的。一个人所处的社会的生产方式及其经济地位，对其价值观的形成有决定性的影响。当然，报刊、电视和广播等宣传的观点以及父母、老师、朋友和公众人物的观点与行为，对一个人的价值观也有不可忽视的影响。价值观的主观性是指用以区分好与坏的标准是个人内心的尺度。

二、伦理的概念

伦理是指人类在处理人与人、人与社会的相互关系时应遵循的道理和准则，是指一系列指导行为的观念，是从概念的角度对道德现象的哲学思考。它不仅包含着人与人、人与社会和人与自然之间关系和行为的规范，而且深刻地蕴含着依照一定原则规范行为的深刻道理，因此它具有外在性、客观性、群体性的特点。

伦理作为一种客观精神，是人类对自身的理性关系和关系理性的揭示，它表现为两种形态：一是作为人立身处世的应然理念；二是现实生活中的一种精神与秩序。而道德与伦理的关系在于，道德使人类中的个体在对伦理进行理性反思的过程中，将伦理内化为个体操守并外化为个人的自觉行为。

三、老年照护伦理价值观

生命权与健康权是公民最基本的权利，也是人民行使其他权利的前提。其中生命权包括享有生命的尊严、生活的尊严、死亡的尊严的权利，健康权包括维护健康、支配健康、提高健康水平的权利。生命权是健康权行使的前提，健康权是生命权的基础。这些构成了老年照护的伦理基础。

中国与西方国家之间在历史发展、风俗习惯和思想文化上存在差异，直接决定了近现代中西方在老年照护伦理价值观存在差异。

近代西方公义理论建立于社会契约论之上，构成了其老年照护价值观，其追求建立完美社会结构以保障每个人被公平对待，每个人的基本权利都能得以实现。从19 世纪 80 年代开始，西方各国的养老主体发生变化，社会养老逐渐代替传统的家庭养老。今天，这种过渡已经基本完成，无论是城市还是农村的社会保障体系都将传统劳动者作为农业工人纳入其中。在多数发达国家和地区，养老的第一经济来源是社会保险收入，几乎所有老年人都可以领取养老金，子女对父母进行经济援助的现象反而并不多见。

中国的老年照护伦理价值观是传统儒家“孝道”文化的升华，以孙思邈“大医精诚”为代表的中国传统医德思想体现了儒家仁爱观念，将其作为老年照护的伦理规范得到了社会各界的广泛接受。而儒家公义理论则是传统儒家思想的基础。公义即公平正义，是判别事理之标准，具有道德上的普遍性、平等性和无私性。其基本意义简明而言是指把一个人所应得到的给予他，否则就是不公义。儒家公义理论主要包括以下两方面的内容。

1. 义自仁出，仁义并建

孔孟所论之义，虽多集中于对个人行为之正当性的评判，但若将这种指导个人行为的义扩而充之，应用于整个社会，使每个人都能依不忍人之心的判断而行事，合理恰当地对待世间的人、事、物，且每个人自身都能获得正当的对待，这便构成了儒家追求的公义。

2. 各尽其性分

各尽其性分，要求充分保障人的自律自主权利。为使天地万物性分得以发挥，人需要在其中做到两点：一是为天地万物性分之发挥提供资源与条件，创造可选择的机会；二是人在其中只发挥辅助作用而不能主导万物之发展。只有在生活的基本需求、谋求生活资源的机会、受教育的权利等方面给予人保障，人才有自律自主选择的空间，人之性分才能得到有效发挥。提供了机会保障，人之性分有了发挥的可能，至于人最终如何发展则由其自身来决定。

中国老年照护的伦理价值观追求的是人人都被合理对待，人人之性分都能得以发挥，如此社会方能实现公义之义。其打破了传统家庭养老模式下单一强调生活照养的思维局限，强调养老公平与养老质量，面向全社会老年人，整合养老资源，注重提供以医疗服务为核心的综合养护服务，集生活照料、医疗服务与人文关怀于一体，满足老年人生理、心理需求，提高老年人生命质量。

典型案例

养老护工如何面对职业污名化？

某养老机构护理员反映自己遭遇职业污名化时说：“……说我们没文化，别人和我们交代过的事情我们老是忘记，有的护士说我们素质低。年轻人大多不愿意干我们这样的工作，人家一听我们是养老护工，第一反应大都是学历不高，没有技术含量……”

如果你遭遇了这种情况，将如何应对？

操作流程与步骤

1. 伦理要求

随着老龄化进程的加快与家庭结构的变化，养老责任逐渐由家庭转移到社会，养老护理员部分替代了传统家庭中子女的角色与功能。老年照护并非完全市场化的行为，而是带有社会福利性质的与人相关的服务，这为养老护理员的职业荣誉感的自我构建提供了道德基础。

2. 具体步骤

（1）照护意义的重构，赋予了老年照护工作重要的社会意义与价值，突出职业的价值与意义。

（2）社会道德感的满足。照护同时具有技术性和人文关怀性，是保护弱势群体的利他行为，体现了极大的奉献精神。

知识与技能拓展

《礼记·礼运》与中国传统老年照护伦理价值观

中国传统文化中包含着许多老年照护伦理价值观的内涵，中国的传统文化和老年照护伦理的价值观是相通的。中国传统文化中的精华是建设中国特色养老照护价值体系的源泉。《礼记·礼运》是中国传统老年照护思想的集大成者，对我国传统的养老思想产生了极其深远的影响。

昔者仲尼与于蜡宾，事毕，出游于观之上，喟然而叹。仲尼之叹，盖叹鲁也。言偃在侧曰："君子何叹？"孔子曰："大道之行也，与三代之英，丘未之逮也，而有志焉。"

大道之行也，天下为公。选贤与能，讲信修睦，故人不独亲其亲，不独子其子，使老有所终，壮有所用，幼有所长，矜寡孤独废疾者皆有所养，男有分，女有归。货恶其弃于地也，不必藏于己；力恶其不出于身也，不必为己。是故谋闭而不兴，盗窃乱贼而不作，故外户而不闭，是谓大同。

今大道既隐，天下为家，各亲其亲，各子其子，货力为己，大人世及以为礼，城郭沟池以为固，礼义以为纪；以正君臣，以笃父子，以睦兄弟，以和夫妇，以设制度，以立田里，以贤勇知，以功为己。故谋用是作，而兵由此起。禹、汤、文、武、成王、周公，由此其选也。此六君子者，未有不谨于礼者也。以著其义，以考其信，著有过，刑仁讲让，示民有常。如有不由此者，在势者去，众以为殃，是谓小康。

《礼记·礼运》为后世描绘了一幅理想社会的图案——能成就大同世界，没有战争，人人和睦相处，丰衣足食，安居乐业。

任务二 了解老年照护实践面临的挑战

任务情境

2022年3月，护理员老李已62岁，在一次给老年人护理的过程中，他突然重心不稳，跌倒在地，因为手部撑地导致手腕受伤。后经过医生诊断为骨折，需要休养两个月。

在老李休养期间，养老院多次安排负责人看望慰问。考虑到自己年龄较大，特别是住院期间的花费较多，加上后期的医疗费用问题等，虽然未与养老院签订书面聘用合同，但老李觉得自己在养老院工作了好几年，算是个"老员工"了，这次在养老院里发生了事故，养老院应该赔偿他的损失。

于是，老李联系了养老院负责人，让养老院赔偿医疗费、住院伙食补助费、护理费、误工费、后期医疗费等共计8万余元。

对此，养老院感觉很委屈。养老院负责人称调看了事发时的监控录像，是老李自己摔伤的，和养老院无关。而且在老李住院期间，养老院也安排了慰问，工资也是照发的，养老院表示，其已尽到义务，不用负赔偿责任。

但这样的说法显然与老李的赔偿要求相去甚远，于是老李将养老院告上法庭，期望能讨回“公道”。

法院会支持老李的主张吗？请说出你的看法。

任务要求

（1）老年照护应该如何进行规范化管理？

（2）结合材料思考目前老年照护工作存在哪些困难？

必备知识

一、现代社会的老龄化趋势

中国于1999年进入老龄社会，在此后的20多年里，我国老年人口规模日益庞大，人口老龄化程度日益加深。根据国家统计局数据，截至2021年底，我国60岁及以上人口为2.67亿人，其中65岁以上人口超2.00亿人，占全国总人口的14.2%。这意味着我国已经进入中度老龄社会。另据第七次全国人口普查数据，截至2020年，我国60岁及以上人口中，不健康且生活不能自理的人口占比为2.34%。据国务院发展研究中心预测：到2030年，我国失能半失能老年人口可能达到6 953万人，占老年人口比重达到17.4%；到2050年，失能半失能老年人口将进一步增长至1.26亿人，占老年人口比重达到22.0%。《“十四五”健康老龄化规划》显示，2020年，我国人均预期寿命为77.9岁，而2018年，我国人均健康预期寿命仅为68.7岁，即人均有9年左右时间是带病或失能的状态。不仅如此，中国老年人的出生平均预期寿命与健康预期寿命的差距在逐渐增大。

当一个国家或地区60岁以上老年人口占人口总数的10%或65岁以上人口占总人口的7%以上时即认为该国家或地区进入老龄社会。重庆作为中国“最年轻”的直辖市，数据显示，截至2018年，重庆市常住人口3 102万人，在年龄结构方面，常住人口中0~14岁人口为525.3万人，占比16.9%；15~64岁人口为2 127.9万人，占比68.6%；65岁及以上人口为448.9万人，占比14.5%，老龄化问题较为严重。从第七次全国人口普查结果看，重庆市常住人口达到了3 205.4万人，与第六次全国人口普查结果相比增长了11.1%，年均增长率达1.06%。其中，65岁及以上人口为547.36万人，占常住人口总数的17.08%，增速远超重庆市常住人口增速。按照国际定义65岁以上人口占比超过14%的标准，重庆已迈入深度老龄社会阶段。

二、养老照护实践中面临的挑战

随着中国社会老龄化问题的日益突出，生育率下降、人口流动性增强、家庭规模缩小等问题，导致传统家庭的养老功能逐渐弱化，同时专业老年照护服务供给严重缺乏。民政部数据显示，截至2021年，全国共有养老机构39 817家，床位501.6万张，与2020年相比增加了1 748家养老机构，18.5万张床位。此外，依照国家卫生健康委公布的数据，截至2020年底，全国共有“两证”齐全的医养结合机构5 857家，床位数达158.5万张，医疗卫生机构与养老服务机构签约合作的有7.2万对。可见，目前已有养老机构能够提供给失能老年人的床位十分有限，大部分需要照护的失能老人只能通过社区居家养老和依靠家庭养老解决照护问题。

当前养老照护实践所面临的挑战主要包括以下几点。

（一）城乡发展不均

从现实的情况来看，目前我国农村老年人接受照护服务的意愿观念、支付能力、可选项目和服务质量均与城市老年人有较大的差距，二者之间需要均衡发展。2017年，我国乡镇敬老院的数量超过养老机构总数半数以上，达到71%，但入住率远远低于全国58%的平均水平。截至2018年，相当多的省级行政区的农村养老机构入住率在30%~40%。之所以如此，根本原因在于乡镇敬老院的功能还仅仅定位于接收五保（保吃、保穿、保住、保医、保葬）、低保老年人。但是在养老服务逐步社会化之后，乡镇敬老院薄弱的专业照护服务能力导致农村老年照护服务的可获得性明显较弱。基本公共服务的均等化要求同样适用于老年照护服务，全体老年人都应享有获得大致均等的生活照料、卫生健康、精神文化等方面服务的权利。目前我国实现老年照护服务的城乡均等化还任重道远。

（二）系统筹资机制缺乏，财政支持较少

老年照护服务体系建设必须有人、物、事、技术、经济等方面的配套建设，以及建立高效的筹资机制，包括明确资金筹资方式、承担主体和资金运行模式等。基于老年照护服务的基本公共服务属性和准公共产品属性，政府财政支出在其中应当扮演主要角色。当前，开展长期护理保险试点的城市的资金来源多以医保基金结余或专向划转为主，福彩公益金为辅，而参保人缴费筹资方式还在试验中。国家医疗保障局发布的《2020年全国医疗保障事业发展统计公报》显示：2020年我国长期护理保险参保人数10 835.3万人，享受待遇人数83.5万人；同年基金收入196.1亿元，基金支出

131.4 亿元。民政部发布的《2020 年民政事业发展统计公报》显示，当年全国共支出老年福利经费 385.7 亿元、养老服务经费 131.3 亿元。老年照护服务的整体支出占 GDP（国内生产总值）等经济指标的比重目前尚无统一的统计口径。以上两部门计算的相关支出，即使都算作老年照护服务支出，亦仅占当年 GDP 总量的 0.06%。据预测，到 2025 年，我国老年照护服务支出占 GDP 总量的比重将达到 1.0%。

（三）专业照护服务人才紧缺

2020 年，我国民政部门养老机构有照护服务人员 57.5 万人，社区养老机构和设施有照护服务人员 70.9 万人，医疗保障局长护险服务人员有 19.1 万人。以民政部门统计的养老机构工作人员为例，相关工作人员中 2/3 的人员是初中及以下文化程度，经过专业技能培训的有 30 万人左右，仅有约 10 万人获得职业技能资格证书。这与民政部印发的《全国民政人才中长期发展规划（2010—2020 年）》中提到的到 2020 年我国养老护理员要达到 600 万人的要求还有很大差距。而我国各类养老服务人才紧缺有以下几个方面的原因：一是对老年照护人才的培养力度不够，同时缺乏相关教育培训的长远规划；二是对养老服务人才的培养停留在基础层次，对高素质人才的培养体系尚未确立；三是缺少专业的师资队伍，缺乏大型的情景化教学实训基地；四是老年照护服务从业人员的工资福利待遇和社会地位较低，养老服务人才职业体系尚不健全。

（四）服务资源碎片化影响服务整合与递送效率

服务资源碎片化是目前全国老年照护服务面临的一个巨大问题。老年照护服务的管理职责分散在民政部、卫生健康委、人力资源社会保障等多个部门，而且中央和地方各部门管理职能均有交叉和重叠，这造成了很大的社会资源浪费。其主要表现为：一方面缺乏统一的管理机构，各相关部门协调成本高，难以形成合力；另一方面，服务的最终实施落地往往集中在街道和社区，其缺少足够的专业递送力量和效益评估机制，服务效果难以保证。

三、应对挑战的方法

（一）探索可持续的、均衡的城乡发展模式

推动老年照护城乡均衡发展，助力共同富裕。在推动实现全体老年人享有基本养老服务的重点任务中，特别提出了要补齐农村基本养老服务的短板。深入贯彻习近平总书记关于实施积极应对人口老龄化国家战略和乡村振兴战略的重要指示精神，坚持城乡统筹、区域统筹，推动社会公共资源向农村地区倾斜，实现城乡区域基本养老服务均等化。

（二）发展合理的老年照护供给体系

加快建设中国特色、与经济发展水平相适应的老年照护服务体系，需要确立国家的管理体制和投资体制。可以继续加大中央和地方财政投入，通过政府直接提供、购买服务、委托服务、政府和社会资本合作等方式，强化基本养老服务保障；还可以通过提升国有经济对养老服务体系的支持能力，强化国有经济在基本养老服务领域的有效供给。

（三）建立专业化的行业标准和人才培养机制

首先，加快养老服务人才队伍建设，进一步完善养老护理员等养老服务人才教育培养、技能提升、待遇保障、职业发展、表彰奖励等政策措施，多渠道培养引进养老服务人才，为基本养老服务高质量发展提供有力支撑。其次，强化基本养老服务综合监管，不断提高基本养老服务标准化、规范化水平，确保服务质量和安全。

（四）增强便捷性、可及性，让基本养老服务应知尽知、应享尽享

一是要加大宣传力度，让老年人及其家属广泛知晓基本养老服务内容及申领方式。二是要开展老年人能力综合评估，实现直达快享、非申即享，让基本养老服务供需衔接更加顺畅。三是优化基本养老服务设施布局，让基本养老服务聚集在老年人身边、床边、周边。四是要优化简化基本养老服务申领流程，让基本养老服务对于老年人更加便捷可及、更加贴心暖心。

老年照护服务是我国养老服务体系的重要组成部分，从提出建立老年服务体系开始，到进一步推进医养结合、长期护理保险试点，老年照护服务的重要性日益凸显，这反映了我国对于发展老年照护服务的重视程度在不断提高。建立长期护理保险制度和制订长期照护综合计划，对发展老年照护服务具有积极意义。其不仅可以缓解老年照护供需矛盾，解决社会的刚性需求问题；还可以起到拉动健康养老服务业发展、推动产业结构转型、促进就业增长等积极作用；更可以提高老年人的家庭生活品质，让家庭成员安心工作，创造更多的社会经济价值。

典型案例

四川省眉山市仁寿县曹河村的老年照护情况

四川省眉山市仁寿县有近70%的人口为农村人口，其中曹河村共有常住人口3 568人，60岁以上老人816人。该村以种植粮食、水果为主，物产丰富并且交通便利，其经济状况和养老情况都比较能够反映我国农村老年照护存在的问题。

在当地的老年人口中，44.33%的老年人有日常生活照料的需求。其中大部分老年人希望由自己的子女或配偶来进行照料，对其他类型照护者的需求较低。但是实际上

超过一半的老年人日常生活都是自理或与老伴相互扶持，仅有10%左右的老年人有子女照料，而其他正式或非正式的照护资源极少存在甚至不存在对老年人的照护行为。老年人本身具有较大的照护需求，但是仅限于家庭成员，他们并没有意识到其他公共老年照护资源的意义和重要性，仅有一小部分老年人期待政府的关注，并接受养老机构的照料。由此可见，目前农村老年照护的模式单一、社会化程度低。农村老年人大多数倾向于家庭养老照护模式，家庭成员是老年人生活照料的主要提供者，公共的照护资源并没有发挥其应有的作用。即使在家庭照护观念逐渐淡化的今天，老年人心中根深蒂固的传统家庭照护模式也很难有所改变。

从老年人的健康护理方面看，无论身体状况如何，近一半的老年人都在照护方面有强烈需求，并且照护服务的具体提供者仍以老年人的子女和配偶为首选对象。由此可见，老年人在身体健康出现问题或罹患疾病时最想依靠的还是其亲人。同时，部分老年人对于村民委员会和乡政府也抱有较高的期望，有26.53%的老年人希望政府能为其提供与老年照护相关的服务，对于其他的公共照护资源的需求则很少。据统计，超过一半的老年人与配偶居住或者独自居住，因此缺少照顾的情况较为常见。70%以上的老年人在生病时由配偶或子女照料，近20%的老年人无人照料，而仅有5.82%的老年人由其他亲属、朋友、政府或机构等照护。此外，曹河村的老年照护相关机构数量较少，仅有一家设有棋牌室、书画室、阅览室和医务室的小型日间照料机构，原本能够给年满60岁的老年人提供一定程度的照护服务，但却因为种种原因被闲置。此外，村中只有一间自营药店兼诊所，若老年人患较为严重的疾病就只能去大化镇或仁寿县城的医院，这带来了许多的不便。同时农村老年人身体状况普遍较差，对健康护理的需求高于日常生活照料。但是这部分人群除定期体检和参加健康知识讲座之外，并未享受到其他的康复护理服务。

操作流程与步骤

1. 充分肯定家庭照护的核心地位

鉴于农村现有的生活条件，老年人日常生活在短期内无法脱离原有家庭，子女和亲属的作用也是政府和社会无法取代的。应为“孝文化”赋予当代意义，并将其内核具体化到每个家庭成员和亲属的日常行为中。

2. 注重社会支持和社区服务的作用

（1）由政府出面针对我国农村地广人稀、交通不便的问题，在现有辖区内增加服务网点。

（2）尽可能多地引进各类公益性、福利性、慈善性机构，如鼓励成立老年照护志愿社团，定期举办照护活动，支援农村老年照护。

（3）通过政府和社会组织提供支持，充分发挥社区组织协调者和管理者的作用，保证照护体系的充分运行。

3. 开展老年人互助

老年照护对社会互动具有较强的依赖性，应充分发挥老年人的互动作用，如互助式养老，其更多强调邻里间的相互扶持，在居民委员会的指导和支持下，依靠老年人自身的力量组建互助服务小组，在满足照护需求的同时，实现养老的自我管理与自我服务。

知识与技能拓展

日本养老护理员的管理

1. 背景概况

研究显示，日本是全球老龄化程度最严重的国家，2019 年 65 岁及以上人口占比为 28.4%。由于老龄化现象日益严重，失能半失能老年人数量逐年增加，介护在日本兴起，并已形成完善的管理体系。日本于 1987 年通过《社会福祉士与介护福祉士法》，规定介护福祉士的准入资格、培训内容和工作职责等细则；1992 年发布《介护士等人才的确保促进法》，加强对介护福祉士的管理；2000 年实施《介护保险法》，从介护保险范围、介护申请程序和介护费用等方面进行规范，为老年人照护服务提供强有力的保障。日本介护福祉士类似于我国的养老护理员，是介于传统家庭照顾和临床护理之间的工作人员，可运用专业知识和技术为老年人提供生理、心理和社会照护服务。

2. 准入与培训

日本规定介护福祉士至少具有高中学历，按等级资格从低到高分为介护初学者、介护实务者和介护士。介护初学者负责家政服务和简单的照护工作，要求掌握基础知识和技术，学习时间不短于 3 周，接受 130 学时的理论和实践培训。介护实务者承担所有的照护工作，在介护初学者的基础上强化医学、护理知识和技能培训，学习时间为 6 个月，接受 450 学时的课程培训。介护士需要具备 3 年的介护工作经验，修完介护实务者的课程，通过专家认证，具有国家级认证资格，在参与照护工作的同时负责管理工作。等级不同，培训方案也不相同，所有等级均需在国家指定的培训学校和实习机构完成相关培训项目，包括介护福祉概论、社会福祉概论、医学和护理知识及技术、心理学知识、营养学知识和家政学知识等。

3. 认证和考核

介护福祉士通过3种途径获得执业资格：①高中毕业后在福祉类学校学习并通过国家统一考试；②高中毕业后在国家承认的培训机构参加培训并通过国家统一考试；③在老年福利机构工作3年以上，完成国家规定的培训项目并通过国家统一考试。资格认证考试合格率为65%，取得国家资格认证后，介护福祉士必须前往居住地的社会福祉部门进行登记、注册，由相关机构安排上岗并纳入统一管理。日本规定介护福祉士必须定期接受培训，保证服务质量，由中央、市级和县级政府逐级对照护服务进行考核评价。

4. 规划及福利

已获得资格认证的介护福祉士可以通过申请培训和考核完成更高级别的资格认证，实现职业晋升。厚生劳动省规定每年的11月11日为介护日，通过介绍介护福祉士职业概况和宣讲优秀事迹等活动，提高公众对介护福祉士的关注度。由于介护行业对人员职业素质要求较高、资格认证程序严格，介护福祉士在日本具有较高的社会地位。为了吸引更多的学生从事介护福祉士工作，政府建立助学金制度，对学生进行补贴，如果学生申请了助学贷款，毕业后在介护行业工作满5年即可免偿还贷款。

结合日本养老护理员的管理，说一说应当如何强化我国养老护理人才的队伍建设？

任务三　掌握老年照护价值伦理与专业服务品质

任务情境

泰康之家首创“一个社区、一家医院”医养融合模式

深度的医养融合是泰康之家可以提供连续性服务的前提条件。泰康之家通过首创“一个社区、一家医院”实践模式，在社区自建康复医院，以老年医学为基础，为老年人搭建起“急救治疗—健康管理—康复护理”三重防线，打造真正的“健康之家”。在这种模式下，老年人在社区如果跌倒或者突发疾病，第一时间就能得到紧急救助。而急症老年人如果需要外出就医，社区还有陪诊专员，陪护120转诊，到达对接医院后帮助老年人挂号、缴费、检查，与医生、家属保持沟通等等。

首创“1 + *N*”多学科照护模式，为老年人打造“温馨的家”。“从至亲之家到泰康之家，老年人享受的是比家更专业的护理服务，但依然不失家的温暖！”泰康之家旗下的护理业态，致力用专业、安心的护理服务，为每一个家庭解决老年人护理难题。首先，泰康之家拥有行业领先的评估体系，结合中外专业康养机构的先进经验，从多个专业学科角度，对老年人的日常生活和各项身体功能进行全面评估。根据评估结果，为老年人量身定制个性化的护理方案。

每位老年人入住前都要经过多学科团队的专业评估。在每一个定制化的照护方案背后，都有一个“1 + *N*”多学科照护团队全面支持，即1名个案管理师和护理、康复、医疗、药师、社工、文娱、运动、餐饮、营养、后勤保障、感控等*N*个照护团队成员紧密协同合作，为老年人量身定做和实施全方位的护理服务。护理团队的成员均受过良好的高等教育，文化素养较高，同时还接受过护理专业技能培训，合格后方可持证上岗。

环境优美的护理区给老年人营造家的氛围。专业化、适老化、人性化的细节设计在泰康之家护理区也随处可见。比如在泰康之家·燕园护理公寓，护理区就位于社区“楼王”位置，景观资源优越，窗外为白浮泉湿地公园，可使老年人心情愉悦。环境设计也尽量保留家的氛围，缓解刚入住的老年人的不适感。每层楼的颜色也尽量不同，让老年人能够分辨哪一层是自己的家。卫生间内的镜子是倾斜的，即使坐在轮椅上也可以照镜子。水龙头手柄加长，方便老年人在手部力量减弱的情况下仍能正常使用。

打造有趣又具有疗愈功能的文娱服务，满足老年人的精神和社交需求。随着生理机能的衰退，老年人社会参与减少，心理机能减退。如果不能很好地解决这些问题，有可能导致老年人社会功能不足甚至引发危机。所以，除了提供专业的护理服务，满足老年人身体健康需求之外，泰康之家还为老年人创新打造了一系列既有趣又具有疗愈功能的文娱活动，满足老年人的精神文化需求，帮助他们建立良好的社交关系，提升老年人的生活质量和幸福感。

据了解，泰康之家的文娱服务主要以各种活动形式呈现。在每位老年人入住时，文娱活动师会做文娱评估，了解每一位老年人的兴趣爱好和过往经历，根据老年人的身体功能状况推荐适合他们的文娱活动。根据老年人的身体功能状况，泰康之家将文娱活动分为三大类：适合专护区的康复文娱、适合协护区的疗愈文娱，以及适合记忆照护区的多感官刺激、怀旧疗法等文娱活动。

“以前觉得微信是年轻人的专利，现在我们也一样可以享受科技带来的便利，很开心。”泰康之家·楚园护理公寓的李阿姨开心地说。为了增强老年人与社会的连接性，泰康之家·楚园护理公寓文娱小组开设了智能手机教学课。通过学习使用微信，李阿姨和刘阿姨成了朋友，经常互相发信息，久而久之就变成了无话不谈的好闺蜜，以往内向的刘阿姨受李阿姨的影响变得爱参与活动了。

丰富的文娱活动让老年人找到了属于自己的新舞台。同样在泰康之家·楚园护理公寓，春节联欢会上，十几名满头华发的老年人，在护理师的照护下聚精会神地拉着二胡、弹着电子琴，演奏了《森林狂想曲》。在这群“老顽童”当中，有年届九旬的大学退休教授，有中学音乐老师，也有离休老干部……他们都曾在自己的岗位上发光发热，如今因为兴趣爱好聚集在一起，在互相学习、借鉴经验的基础上，组成了泰康之家·楚园护理公寓第一个俱乐部——湖畔之声，又找到了一个属于自己的新舞台。

长寿时代，人人带病长期生存将成为社会新常态，尤其是增龄伴随的认知、运动和感官功能下降、心理等问题日益突出，老年人或多或少都会存在退行性病变或是病理性改变，生活方式也由独立生活向协助护理生活、专业护理生活一步步演变。作为全国高品质医养连锁品牌，泰康之家将以居民为核心，持续为不同状态的老年人提供覆盖全生命周期的高品质医养服务，让每一位老年人都能优雅、有尊严地老去。

（资料来源：《消费日报》）

任务要求

（1）结合资料，请思考提升服务品质对于老年照护工作的重要性。

（2）请谈谈如何让老年人跟上社会发展的步伐。

必备知识

一、老年照护价值伦理

儒家思想有着数千年的文化传承，妇孺皆知，其作为养老护理员的职业道德观具有可操作性。养老护理员对老年人倾注真情实感，以试想自己年老时的感受，体验患病老年人的痛苦，关怀体恤他们，尽最大的努力为其减轻病痛。虽然养老护理员并非传统意义上的医者，但对患病老年人的疾苦感同身受的“推己及人”的朴素职业道德观，同样是“医德”的体现。养老护理员应当达到人力资源社会保障部、民政部联合颁布的《养老护理员国家职业技能标准（2019 年版）》的要求。

1. 职业道德

职业道德是从事一定职业的人们在劳动过程中，应当遵守的与职业活动相适应的行为规范。老年照护职业道德就是养老护理员在照护工作中应当遵循的行为规范。

（1）养老护理员职业道德的内容。①遵章守纪，严格自律。遵守国家各项规章制度和法律法规，维护老年人的合法权益。②爱岗敬业，乐于奉献。树立正确的价值观，热情、耐心、周到，平等待人，文明服务。③尊重他人，诚恳待人。尊重老年人的人格尊严和需要，团结他人，维护集体利益。④勤奋工作。工作认真负责，严格执行护理工作制度和操作规程，吃苦耐劳。⑤努力钻研，提高能力。积极参加业务培训，具有强烈的开拓精神。⑥行为端庄，文明礼貌。谈吐得体，仪表整洁大方，保持良好形象。

（2）职业守则：①尊老敬老，以人为本；②孝老爱亲，弘扬美德；③遵章守法，自律奉献；④服务第一，爱岗敬业。

2. 基础知识

（1）养老护理员职业工作须知：①养老护理员服务礼仪规范；②养老护理员职业安全和个人防护知识；③养老护理员自我心理调适相关知识；④养老护理员在机构、社区和家庭提供服务的基本规范常识。

（2）人际关系与沟通：①人际关系的处理原则；②沟通交流的方法。

（3）老年人照护基础知识：①老年人生理、心理特点；②老年人照护特点；③老年人常见病的照护重点；④老年人常见问题的观察方法；⑤老年人饮食种类及营养需求；⑥老年人常见冲突和压力处理方法；⑦老年人照护记录方法；⑧老年人康复理念、康复与健康的关系。

（4）安全卫生、环境保护知识：①老年人安全防范及相关知识；②老年人卫生防护知识；③老年人环境保护知识；④食品安全知识；⑤急救常识；⑥自然灾害的应对处理知识。

（5）消防安全基础知识：①火灾危险性，火灾预防知识和措施；②用火、用电、用气安全常识；③消防安全标志及含义；④报火警、扑救初起火灾、自救互救和逃生疏散的知识；⑤建筑消防设施的性能，灭火器材的使用方法；⑥建筑火灾逃生避难器材的使用方法；⑦消防违法行为处罚相关法律知识。

（6）相关法律法规知识：①《中华人民共和国老年人权益保障法》相关知识；②《中华人民共和国劳动法》相关知识；③《中华人民共和国劳动合同法》相关知识；④《中华人民共和国消防法》相关知识；⑤《中华人民共和国食品安全法》相关知识。

二、老年照护专业服务品质

习近平总书记在党的二十大报告中明确提出实施积极应对人口老龄化国家战略，发展养老事业和养老产业，优化孤寡老人服务，推动实现全体老年人享有基本养老服务。

享受高质量晚年生活是每个老年人的美好愿景，让老年群体享受高质量晚年生活是社会主义发展的应有之意。构建高质量的养老服务体系，是积极应对人口老龄化的重要措施。党的十八大以来，我国养老服务事业发展取得了长足进步，但是推动养老服务高质量发展却是一项任重而道远的系统性工程。推动实现全体老年人享有基本养老服务，要贯彻落实党中央关于推动全体老年人享有基本养老服务的决策部署，坚持稳中求进总基调，着力在补短板、强弱项、固底板、扬优势上下功夫，加快建成覆盖全体老年人、权责清晰、保障适度、可持续的基本养老服务体系。

（一）加强老年照护基础制度服务设计

以建立健全养老服务清单制度为核心加强社会保险、社会救助、社会福利、基本养老服务等普惠性、基础性、兜底性养老服务制度建设，为各级政府履职尽责和老年人享有相应权利提供明确的依据。要探索建立基本养老服务清单随经济社会发展水平动态调整的长效机制，及时将健康、失能、经济困难等不同老年人群体所需要的稳定可靠、可持续保障、家庭和个人难以应对的养老保障、生活照料、康复照护、社会救助等不同类型服务评估后纳入清单，筑牢兜实基本养老服务的民生底线。

（二）切实加强老年照护的有效供给

供给充足、质量可靠、便捷可及、保障到位的基本养老服务是推动实现全体老年人享有基本养老服务的前提，其核心是持续不断地建设居家、社区、机构相协调，医养、康养相结合的养老服务体系，推动基本养老服务主体多元化、提供方式多样化，形成基本养老服务的供给合力。一是增加机构养老服务有效供给。支持社会力量建设专业化、规模化、品牌化养老机构。二是增加居家社区养老服务有效供给。重点培育一批以照护为主业、辐射社区周边、兼顾上门服务的社区养老服务机构。三是增加医养结合的有效供给。支持开办医养结合机构，推动未设立医疗卫生机构的养老机构与周边医疗卫生机构建立协作合作关系，签订合作协议。

（三）提升老年照护的公共服务水平

随着社会的发展，城乡人口老龄化差距逐步拉大，农村人口老龄化程度更高、形势更紧迫、问题更突出，因此要推动基本养老服务资源向农村地区倾斜，缩小区域差距、城乡差距和群体差距，全面推进养老公共服务均等化。一是缩小区域差距。加大对不发达地区的财政转移支付力度，增加以养老公共服务均等化为导向的一般性转移支付比重，缩小区域差距。二是缩小城乡差距。加大中央及地方各级彩票公益金等用于发展养老服务的资金对农村养老的支持和倾斜力度。三是缩小群体差距。加大和加快由兜底养老向普惠养老的转变力度和速度，大力发展普惠型养老服务，为人民群众提供方便可及、价格可负担、质量有保障的养老服务。

（四）提升养老服务发展水平

许多老年人受自理能力、信息知晓速度、文化水平等方面的限制，难以及时获取基本养老服务信息，这直接影响基本养老服务制度实施效果，因此提升养老服务专业化、规范化、信息化、产业化发展水平是提升养老服务发展水平的核心。一是提升专业化发展水平。健全并完善职业培训方案，加大对养老服务专业人才队伍的培养力度，杜绝培训“走过场”的现象，使培训科学化、规范化。二是提升规范化发展水平。国家和政府应重视对养老护理员的管理，结合我国国情和养老护理行业发展现状，借鉴发达国家的成熟经验，探索并制定养老护理员相关法律法规，规范培训方案，保障经济收入，增强职业认同感，推动养老护理员的队伍建设和规范管理。三是提升信息化发展水平。创新“互联网+养老”等智慧养老模式，让基本养老服务政策“上墙上网上媒体、进家进院进社区”。鼓励互联网企业创新养老服务模式，为老年人开发适合各类活动场景的健康监测系统，利用大数据使老年人的居家出行、健康管理和应急处置更便捷，构建“一刻钟”居家养老服务圈，增加老年人集中地区服务供给。四是提升产业化发展水平。大力开发满足老年人生活要求的产品，如根据机构养老、日间托养、上门护理等老年照护方式的需求开发清洁卫生、饮食起居、生活护理和老年人监护定位的科技产品。

典型案例

无锡火车站开通无健康码通道 暖心举动获赞

2020 年 10 月 6 日，一位网友晒图，配文仅有 3 个字 2 个标点符号：“无锡。善……”没想到竟有 3 万多人转发，18 万人点赞。网友晒图说的是对使用老人机、没有微信、无手机的旅客，也就是无法出示健康码的旅客，江苏无锡专门开辟了一个服务通道。不少网友跟帖说，多个地方也有“同款”暖心举动。发帖网友透露，照片是在无锡火车站拍的，这次是他第一次来无锡，被这座城市的善举打动了。记者联系上无锡火车站，对方表示，只要进入专门的通道，会有专人为老人提供服务，帮助老人顺利进出站。

曾为疫情防控作出贡献的健康码，对年轻人而言再简单不过，可对于很多老年人却是迈不过去的技术鸿沟。除了机场、火车站，医院也是老年人比较集中的场所。在南京鼓楼医院入口，市民吴先生表示，进入医院前要出示“苏康码”，为此他用了一天的时间才教会了母亲。“老年人在这方面比我们要薄弱一些，我就是手把手一步一步教的，现在哪边都需要，不教会他们不好用。”吴先生说。

第 46 次《中国互联网络发展状况统计报告》显示，截至 2020 年 6 月，我国网民人数已达到 9.4 亿人，互联网的普及率已达到 67%，但其中 60 岁以上的老年人仅占 10.3%。当下各种智能设备和应用在设计时很少考虑老年人等特殊群体的需求，同时由于老年人学习能力较差，对于新事物新技术的接受能力有限，容易导致其难以参与到社会发展中。

（资料来源：https://baijiahao.baidu.com/s?id=1680030822529535071&wfr=spider&for=pc）

操作流程与步骤

社会参与是老年人积极面对老龄化的重要途径。老年人对公益活动的参与、政治活动的参与等是体现老年人社会参与的主要方面。但老年人随着年龄增大、身体行动不便，逐渐与社会脱节，这给老年人的身心发展带来了很大的不利影响。因此，提升老年照护的服务品质，创造条件让老年人培养兴趣爱好、学习新知识，甚至找一份工作发挥余热，可以有效减轻家庭跟社会的负担。

知识与技能拓展

“互联网＋”全面提升养老服务品质

近年来，安徽省安庆市大力拓展互联网、大数据技术在养老服务领域的应用，投资 1 200 万元建成市级养老服务信息平台（以下简称信息平台），有效发挥信息化在服务政府决策、链接服务资源、强化服务监管等方面的积极作用，持续优化养老服务供给。

“互联网＋数据归集”，全力支持科学决策。信息平台已实现与“城市大脑”的互联互通，定期推送跨部门、多业务数据。信息平台已汇聚全市 55 周岁以上户籍人口信息 150 万条、户籍老年人信息 98 万条、特困供养人员信息 4 万条，为制定养老服务政策提供数据支撑。

“互联网＋服务调度”，全力优化居家养老服务。信息平台可就近为居家老年人安排服务商，提供助餐、助浴、助洁、物资配送、精神慰藉等服务，并自动生成工单。2021 年以来，已累计调度各类居家上门服务 20 余万人次，实现服务全流程管控。

“互联网＋视频巡检”，全力提高监管效能。建设“养老机构视频巡检”模块，市城区 47 家养老机构视频同步链接到信息平台，机构重点部位实现视频监控全覆盖，民政部门“足不出户”即可了解养老机构的管理状况，有力提升监管效能。

结合材料，谈谈应当如何提升老年照护服务品质。

The Value and Ethics of Care for the Elderly

项目二
老年照护价值与伦理的历史溯源

内容提要

本项目分为三部分：第一部分对老年照护进行溯源，从老年族群照护、老年家庭代际照护、老年救助性照护、福利性老年照护等角度探索老年照护的起源与发展；第二部分以历史进程为脉络、以孝文化为主要内容，讲解中国传统文化中的老年照护价值与伦理思想，在中国传统儒家、道家、墨家思想中挖掘老年照护价值与伦理，以《诗经》、唐诗、宋代劝孝诗、明清小说、京剧等中国传统文学艺术为载体，阐释中国古代老年照护价值与伦理的发展脉络；第三部分以经济社会发展为背景，结合当下社会价值观，探讨现代老年照护价值观的新特点。

项目导学

孝文化是中华传统文化的重要组成部分，也是我国老年照护的重要指导思想。养老最初可以追溯到原始社会，在原始社会后期，人们便有了对长辈的热爱与感恩之情，逐渐产生了养老的意识。本项目对老年照护进行溯源，探索老年照护的起源与发展；以历史进程为脉络，从中国传统思想、中国传统文学艺术角度挖掘老年照护价值与伦理；结合当下社会价值观，探讨现代老年照护价值观的新特点。

学习目标

（1）了解老年照护的起源与发展。

（2）理解中国传统文化中的孝文化与老年照护价值与伦理的关系。

（3）掌握现代老年照护价值观的特点。

任务一 了解老年照护的起源与发展

任务情境

2019年1月2日晚，一台专门为养老护理职业从业者举办的大型晚会“守护夕阳——养老护理职业荣耀盛典”在中央广播电视总台中央电视台社会与法频道播出。通过节目，观众和网友第一次全面、深入、生动地了解到我国养老护理职业从业者的从业条件和真实状况，了解他们的职业素养和专业水准，了解他们对老年人心怀敬重和大爱的情怀。

任务要求

（1）你了解中国老年照护的起源吗？

（2）你认为应该怎样唤起全社会对养老护理职业的关注和尊重，提高养老护理职业从业者的社会地位和职业荣耀感？

必备知识

一、老年族群照护模式的起源与发展

广义上的老年照护是随着人类社会的发端而起源的。在原始社会阶段，照护的主要方式为族群照护。人类原始社会生产力十分低下，作为个体是很难独立抵御自然界的各种生存风险的。从自身安全的角度出发，原始社会的人类建立了以血缘关系为纽带的族群部落，成立了以氏族、部落为单位的生活共同体，进行集体劳动与分配。在部落或氏族中，财产和亲缘关系都是共有的，也就是《礼记·礼运》篇所说的“人不独亲其亲，不独子其子”和《孟子·梁惠王上》中所说的“老吾老以及人之老”的社会组织模式。在这样的情况下，部落或氏族中的老年风险抵御便成为群体义务，老年成员的照护便由全体单位成员共同负责。群体劳动与风险共担的族群照护模式是老年代际照护的最初雏形，为传统社会家庭代际照护构建了基础。在家庭代际照护成为传统社会的主要老年照护模式之后，族群照护并未退出历史舞台，邻里之间或宗族内部的互助式族群照护一直在民间存在。如战国时期齐国的叶阳子“哀鳏寡，恤孤独，振困穷，补不足”，以救济乡里鳏寡孤独老人而声名远播。随着乡村宗族势力的发展，历代政府有意利用日益兴起的民间乡村自治模式，鼓励百姓维系族群照护。《唐令拾遗·

户令第九》记载："诸鳏寡孤独贫穷老疾，不能自存者，令近亲收养，若无近亲，付乡里安恤。如在路有疾患，不能自胜致者，当界官司收付村坊安养，仍加医疗。"在宗法制度融入传统社会的中国古代社会，宗族成为家庭之上拥有血缘关系的又一个基层组织单位，随着乡约的兴起，宗族也越来越多地承担了基层社会救助的职责。如我国历史上最早的成文乡约——北宋《吕氏乡约》，其宗旨是使邻里乡人"德业相劝，过失相规，礼俗相交，患难相恤"。历代乡约大都对孤寡老年人的尊敬、疾病和照护有详细的约定。在家庭供养缺失的特殊情况下，历代政府希望通过族群供养，为特殊老年群体提供照护。

二、老年家庭代际照护模式的起源与发展

随着社会的发展，战国以后，小农经济已经成为国家的经济基础，家庭成为社会构成和老年照护的基本单元。家庭在老年照护中起着基础性作用，并形成了以家庭成员为照护主体，以基本生活照护为基本内容，以满足老年人基本生活需要为基本目标的以家庭为核心的代际照护，即老年家庭代际照护。老年家庭代际照护是我国传统社会老年照护模式的主要组成部分，在我国老年照护发展史上拥有重要的地位，至今仍具有深远的影响。

我国长期实施老年家庭代际照护，主要有以下几个原因。首先，家庭私有制经济为家庭代际照护提供了物质基础。在家庭代际照护模式中，照护老年人所需的人力和财力，大部分或全部由家庭负责，因此对照护方的财产私有制的保护，是家庭代际照护的前提和重要保障。中国传统农业社会以自给自足的农耕经济为主，在2 000多年的时间里，尤其是宋代以后，在乡村自治不断发展的基础上，形成了以家庭为基本单位、以宗族为纽带的社会生产单元和财富分配单元，家庭财产私有制逐步完善和巩固，老年家庭代际照护模式也臻于成熟。其次，中国以孝道为核心的价值观为家庭代际照护提供了文化基础。《孝经·纪孝行章》有云："孝子之事亲也，居则致其敬，养则致其乐，病则致其忧，丧则致其哀，祭则致其严。五者备矣，然后能事亲。"孝文化是中华民族五千年传承的优秀传统文化，其中"敬亲、奉养、侍疾、善终"等成为传统孝道文化中子女赡养义务的重要内容。再次，传统社会的家庭结构为老年照护提供了人力基础。明代以前，中国传统社会的家庭结构主要以复合家庭为主，即两代以上的夫妇及其子女、亲属所组成的三代同堂的家庭，因此，老年人可以拥有更多的子女、亲属照护者。最后，传统社会的劳动分工和社会伦理为老年照护提供了知识技能基础。传统社会的家庭劳动分工一般是男耕女织、男外女内的模式，这种模式让家庭妇女有长时间的居家时间来照护老人、相夫教子。在儒家"男尊女卑"的伦理下，家庭妇女在几千年的家庭照护中，通过代际的言传身教，总结出了许多老年照护的知识和技能，

提高了老年人的生活质量。因此，传统社会的经济形态、社会伦理和家庭结构保证了家庭照护的资源供给和服务实现，家庭代际照护成为传统社会老年照护的支柱。

家庭代际照护是我国传统社会经济模式下自然形成的老年照护模式，保障了老年人的生活质量，稳定了社会秩序，提高了社会文化传承的稳定性，节省了国家治理的成本，受到历代政府的支持和保护。如北朝时期北魏首创了一种司法缓刑制度即“侍亲缓刑”和“存留养亲”制度：如果死囚、流刑犯的家中有直系老年人需要照顾，准许死囚在家“侍亲缓刑”、流刑犯在家“存留养亲”，等家里老年人去世后再服刑。这一制度一直持续到清朝时期，清政府规定经朝廷核准留养的犯人，免服原判之刑，但仍要受杖责和枷号的惩罚。死刑犯“存留养亲”，即对犯人处以杖一百、枷号六十日的刑罚。流刑犯“存留养亲”，即对犯人处以稍轻的杖刑和枷号刑。“存留养亲”制度以国家法律的形式保证了老年照护的人力支持，使家庭代际照护得以维系。又如明朝时期，为了便于官员就近奉养父母，朝廷允许官员调到离双亲较近的地方任职。如果官员因为种种原因，无法把父母接到身边侍奉，也无法调到离家近的地方任职，则明朝政府允许他们把自己的工资分为两份，一份由自己领取，另一份则由官员父母住地附近官府发给父母，供其父母家庭照护之用。

近代以后，随着小农家庭生产方式的解体，家庭代际照护功能走向式微。首先，生产方式转变加剧了职业分化和生产专业化，改变了传统社会的基本生产和生活方式，使原有的家庭财产继承模式和家庭赡养功能无法继续维系，冲击了家庭代际照护的物质基础。其次，家庭结构的变化对传统家庭的代际赡养功能造成冲击，家庭作为生活共同体的功能开始弱化，动摇了家庭代际照护的人力基础，降低了家庭在老年照护中的地位。最后，近代以来社会思潮的变迁冲击了以儒家思想为核心的社会思想，动摇了家庭代际照护的思想基础。但几千年传统社会形成的以孝文化为主的老年照护价值观依旧是当今社会主流价值观的重要组成部分，安土重迁仍是当今中国人普遍的价值习惯，家庭仍是社会关系的基本单位，老年家庭代际照护仍是当今主要的老年照护模式之一。

三、老年救助性照护的起源与发展

传统农业社会，还出现了以道德价值观和社会伦理为基础的老年救助性照护。国家是老年救助性照护的主体，《礼记·王制》记载：“少而无父者谓之孤，老而无子者谓之独，老而无妻者谓之矜，老而无夫者谓之寡。此四者，天民之穷而无告者也，皆有常饩。”对孤儿和无人照护的老年人，国家要经常、按时给予救助。《管子·轻重甲》记载：“君出四十倍之粟，以赈孤寡，牧贫病，视独老。”国家以四十倍的粮食赈济鳏寡老者。《周礼·地官司徒》规定“门关之委积，以养老孤”，即设置专款专门用来救助无人照护的老年人。历代政府老年救助性照护的主要措施是开设专门的老年救助性照护机构。南朝时期，梁武帝萧衍于普通二年（521 年）在都城建康（今南京）创办了中国历史上第一家官办老年照护机构——“孤独园”，由国家收养孤儿和无人赡养的孤寡老人，负责其衣、食及医疗等。唐朝时期，政府派官吏专门负责老年照护相关事宜，开设“悲田养病院”“普救病坊”等老年照护机构，收住无人赡养的老年人，使老年照护得到了进一步的保障。宋朝时期，为救助鳏寡独老，宋神宗开始推行集中居养的方式，将无人照护的老年人收养于“四福田院”，随后，又开设了“居养院”“养济院”“安济坊”等慈善性质的老年照护机构，入院老年人的年龄也被放宽到了 50 岁以上。同时，宋朝民间老年照护机构普遍兴起，社会老年救助性照护模式迅速发展。元朝政府同样重视老年救助性照护。元世祖忽必烈曾采纳汉臣刘秉忠的建议，逐步建立和完善了元朝的收养救助制度，当时各路均设立养济院 1 所，救助、收养“诸鳏寡孤独、老弱病残、穷而无告者”。

明朝时期，政府非常重视老年人的救助性照护，在京城继续设置慈善性老年照护机构，如“养济院”等。明成化十六年（1480 年），仅京城一地历年共赡养鳏寡孤独的老人就有 7 000 多人。嘉靖六年（1527 年），朝廷又令北京五城均设养济院，尽数收养贫穷老人。明朝政府还将这类慈善性老年照护机构以行政命令的形式在全国推广，责令各州县设立。基层政府在收养孤老方面的工作，受到朝廷严格督查，在地方官的任期考核中，恤孤作为一项重要内容被记入档案，作为升迁的重要依据。如果官吏没能全额汇报属地的孤老情况，那么从甲长往上的各级负责官吏，均会受到惩处。明朝政府还通过法律的形式来保障国家救助性照护的有效落实，如《大明律》规定：“凡鳏寡孤独及笃废之人，贫穷无亲依倚，不能自存，所在官司应收养而不收养者，杖六十；若应给衣粮，而官吏克减者，以监守自盗论。”

清朝时期，老年救助性照护继续发展，政府继续开办“养济院”“施棺局”等救助性老年照护机构并大力提倡发展民办慈善性老年照护事业。随着晚清资本主义萌芽，民间资本也大力捐赠救助性老年照护机构，并参与到各类老年照护机构的管理和运营中，如“普济堂粥厂”“功德林粥厂”“朝阳阁粥厂”等。

近代以后，著名实业家张謇在家乡南通建立了近代中国人兴办的第一家慈善性质的私立养老院，为因战乱和灾害而流离失所的老年人提供住所和衣食，使其安度晚年。此外，当时的一些宗教组织也在上海等城市建立了安老院。近代慈善养老院的出现与发展不仅是传统的老年救助性照护的延续，也是近代社会互助共济老年照护思想传播的结果。

四、福利性老年照护模式的起源与发展

中国古代社会很早就产生了丰富的社会福利思想，历代政府本着民本主义的治国理念和稳定社会秩序的现实需要，大都针对社会弱势群体实施了一系列福利政策，其

中就包括福利性老年照护制度。

在老年照护的医疗福利保障方面，历代政府大都有针对老年群体医疗问诊的福利政策，如春秋时期，管仲曾提出“问病”之策：“凡国都皆有掌病，士人有病者，掌病以上令问之；九十以上，日一问。八十以上，二日一问。七十以上，三日一问。众庶五日一问。疾甚者以告，上身问之，掌病行于国中，以问病为事，此之谓问病。”即国家设掌病一官，定期对辖区内老年人进行问诊医疗，对于病危者，还要亲自前往探问。国家通过实施一系列医疗福利政策，保障了老年人的身心健康。

在老年照护的经济福利保障方面，历代政府大都会制定老年人免征赋税的福利政策，只是不同的时代对老年人的界定有所不同。如：汉朝规定年满56岁的老年人可免征赋税，年满60岁的鳏寡老年人在市场上做买卖，不用交租税；明朝规定，民年七十以上者，许一丁侍养，免其杂泛差役。另外，除了减免赋税以外，有些政府还会定期给老年人发放生活物资以供照护，如《管子·入国》记载：“凡国都皆有掌老。年七十已上，一子无征，三月有馈肉。八十已上，二子无征，月有馈肉。九十已上，尽家无征，日有酒肉。”明朝规定，凡贫民年八十岁以上的，每月给米五斗、酒三斗、肉五斤，九十岁以上的，每年加布帛一匹，棉絮一斤。《明会典》卷七十九：“天顺八年诏：凡民年七十以上，免一丁差役，有司岁给酒十瓶，肉十斤；八十以上者加绵二斤、布二匹；九十以上者给冠带，每岁宴待一次；百岁以上者给板木。”这些政策为老年人的照护提供了人力和财力支持，保障了老年人的身心健康。

在老年照护的劳动福利保障方面，历代政府也制定了一系列福利政策，保障致仕退休的老年人享有再劳动的福利政策。比如先秦时期，国家规定政府公职人员七十岁就要退休还政于君。但退休的公职人员有留任的权利，并且国家还制定了相应的优厚政策，保障留任老年人的福利待遇。《礼记·曲礼上》记载：“大夫七十而致事，若不得谢，则必赐之几杖，行役以妇人。适四方，乘安车。”除了赐座赐王杖以外，出差时还可以乘安稳的车并可以由女性照顾，这是针对到了退休年龄而留任的老年官员的特殊福利照护措施。另外，我国从先秦开始还一直实施着一种老年照护和学校教育相结合的政策。《礼记·王制》记载：“有虞氏养国老于上庠，养庶老于下庠。夏后氏养国老于东序，养庶老于西序。殷人养国老于右学，养庶老于左学。周人养国老于东胶，养庶老于虞庠：虞庠在国之西郊。”庠、序、学、胶和虞庠都是学校的名字。国老是退休的老年公职人员，庶老是无官无爵的民间老年人。这项政策让老年人到学校任教，传播文化知识和生活阅历，通过劳动获得俸禄收入，保障了老年人的劳动权利，是一项尊老敬老的福利性老年照护政策，在以后的历朝历代都有沿用。

随着社会的发展，我国古代福利性老年照护的内容也日趋丰富，比如历代还有针对老年人犯法后减免刑罚的福利政策。如唐朝明确规定“诸犯十恶、故杀人、反逆缘坐，本应缘坐，老、疾免者，亦同”，在律法上减免了对老年人的刑罚。这些福利性政策的延续和落实都需要一系列法律的保障。汉朝便制定了中国历史上最早的老年人权益保护法——“养老令”，用于保障老年人的生活。此后这一类法律成为历朝历代律令的必备组成部分，老年照护作为老年人基本社会福利权益的理念逐步得到社会的广泛认知与认可，并成为社会保障的重要组成部分。

典型案例

陈某某与其妻子1952年结婚，婚后育有二子一女，妻子已去世。现陈某某同小女儿生活。陈某某年事已高且体弱多病，希望长子和次子常回家探望照顾自己，因长子和次子不同意负担陈某某的医药费及赡养费，故陈某某向法院提起诉讼，诉请判令长子和次子每月探望其不少于一次，患病期间三个孩子必须轮流看护，共同给付陈某某医疗费、赡养费。

（1）老年人得到其他人的有效照护后是否就可以免除长子、次子的照护责任？

（2）对老年人的照护除了生活照料之外还需要注意哪些方面？

操作流程与步骤

子女对父母有赡养扶助的义务，子女不履行赡养义务时，无劳动能力或生活困难的父母有要求子女给付赡养费的权利。子女不能因为父母有退休收入或者有一定的经济来源就完全将父母置之不顾，这不仅违反法律规定，也不符合中华民族“百善孝为先”的传统美德。子女对于不在一起生活的父母，应根据其实际生活需要、实际负担能力、当地一般生活水平，给付一定的赡养费用。本案陈某某年事已高且身患疾病，三个子女作为赡养人，应当履行对其提供经济上供养、生活上照料和精神上慰藉的义务，故法院判决陈某某长子和次子每月探望陈某某不少于一次，并给付陈某某赡养费，三个子女共同负担陈某某的医疗费。

知识与技能拓展

我国古代老年人荣誉保障制度及措施

我国历代政权不仅关注老年人的生活需求，也重视老年人的心理需求，一般通过两种方式对老年人进行荣誉保障。

一种是实施一系列措施表彰或册封部分老年人，通过给予老年人一定的社会地位或社会荣誉的方式，达到强化社会伦理价值观和稳定社会秩序的目的。如赐杖制度是我国传统社会实施的一项针对老年人的荣誉福利政策。王杖，是一种很尊贵的礼器，拥有王杖是身份尊贵的象征，文献《王杖诏令册》（图2－1）中对此有详细记载：“年七十以上杖王杖，比六百石，入官府不趋，吏民有敢殴辱者，逆不道，弃市。”“高皇帝以来至本始二年，朕甚哀怜耆老。高年赐王杖，上有鸠，使百姓望见之，比于节……”鸠杖如图2－2所示。此外还有赐爵制度，如明朝“天下富民八十以上里士，九十以上社士。皆与县官均礼，复其家”。历代政府通过赐杖制度、赐爵制度和赐匾制度等给予老年人崇高的荣誉，保障了老年弱势群体的社会地位和人身安全，在一定程度上缓解了老年人孤独自卑的社会心理，起到了老年照护作用。清朝诗人查慎行的《山野老人远来祝万寿者以千计目睹盛事纪之以诗》中的“赐醻还赐杖，好向后生夸”就体现出当时老年人对国家荣誉福利照护的心理满足。

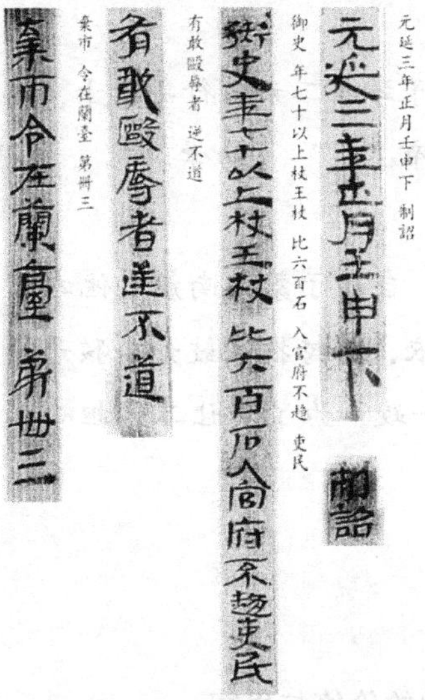

图2－1　《王杖诏令册》节选

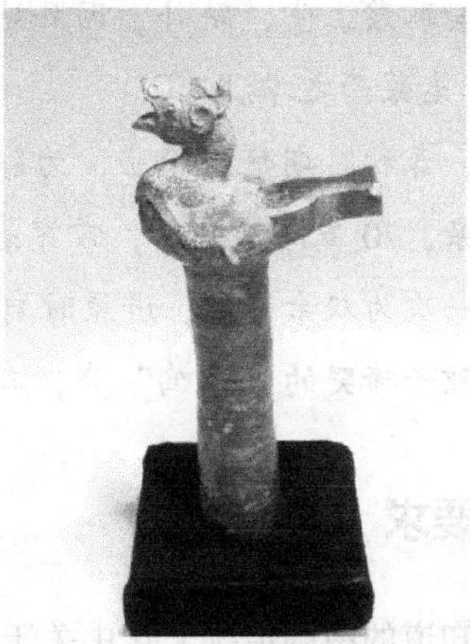

图2－2　鸠杖

另一种是通过一些礼仪性的活动以及礼制的践行来彰显老年人的社会地位。这种方式主要有以下几种形式。一是巡狩。《礼记·祭义》记载：“天子巡守，诸侯待于竟。天子先见百年者。”天子巡守各诸侯国时，不先见诸侯而是先见当地老年人，以此方式来表示国家对老年人的尊重。二是视学。《礼记·文王世子》记载：“天子视学……释奠于先老，遂设三老五更群老之席位焉。适馔省醴，养老之珍，具；遂发咏焉，退修之以孝养也。”天子视察太学，祭祀完先师后便马上举行隆重的养老之礼，奏乐宴请各地长寿老年人，宴席过程中，天子更要亲自向出席的老年人割肉敬酒。这项制度发展到清朝，演变为“千叟宴”，清朝政府曾先后举办四次。凡六十岁（首次举办为六十五岁）以上老年人，官民不论，均可到京师参加聚宴，最多一次共聚5 900多名老年人，百岁以上的更有十几人。参加皇帝举办的“千叟宴”，对于当时的民间老年人来说是无上的荣誉，被称为“恩隆礼治，为万古未有之举”，大大满足了老年人的尊严。三是乡饮酒礼。《礼记·经解》云：“乡饮酒之礼，所以明长幼之序也。”乡饮酒礼是起源于先秦并在历朝历代继承发展的乡间尊老礼仪。在每年腊月时节，乡间以射箭比试的形式，召集当地老年人参观并举办宴席。乡饮酒礼的各个环节，都体现了对老年人的尊重和关心，以社会福利活动的方式，从满足老年人尊严等角度完成了对老年人的心理照护。

任务二　了解中国传统文化中的老年照护价值伦理思想

任务情境

《艺文类聚·孝》引《列女传》曰："老莱子孝养二亲，行年七十，婴儿自娱，著五色采衣，尝取浆上堂，跌仆，因卧地为小儿啼……"《幼学琼林·祖孙父子》云："戏彩娱亲，老莱子之孝。"

老莱子，春秋时期楚国隐士，为躲避世乱，自耕于蒙山南麓。他孝顺父母，尽拣美味供奉双亲，70岁尚不言老，常穿着五色彩衣，手持拨浪鼓如小孩子般戏耍，以博父母开怀。一次为双亲送水，进屋时自己跌了一跤，为了不让二老担心，于是他躺在地上模仿小孩子啼哭的"呜呜"声，二老大笑。

任务要求

谈谈你知道的中国传统文化中关于老年照护的价值与思想。

必备知识

中华民族的传统文化源远流长，博大精深，在五千年的发展历史中，逐渐形成了以孝文化为核心的老年照护价值伦理思想。

一、孝文化的起源

孝观念作为一种社会普遍认同的价值观，最早可以追溯到传说中的五帝时代前期，即黄帝和颛顼时期。在这一时期，孝观念产生的条件已经具备，即基于血缘关系而产生的"亲亲"之情和个体婚制。商和西周是热衷于祖先崇拜的时代。祖先崇拜是一种以祭祀死去祖先而祈求庇护为核心内容的原始信仰，其根源在于在文字尚未普及的时代，知识、技能和经验的积累往往与年龄呈正相关关系，老年人在生产过程中积累下来的宝贵经验和技能对人类的生存具有决定性的意义。因此，中国古代早期的祖先崇拜是在亲情关系基础上为满足现实生存需要而形成的一种情感和价值观，并通过孝观念的形式表现出来。商朝将祖先神和上帝合而为一，宗教与伦理融为一体，此时的孝观念还有着浓厚的原始宗教色彩。

到了西周时期，周人将祖先神和上帝分离，以德尊天，以孝敬祖，德的实质就是对天尽孝道。西周实施严格的宗法等级制度，从天子到庶民，建立了一套父权与政权合一的家国一体体系，这就使尊天尊祖的祖先崇拜与照护父母的观念结合在了一起，其融合的关键就是孝道。"善视父母"作为新产生的价值观念与五帝以来的孝观念是一脉相承的，是社会经济发展到一定阶段的必然产物，是西周个体家庭经济出现与发展的结果。这一时期出现了大量的以孝养父母为主题的诗篇，如《尚书·周书·酒诰》："肇牵车牛，远服贾用，孝养厥父母……"《诗经·小雅·小弁》："维桑与梓，必恭敬止。靡瞻匪父，靡依匪母。"《诗经·郑风·将仲子》："岂敢爱之？畏我父母。仲可怀也，父母之言亦可畏也。"《诗经·齐风·南山》："取妻如之何？必告父母。"这些均体现了此时以善养父母为主旨的孝观念作为社会普遍认同的观念已经真正成为一种文化和价值观，并开始影响和指导着老年人照护行为的方方面面。孝文化的形成还离不开西周时期敬老养老政策的制定和实施。《礼记·王制》记载，"凡养老：有虞氏以燕礼，夏后氏以飨礼，殷人以食礼，周人修而兼用之。凡五十养于乡，六十养于国，七十养于学，达于诸侯"，西周政府实施敬老养老之政，虽然其目的如《礼记·王制》所说，"养耆老以致孝"，是在孝道上给老百姓以示范，又如《礼记·乡饮酒义》所说，"民知尊长养老，而后乃能入孝弟。民人孝弟，出尊长养老，而后成教，成教而后国可安也"，是政治的需要，看重的是其道德教化功能，但从结果导向来看，的确在整个社会上形成了尊老敬老、善养父母的社会风气，树立了中华民族百善孝为先的民族价值观，深深地影响了中华民族的民族性格，影响了老年照护价值伦理的发展方向。

二、中国传统思想文化中的孝文化与老年照护价值伦理

（一）儒家思想中的孝文化与老年照护价值伦理

1. 先秦儒家思想中的孝文化与老年照护价值伦理

春秋战国时期，以孔子、孟子为代表的学者，以恢复西周伦理纲常为己任，著书立说，创立了对中国有着深远影响的传统思想——儒家思想。在先秦儒学家的构建中，孝文化在此时形成了孝道、孝行和孝治三位一体的比较完备的思想体系、伦理道德观念和基本规范。

(1) 孔子的孝道价值伦理思想。

孔子是儒家学派的创始人，也是儒家孝道理论的创立者。孔子生于礼崩乐坏的春

秋时期，他从社会现状出发，将孝道视作个人和家庭的美德，在孝道上极力突出道德价值导向，从“善事父母”的内涵出发，从个人道德修养和家庭伦理的角度对西周孝道进行改造。

首先，从“善事父母”到“孝敬父母”，孔子率先提出了“孝敬父母”的思想。孔子认为单纯从物质上“事”——奉养父母是不够的，更重要的是要对父母“敬”，即对父母的人格上的尊重和精神上的关爱。孔子在答弟子问谈及什么是孝的问题时说：“今之孝者，是谓能养。至于犬马，皆能有养；不敬，何以别乎？”特别突出了精神和心理上的敬爱之情。孔子又说：“父母唯其疾之忧。”“父母之年，不可不知也。一则以喜，一则以惧。”其提出照顾患病父母要多操心、多操劳，对年事已高的父母，要及时行孝。

其次，孔子强调孝源于情，行孝要仁。孔子说：“予之不仁也！子生三年，然后免于父母之怀。夫三年之丧，天下之通丧也。予也，有三年之爱于其父母乎？”孔子认为，父母生育子女，至少三岁前都是费尽心血、劳心劳力的，父母对子女的付出时时刻刻充满着爱，而子女尽孝照护父母，也应该怀着同样的感情，“仁者，爱人”，对父母报答以爱，在照护父母的每一个环节都要做到“仁”，提出孝为仁之本的观点。

再次，在照护父母的日常生活中，如果发现父母的行为或主张有错，孔子主张“几谏”和“父子相隐”的原则。“几谏”就是在父母犯错的时候，作为子女不能坐视不管从而陷父母于不义，应当及时地给予劝阻，即“事父母几谏”。在劝阻的过程中，子女要对父母毕恭毕敬，不能因为自己站在正确的一方而在言语和态度上出现不敬之色。如果父母不采纳意见，子女绝不能因此产生怨恨之心，即“见志不从，又敬不违，劳而不怨”。劝阻无果后，子女应保留自己的意见，遵循父母的主张，按照父母的意愿行事，并一同承担责任，即遵循“三谏而不听，则号泣而随之”的“父子相隐”原则。孔子的这一主张体现了在其心中父母之命的位置极高，在孔子的观念中，孝道价值伦理要高于“仁、义、礼、智、信”等个人价值伦理，这为后世援情入法提供了依据，也形成了为亲者讳的传统。

最后，孔子提出了承父志的观点。在孔子看来，在家庭中，子女传承家风和家业是社会有序发展的重要保障。因此，孔子将子承父业或子承父志也纳入孝的内涵中。孔子说：“父在，观其志；父没，观其行；三年无改于父道，可谓孝矣。”孔子认为子女不仅是父母生命的延续，也是父母精神的延续，更是父母志向的延续，因此，子女孝敬父母，要尽可能地满足父母精神和志向延续的期望，并努力将其发扬光大。

孔子的这些认识完善了我国传统孝道的内涵，为孝道确立了人性化的哲学基础，并将其内化为每个人都应该自觉遵守的行为准则，确立了传统孝行的规范，为中国古代老年家庭代际照护提供了方式方法和伦理价值基础。

（2）曾子与孟子的孝道价值伦理思想。

曾子是孔子的弟子，以孝行而闻名后世，孟子是曾子的弟子子思的门人的弟子。曾子是先秦儒家孝道理论的集大成者，孟子对曾子的孝行格外推崇，对其孝道理论做了进一步的丰富和发展。

首先，曾子提高了孝道的哲学地位，将孝道本体化。曾子说："夫孝者，天下之大经也。"曾子特别重视孝道，认为"孝"的范畴超越孔子"仁"的范畴，是具有普遍意义的价值伦理准则。曾子还扩大了"孝"的内涵，把"孝"看作一切价值伦理的本源，可以综摄一切道德范畴。曾子认为"民之本教曰孝"，孝是整个天下放之四海而皆准的最高道德范畴，在其看来，孔子提出的"仁、义、礼、智、信"都是由"孝"产生的，都是由"孝"所统率的子价值伦理。孟子继承了曾子孝本论的思想，他认为："事，孰为大？事亲为大"，"事亲，事之本也"，把孝看成贯穿所有价值伦理的核心内容。当孝道与忠义冲突时，孟子认为先有父子人伦，后有君臣忠义，坚定地维护百善孝为先。孝道理论发展到曾子和孟子，就其内涵和外延来说已经达到了无以复加的程度。曾子这一思想后来为儒家孝道思想的集大成之作——《孝经》所继承。

其次，曾子对孝行进行了层次性的划分。曾子说，"民之本教曰孝，其行之曰养。养，可能也；敬，为难。敬，可能也；安，为难。安，可能也；久，为难。久，可能也，卒，为难"，又说"大孝尊亲，其次弗辱，其下能养"，还说"大孝不匮，中孝用劳，小孝用力"。这里曾子对行孝也就是老年家庭代际照护的难易程度进行了层次性的划分。最低层次的老年照护要求是外在的行为，就是以体力事养父母，能照护父母的身体，让父母可以身体健康地安享晚年。中间层次的老年照护要求是内心的真诚，就是以功劳孝养父母，不辱没父母的名声，从内心尊敬父母，让父母从内心感到幸福。曾子认为尽孝就要做到"乐其心不违其志，乐其耳目，安其寝处，以其饮食忠养之"，还要做到"父母之所爱亦爱之，父母之所敬亦敬之"。孟子从"性善论"出发，认为孝是人天生的善德，是人人应该具备的，也是人与禽兽的根本区别。因此孟子认为在老年父母照护的过程中，要秉持善心，用真心去照护自己的父母。最高层次的老年照护是持久的行孝，长久的陪伴。曾子对孝道的层次性划分，强化了人们履行孝道的内在要求，使孝行的规范更加具体，对现代老年长期照护制度的完善也有重要的借鉴意义。

曾子与孟子的思想推动了孝道的普及，促进了老年照护价值伦理学说的完善，对中国传统孝道价值伦理的发展起到了至关重要的作用。

2. 汉武帝以后儒家思想中的孝文化与老年照护价值伦理

汉武帝元光元年（公元前134年），"罢黜百家，独尊儒术"的国策开始实施，此后2 000年的封建王朝，都将儒家思想作为治国国策，而孝道价值观作为儒家伦理的重要组成部分，也成为历朝历代推崇和研究的对象。董仲舒、朱熹、王阳明等著名儒学家都曾对其有过深入的研究，对孝文化和老年照护价值伦理的发展都有着突出的贡献。

（1）董仲舒的孝道价值伦理思想。

董仲舒作为对汉武帝“罢黜百家，独尊儒术”国策起关键性作用的儒学家，在西汉前期建立了一套以“孝”为本，以阴阳五行为用的治国理论。首先，董仲舒赋予了孝道价值伦理神圣的地位。董仲舒认为：“春主生，夏主长，季夏主养，秋之收，冬之藏。藏，冬之所成也。是故父之所生，其子长之；父之所长，其子养之；父之所养，其子成之。诸父所为，其子皆奉承而续行之，不敢不致如父之意，尽为人之道也。”也就是说父母生育子女，子女孝养父母，尽照护的义务和责任，这都是天经地义的事，“天不变，道亦不变”。董仲舒给朴素的孝道文化赋予了神圣的内涵，确定了孝道价值伦理在天道之下是不能逃避的责任。其次，董仲舒利用五行相生理论阐述了孝道是一种付出性行为。董仲舒在《春秋繁露·五行对》中认为：“土者，火之子也。五行莫贵于土。土之于四时无所命者，不与火分功名。……孝子之行，取之土。”火负责万物生长，火生土，土负责养育世间万物，火德可配四季中的夏季，而土德居中却无法对应四季中的任何季节，相当于徒劳无名。为人子尽孝，也要具备像土一样的品德，“为人子者，视土之事火也”，在尽心尽力地照护父母的过程中做到不与父母争名争利。最后，董仲舒还提出了以“三纲”作为孝道伦理的总原则。董仲舒认为“天道之常，一阴一阳”，其中阳尊阴卑，阴应该遵循阳的意志。董仲舒认为无论是客观世界的万事万物，还是人类社会的各种伦理关系，都符合天地阴阳的大道。董仲舒提出“君臣、父子、夫妇之义，皆取诸阴阳之道”，其中父为阳，子为阴。因此，社会价值伦理中的孝，便是作为阴的子对作为阳的父的意志的遵循。同样是以阴侍阳，子孝养父就像臣忠于君一样具有了强烈的价值导向，强化了这一伦理观念的价值观色彩，对此后中国传统社会价值伦理的发展产生了深远的影响。

（2）朱熹的孝道价值伦理思想。

朱熹是对中国传统社会后期儒家思想影响最大的思想家。朱熹曾明确解释过“孝”的含义：孝德云者，尊祖爱亲，不忘其所由生之事。朱熹对孝道价值伦理最大的贡献在于提出了如何尽孝，即老年照护行为过程中的一些原则。朱熹认为尽孝的核心理念是“无违”于礼。“人之事亲，自始至终，一于礼而不苟，其尊亲也至矣”，朱熹认为人在照护父母的过程中，能够时刻遵循生老病死的客观规律，遵守社会约定俗成的各项礼仪规定，就能够处理好照护过程中遇到的各种问题。朱熹还强调了“礼贵得中”的原则。所谓“礼贵得中”，就是要处理好尽孝过程中的“礼”与“权”的关系。朱熹虽然重视“礼”的原则，但是世间万物无时无刻不在发展变化，而人们必须持中守正才能在变化的万物中辨明真理。所以朱熹又强调“权”，也就是审时度势、与时俱进地变通，在“无过不及”中找到“中”的平衡。这一原则贯彻在日常老年照护的实践中，主要体现为在处理各种老年照护的具体问题上，人们应该再三权衡，从被照护人的角度思考，如何照护才能达到令被照护人满意的目的。这也是朱熹所说的通过“温凊（冬天温被使暖，夏天扇席使凉）之节”达到“奉养之宜”的意思。

（3）王阳明的孝道价值伦理思想。

王阳明主张三教合一，提倡“心外无物”和“致良知”。王阳明对孝道价值伦理思想的贡献如下。首先，王阳明将自西汉董仲舒以来神圣化的孝道理论回归人的本性。不论是董仲舒的天道还是朱熹的天理，长期以来人们将行孝的理论上升为一种客观的神秘意志，从而强化了这一伦理思想的道德价值观评判功能。但是，孝观念最初是源于五帝时期人们对于生殖和祖先的崇拜，是一种人类社会对于有功有恩于己的祖先的回馈式表达，是人基于血缘关系的亲情流露。所以王阳明从内心出发，重新强调了“孝”的情感因素，指出“心外无善”，即只要回归本心，“发之事父便是孝”。其次，王阳明提出尽孝要“诚”。王阳明在《传习录》中说：“冬时自然思量父母的寒，便自要去求个温的道理。夏时自然思量父母的热，便自要去求个凊的道理。这都是那诚孝的心发出来的条件。却是须有这诚孝的心，然后有这条件发出来。”再次，王阳明还提出了如何让自己做到尽孝的心理自省的方法。王阳明在《传习录》中谈到如何让自己更体贴地孝敬父母时说：“舜只思父提孩我时如何爱我，今日不爱，只是我不能尽孝。日思所以不能尽孝处，所以愈能孝。”一个人要时常反省最近一段时间是否做到了尽孝，他说：“在家所以爱亲敬长之心，得无懈忽，未能真切否？温凊定省之仪，得无亏缺，未能实践否？”最后，王阳明还提出知行合一才是真正的履行孝道。“如言学孝，则必服劳奉养，躬行孝道，然后谓之学，岂徒悬空口耳讲说，而遂可以谓之学孝乎？”在王阳明看来，只是知道孝的知识而没有孝的行动就不是行孝，相反只是盲目地行孝而不懂什么是孝，就是愚孝。只有知行合一才是真正的行孝。

王阳明本人就是知行合一、躬行孝道的典范。王阳明为官以来，为了照护家里老人，曾多次向朝廷上书乞求致仕回乡尽孝。他曾与克彰太叔说过：“老父疮疾，不能归侍，日夜苦切，真所谓欲济无梁，欲飞无翼。近来诚到，知渐平复，始得稍慰。早晚更望太叔宽解怡悦其心。”在南昌遭遇张忠之变后，王阳明甚至想到“携父而逃，我亦终身长往而不悔矣”，可见他孝心之诚。明武宗正德十四年（1519 年），王阳明听说祖母患病，便言辞恳切地上书：“百岁祖母卧病床褥，切思一念为诀。悲苦积郁，神志耗眊，视听恍惚，隔宿之事，不复记忆。以是求延旦夕之生，亦已难矣。而况使之当职承务，从征讨之后，其将能乎！”王阳明用自己的言行诠释了什么是中国传统儒家思想中的孝道价值伦理。

（二）道家思想中的孝文化与老年照护价值伦理

先秦道家崇尚回归自然，主张人们应该超越和废弃道德而归于自然。老子认为因

"六亲不和"而产生的孝束缚了人纯真的自然本性，根本不值得倡导。先秦道家虽然反对道德伦理上的"孝道"，但不反对自然的淳朴亲情的"孝"。庄子认为"以敬孝易，以爱孝难"，"敬"需要用一定的形式表现出来，最突出的就是儒家的"礼"。庄子反对以礼尽孝，认为人类对父母长辈的感情和照护行为是天性使然，是真情流露，是"爱"的表达。唐代道家学者成玄英也认为："夫敬在形迹，爱率本心。心由天性，故难；迹关人情，故易也。"所以道家思想家在对待老年照护的态度上反对用各种人为的规则和制度来限制老年照护，反对老年照护被程式化，主张用自己的爱和真情突破一切礼法束缚去照护自己的父母。大约隋唐时期出现的《太上真一报父母恩重经》是专门针对子女向父母尽孝报恩的道教经典。经文中列数父母养育子女过程中怀胎十月、提携养育的艰辛，道出了天下父母"宁损己身，欲儿宁处"的爱子之情，指出"父母恩重，难报难量"。经文希望人们能在父母疾病缠身、遭遇厄运、年老体衰之时，多念及"至亲生我之恩"，多行善事，尽心尽力地照护父母，使父母晚年能够开心快乐地生活。以《太上真一报父母恩重经》为代表的道教经典从宗教信仰的角度，对一定时期的传统老年照护孝养价值观的形成起到了重要的作用。

（三）墨家思想中的孝文化与老年照护价值伦理

墨家思想是战国时期非常流行的一种社会价值伦理思想，其在老年照护方面的价值观集中体现在其创始人墨子的"兼爱"和"交利"思想上。墨子认为孝是维系社会秩序和道德伦理的基本要素，将子不孝与父不慈、君不惠、臣不忠列为天下之害，主张"为人子必孝"。但墨子提倡的孝，并非传统儒家意义上的对自己父母长辈的照护，而是根据其提出的"兼爱"原则，主张"不辟亲疏""爱无差等"，对所有人进行照护。墨子认为"爱人若爱其身，犹有不孝者乎"，主张人人都能做到兼爱，爱他人就如爱自己，爱别人的父母就像爱自己的父母，照护别人的父母就像照护自己的父母一样。墨子死后，墨家将墨子的"交相利"思想进一步发展。后期墨家认为"孝，利亲也"，"孝：以亲为芬，而能能利亲，不必得"，"智亲之一利，未为孝也，亦不至于智不为己之利于亲也"。对于后期墨家的思想家来说，所谓的孝，目的是"利亲"，孝必须以利为基础。爱父母可以得孝名，但利父母才具有实效，真正的孝应该把爱父母建立在利父母的基础上，而利于自己的双亲，首先要利别人的双亲。

墨家主张的以兼爱为原则的老年照护价值观与儒家主张的以亲情为纽带的老年照护价值观严重相悖，因此墨子的"兼爱"照护理论在当时引起了以孟子为首的儒家学派的强烈抨击，认为其是禽兽之径。汉武帝以后，随着独尊儒术政策的实施，墨家作为一个流派基本消失，其伦理价值观也一直受到主流价值观的批判。但是其以"兼爱"为原则的老年照护价值伦理为后世宗族内部族群照护以及社会自发的救助性老年照护模式提供了理论基础。近现代以来提出的福利性的老年长期照护模式也能从墨家思想中找到依据。另外，墨家“利亲”孝道观，轻形式重实效，为今天老年照护工作的开展提供了理论依据。

三、中国传统文学艺术文化中的孝文化与老年照护价值伦理

文学是一种用口语或文字作为媒介，表现客观世界和主观认识的方式和手段，是一定时期社会文化的一种重要表现形式，以及价值观和美的体现。中国文学有数千年的悠久历史，以特殊的内容、形式和风格构成了自己的特色，有自己的审美理想，有自己的起支配作用的思想文化传统和理论批判体系。几千年来，无数的作家留下了众多优秀的文学作品，保留了作者生活时期鲜活的社会面貌和价值伦理，能让我们更直观地了解中国传统的孝文化与老年照护价值伦理。

（一）《诗经》中的孝文化与老年照护价值伦理

《诗经》是我国第一部诗歌总集，内容涉及先秦时期人们生产、生活的方方面面，真实地反映了当时的孝文化观念和价值伦理。《诗经》中有大量的诗篇写到了父母子女之间的亲情，对孝文化有非常清晰的体现。根据写作方式的不同，可以将这些体现孝文化的诗句分为三类。一是直接出现“孝”字的，如《小雅·楚茨》中的“工祝致告，徂赉孝孙。苾芬孝祀，神嗜饮食”，《大雅·下武》中的“永言孝思，孝思维则”等；二是被后世学者解释为“孝”的，如《邶风·凯风》，《毛诗序》认为“《凯风》，美孝子也”，又如《小雅·蓼莪》，被方玉润《诗经原始》认为“此诗为千古孝思绝作，尽人能识”。三是能通过诗文深刻体会出“孝”的价值伦理的，如《小雅·四牡》中的“王事靡盬，不遑将父”，“王事靡盬，不遑将母”，又如《小雅·杕杜》中的“王事靡盬，忧我父母”等。

侍亲是《诗经》孝文化的重要主题。首先，《诗经》诗篇中的孝文化与老年照护价值伦理体现在对父母的奉养上。《诗经》中没有正面描写奉养父母的诗句，但是反过来因国事而痛心无法奉养父母的诗句却非常多。如《唐风·鸨羽》中征夫因征役繁重，无法回家侍奉父母而发出的三段感人肺腑的心声：“王事靡盬，不能蓺稷黍。父母何怙？悠悠苍天，曷其所有！”“王事靡盬，不能蓺黍稷。父母何食？悠悠苍天，曷其有极！”“王事靡盬，不能蓺稻粱。父母何尝？悠悠苍天，曷其有常！”又如《小雅·四牡》中同样表达了因长期服役，无法侍奉父母的痛苦，诗中说因“王事靡盬”，四处奔波，“不遑将父”“不遑将母”，不能回家奉养父母，内心充满悲伤，只能用诗句来表达对父母的思念。其次，《诗经》诗篇中的孝文化与老年照护价值伦理体现在对父母的敬养上。“敬”是中国传统老年照护价值伦理中的重要内容，集中体现在对父母的精神上的奉养，这在《诗经》中体现在三个方面。一是，这一时期的老年照护价值伦理要求人们在日常生活中要充分尊重父母的意见。如《郑风·将仲子》中热恋中的女子劝

告男子“仲可怀也，父母之言，亦可畏也”，表达了虽然很想念你，但也不能感情用事，要充分尊重父母的意见；又如取妻之如何，必告父母，强调在婚姻大事上，一定要尊重父母的意见。二是，这一时期的老年照护价值伦理要求人们除了在物质上照护父母以外，还要在精神上照护父母。如《邶风·凯风》中的母亲一生劳苦，养育了七个儿子，作为儿子因为“莫慰母心”，不能慰藉母亲感到非常自责。三是，这一时期的老年照护价值伦理要求人们在日常生活中要注意言行，不能因个人行径使父母受辱。如《小雅·小宛》中的“我日斯迈，而月斯征。夙兴夜寐，无忝尔所生”，作为没落贵族的兄弟二人即将分别远行，互相勉励：不能因为自己的行径惹祸生非而有辱于父母的养育之恩。

《诗经》中以侍亲为内涵的孝文化不仅体现在物质层面，还体现在精神、情感和价值观等层面，对维系家庭和谐具有不可替代的作用，对中国传统文化中的老年照护价值伦理起到了奠基的作用。

（二）唐诗中的孝文化与老年照护价值伦理

唐诗是中华文化宝库中的一颗明珠，是中国传统文学诗文化的经典代表，集中体现了唐朝近300年间中华大地上人们的生活面貌和精神追求。唐诗的内容涵盖政治、经济、社会、文化方方面面，其中一个重要的主题就是歌颂亲情，倡导孝道。

首先，唐诗中反映的当时人们对于孝道的理解与《诗经》一脉相承。老百姓行孝首先要做到的就是在物质上侍奉父母，照护好父母的衣食住行、日常起居。在唐诗中，人们还将这一要求具化为通过勤恳的耕作，解决父母的温饱问题。薛逢《邻相反行》便反映了这一主题。诗中以两个邻居为主角，“东家自云虽苦辛，躬耕早暮及所亲”，“尔今二十方读书，十年取第三十馀”，东家让儿子在家务农、耕田种地孝养父母，西家让儿子苦读经书以求考取功名光宗耀祖。薛逢认为东家“家藏一卷古孝经，世世相传皆得力”，而西家是“生前不得供甘滑，殁后扬名徒尔为”，通过东西两家的对比，展现出当时人们的老年照护价值伦理。杜甫《孟氏》中也描写了一对兄弟，通过辛勤劳作，孝养父母：

孟氏好兄弟，养亲唯小园。承颜胝手足，坐客强盘飧。负米力葵外，读书秋树根。卜邻惭近舍，训子学谁门。

其次，唐诗中照护父母的价值伦理还体现在对孝子长期陪伴的要求上。“父母在，不远游”是孔子提出的重要的孝行要求。因为按照中国传统社会的老年照护价值伦理，子女远赴他乡就无法孝养父母，还要父母日夜担心。唐诗中有大量诗篇描绘了游子在外无法孝养双亲而满怀思念、愧疚的心情。孟郊的《游子吟》写道：

慈母手中线，游子身上衣。临行密密缝，意恐迟迟归。谁言寸草心，报得三春晖。

本诗把一个漂泊在外的游子对母亲的思念之情表达得淋漓尽致。又如杜荀鹤《行次荥阳却寄诸弟》中写道：

难把归书说远情，奉亲多阙拙为兄。早知寸禄荣家晚，悔不深山共汝耕。

本诗表达了作者远游在外不能奉亲尽孝的愧疚之情。同样主题的诗篇还有很多，如孟郊《远游》：

慈乌不远飞，孝子念先归。而我独何事，四时心有违。

如王泠然《淮南寄舍弟》：

归情春伴雁，愁泣夜随猿。愧见高堂上，朝朝独倚门。

最后，唐诗中照护父母的价值伦理还体现在对父母精神的关照上。孝道最基本的内容就是"善事父母"。唐朝人认为要"善事父母"，最低层次的是要尽可能地为父母提供较好的物质生活条件，中间层次的是要关心照顾好父母的日常生活，最高层次的是要让父母在精神上获得愉悦。白居易的《十二时行孝文》便是这一时期孝文化和老年照护价值伦理的集中写照。这首诗以十二时辰为次序，对孝子行孝进行了细致的安排，诗中要求在老年照护的过程中，孝子既要提供充足舒适的物质生活条件，平时悉心照顾好父母的日常生活，还要时常关心父母的精神需求，使其顺心顺意；诗中还要求子女孝敬父母必须诚心诚意，在奉养父母的同时不忘自身的事业，要通过努力显亲扬名，使父母获得荣耀。这些都彰显了这一时期的孝文化和老年照护价值观。

（三）宋代劝孝诗中的孝文化与老年照护价值伦理

宋代是市民文化大繁荣时期，随着印刷术的发展，以孝文化为核心内容的劝孝诗在社会上广泛流传，如徐积的《谁何哭》、陈淳的《小学诗礼》、郑侠的《示女子》、徐积的《哀哀词》、李觏的《惜鸡诗》、乐史的《慈竹》、韩维的《公孙孝子》、赵与泌的《劝孝》、邵雍的《孝父母三十二章》和《训世孝弟诗十首》、林同的《孝诗》、黄庭坚的《思亲汝州作》、梅尧臣的《赠陈孝子庸》、杨蟠的《赠仰孝子》等，体现了这一时期孝观念在社会价值伦理中的突出地位。这一时期还涌现出了一大批以劝孝诗为主要创作内容的诗人，其中以林同最为著名。

林同是晚宋著名的劝孝诗诗人，创作有《孝诗》一卷，包括《圣人之孝十首》《贤者之孝二百四十首》《妇女之孝二十首》《仙佛之孝十首》《异域之孝十首》《物类之孝十首》，共三百首。在时间跨度上从上古至隋唐，在对象上从帝王到平民百姓，在内容上从儒家学派到道教、佛教，甚至禽兽昆虫，林同对倡导和实践孝行孝德的行为加以表彰和颂扬。如《圣人之孝十首·孔子》歌颂孔子毕恭毕敬地敬孝父母：

事亲良不易，战战复兢兢。学得如夫子，犹言丘未能。

如《妇女之孝二十首·木兰》歌颂木兰巾帼不让须眉，为父分忧，女承父业：

谨勿悲生女，均之有至情。萦能赎父罪，兰亦替爷征。

又如《妇女之孝二十首·北宫女》歌颂北宫女愿长期照护父母的孝心：

妾身期不嫁，至老养双亲。何意赵威后，殷勤问使人。

中国传统孝文化和老年照护价值观一脉相承，林同的《孝诗》同样首先强调行孝要奉亲。如《贤者之孝二百四十首·子路》：

食藜殊列鼎，负米异重茵。不待今朝养，伤哉昔日贫。

这首诗讲述了子路在朋友华丽的家中吃饭，看着面前的山珍海味，想到以前在家中吃粗茶淡饭的父母，感到非常愧疚，子路宁愿自己吃粗劣饭菜，让父母吃上好的食物的故事。这类题材的诗篇在《孝诗》中还有灵辄为母留食、孔奋奉母珍馐、茅容杀鸡喂母、徐孝克为母留食、陆绩为母带食等等，他们的共同点都在于看到好吃的食物，首先想到自己的父母，并希望将这些食物留下来（带回去）给父母。这些题材的诗篇都能体现出作者对奉养父母的老年照护价值观的大力倡导。

以林同的《孝诗》为代表的宋朝劝孝诗的出现和广为流传是孝文化在宋代成为政治统治和社会稳定的主导文化的必然结果。宋朝劝孝诗在民间的广为传唱也直接影响着中国民间传统“二十四孝”的形成。

(四) 明清小说中的孝文化与老年照护价值伦理

小说是老百姓喜闻乐见的文学题材，是明清时期市民文学繁荣的主要载体。明清600多年是中国封建社会的后期，随着社会的发展，老百姓的个体意识增强，孝文化也随之具有了更生动、更灵活的特点，这些都集中体现在流传下来的小说作品中。因为小说的题材生动活泼、更贴近生活，其内容也更能反映当时的社会风气；又因为小说的题材通俗易懂、受众广泛，其中蕴含的孝文化和老年照护价值伦理也更能够深入民间，对社会价值理念的发展也具有更为普遍和深远的影响。

《水浒传》是明朝时期出现的一部讲述北宋时期农民起义的小说。作为武装反抗政府的小说题材，其内容主旨本是对传统政治中的“忠”的反抗与回归，但是纵观小说全篇，孝文化和其价值观在小说中的色彩却特别浓郁。小说作者正是用一个个对父母行孝、对组织行忠的绿林好汉形象来反对对朝廷愚忠的行为和价值观。《水浒传》对孝文化和老年照护价值伦理的体现主要有以下几方面。首先要做到亲身侍奉父母，如携母逃亡的王进、多次请辞回家侍奉母亲的公孙胜、在家务农侍父的宋清、靠卖酒养活父亲的王定六、靠打鱼奉养母亲的阮氏三兄弟等。其次要做到尊重敬爱父母，如尊重丈人张教头的林冲、礼敬丈人潘公的杨雄等等。最后要立志光宗耀祖使父母面有荣光，如“为祖上争口气”的杨志、想“青史上留一个好名”的宋江等。宋江是《水浒传》中的主要角色，也是梁山起义的首领。作者在刻画宋江这一角色时并没有从武艺、财力、人脉上突出宋江的本领，而是在孝行上对其深入着墨，其以“孝义黑三郎”的形象受到了梁山好汉的认可和追随。宋江早年丧母，自幼与父亲一起生活，“事亲行孝敬”。宋江落草为寇的过程显得十分曲折，原因就在于其孝心太重。作者在宋江这条故事线一开始便以假不孝写真孝，描写了宋江为了不连累父亲，让父亲假戏真做，以忤逆之罪告宋江不孝，绝了父子关系。宋江上梁山后，因父亲已故的谎言哭得死去活来：

“宋江读罢，叫声苦，不知高低，自把胸脯捶将起来，自骂道：‘不孝逆子，做下非为，老父身亡，不能尽人子之道，畜生何异！’”

宋江在回家探父被捕后又被梁山好汉所救，在被劝及上山入伙时，宋江不敢因自己的行为连累父亲，以死相拒说道：

“家中上有老父在堂，宋江不曾孝敬得一日，如何敢违了他的教训，负累了他？”

《水浒传》以细腻深情的笔调将起义首领宋江塑造成大孝子的形象，无疑受到当时孝文化及其价值理念已经成为社会主流价值观的影响，更体现出在中国传统社会后期，当“忠、孝、义”等传统价值伦理出现冲突时，“孝”的社会价值和地位。

《三国演义》是明朝罗贯中编撰的一本以东汉末年至西晋一统为时间背景的历史题材小说，小说刻画了如关羽重信重义、刘备仁义并施、吕布薄仁寡义等经典形象，其中有一些人物被作者塑以孝子的形象。“举孝廉”是两汉时期中央选举官员的主要方式，在小说中曹操、董昭、卫弘以及刘备的父亲刘弘等人都是通过善于行孝而被举荐入仕的。《三国演义》第三十六回“玄德用计袭樊城 元直走马荐诸葛”，生动地刻画了徐庶孝子的形象。曹操为了收买徐庶，仿照他母亲的字迹给徐庶写了一封家书，诱骗其投奔。徐庶看到他母亲的“家书”后，“泪如泉涌”地对刘备说：“老母手书来唤，庶不容不去。”后来，当他见到母亲时，“泣拜于堂下”。此情此景，令读者动容。作者在刻画姜维时，同样突出了其孝心。因母亲家住冀城，在蜀兵攻取冀城时，姜维“恐母有失，维乞一军往救此城，兼保老母”，既合情合理又生动感人。

《红楼梦》是清朝曹雪芹所写的以贾、史、王、薛四大家族的兴衰为背景，以富贵公子贾宝玉为视角，以贾宝玉与林黛玉、薛宝钗的爱情婚姻悲剧为主线的一部展现中国古代社会百态的著作。正因为小说本身以记录日常生活为主要内容，所以在《红楼梦》中，我们能更生动地观察到明清时期的社会风气和价值伦理。作为以家族内部生活为背景的小说，孝文化也成为贯穿《红楼梦》的重要线索和价值观。小说中最能以身作则，体现我国传统社会完整孝道和老年照护价值伦理的是贾政。贾政作为荣国府的当家人，是贾母的二儿子，但为了日常照护母亲，将贾母接来与自己居住，而其兄长贾赦另有居处。贾政在朝中任职，早晚进出都要向母亲请安。在照护贾母的日常生活中，贾政时刻按照最高标准奉养，想尽办法在饮食上让母亲得到满足。比如贾府厨房里随时预备贾母的饭，把美味珍馐用水牌写上，天天转着吃，保证不重样，以此来满足贾母的口腹之欲。贾政还做到了让母亲精神上得到愉悦，比如为了让贾母放心、安心，急忙催促在欣赏大观园路上的贾宝玉快点进园，以让贾母看到后“心中自是欢喜”。又如在猜灯谜活动中，为了让贾母开心，在已知谜底的情况下贾政故意猜错，被罚了许多东西，得到了贾母的欢心。贾政谙熟儒家孝道，当处理问题与母亲意见不一致时，也多谨记孔子“事父母几谏。见志不从，又敬不违，劳而不怨”的教诲。如在处理金钏儿投井事件时，贾政一方面将犯错的贾宝玉打得皮开肉绽；另一方面为了安抚贾母心疼孙子的心情，向贾母磕头认罪，化解母亲心中的愤怨。

《红楼梦》第三十七回写宝玉献花：“这是自己园里的才开的新鲜花儿，不敢自己先玩。巴巴儿地把那对瓶拿下来，亲自灌水插好了，叫个人拿着，亲自送一瓶进老太太，又进一瓶与太太。”这些生动鲜活的生活小事，无不体现出《红楼梦》描绘的贾府中浓郁的孝文化氛围和强烈的老年照护价值导向。

（五）京剧中的孝文化与老年照护价值伦理

戏曲是中国传统艺术文化中最生动形象的艺术形式，在中国悠久的文化长河中占有独特的地位。戏曲可以将真实的事件或剧作家虚构的故事，通过夸张或写实的手法，经过独特的唱腔和表演，活灵活现地再现给观众，使观众如临其境地感受作品所要表达的感情思想，感受作品所倡导的文化和价值观。京剧是清朝中期徽班进京后，经与其他剧种结合而出现的，是现在最为流行的传统戏曲形式。在京剧中，以孝道为主题的戏目比比皆是，它们或从正面展示正确的孝道价值观，或从反面向抨击各种不孝的行为。

典型案例

今年81岁的张老太，家住一偏僻的乡村。老人早年丧夫，晚年丧子，饱尝人生痛楚，让她最为心痛的是，如今躺在病床上，身边连个端茶倒水的人都没有。女儿和孙子对老人不管不问，令老人心寒不已。

眼看一日三餐都成了难题，老人将女儿和孙子告上了法庭。近日，法官来到张老太家现场开庭审理，并借此向村民进行赡养案件的普法宣传。

张老太的女儿认为，老人将土地和宅基地都过户给了孙子，她没沾一点光，赡养母亲便心不甘情不愿。

（1）你认为案例中女儿的说法是否符合主流价值观呢？

（2）如果你是社区工作人员应当如何劝说双方呢？

操作流程与步骤

参考意见

案件法官解释道：“不管有没有得到老人的财产，都应该履行赡养老人的义务。”赡养老人是子女应尽的义务，如果子女拒付赡养费，老人可向人民法院提起诉讼，并在判决生效后由法院强制执行。在法官的主持下，当事人最终达成协议，由女儿和孙子轮流照顾老人的生活起居。

知识与技能拓展

十二时行孝文

白居易

平旦寅，早起堂前参二亲。处分家中送菽水，莫教父母唤频声。

日出卯，立身之本须行孝。甘脆盘中莫使空，时时奉上知饥饱。

食时辰，居家治务最须勤。无事等闲莫外宿，归来劳费父嫌憎。

隅中巳，终孝之心不合二。竭力勤酬乳哺恩，自得名高上史记。

正南午，侍奉尊亲莫辞诉。回干就湿长成人，如今去合论辛苦。

日昳未，在家行孝兼行义。莫取妻言兄弟疏，却教父母流双泪。

晡时申，父母堂前莫动尘。纵有些些不称意，向前小语善谘闻。

日入酉，但愿父母得长寿。身如松柏色坚政，莫学愚人多饮酒。

黄昏戌，下帘拂床早交毕。安置父母卧高堂，睡定然乃抽身出。

人定亥，父母年高须保爱。但能行孝向尊亲，总得扬名于后世。

夜半子，孝养父母存终始。百年恩爱暂时间，莫学愚人不欢喜。

鸡鸣丑，高楼大宅得安久。常劝父母发慈心，孝得题名终不朽。

任务三　掌握现代老年照护价值观的新特点

任务情境

小时候，常听人说“儿行千里母担忧”。如今父母年长，白发苍苍，这句话就成了“母行万里女担忧”。某年中秋节，一对年过六旬的中国父母，要到地球的另一端看望女儿和外孙。因担心首次出国的父母不知各项手续流程，这位女儿用充满温情的笔触，把乘坐飞机、面对海关、托运行李等需要注意的事项，都画到一张纸上，并把需要注意的都用红圈标了出来。从过安检到上飞机，每一步都写得清清楚楚，只为父母一路顺利。回想小时候，父母也是用图文并茂的书本，教我们认识这个世界。时光流转，如今角色互换。从中国到地球的另一端，女儿用手绘制"攻略"，引导父母完成万里旅程。这恐怕是世界上最感人的"攻略"了。

任务要求

你认为在当代社会中老年照护价值与伦理应当怎样发展呢？

必备知识

一、现代老年照护价值观形成的社会背景

在中国传统社会中，随着自然经济的稳固和农业文明的发达，我国逐渐形成了以老年家庭代际照护为主，老年救助性照护、老年族群照护和福利性老年照护为辅的老年照护模式。在这种模式下，儒家的孝道价值伦理逐渐成为社会主流价值伦理中的核心内容，深刻地影响着社会发展的走向，规范着中国人的言行举止。

但是随着社会的发展、社会形态的不断演进，根植于农业文明和自然经济的传统孝道文化必然要发生相应的变化，向现代转型。其转型的社会背景主要体现在以下三个方面。

（一）自然经济向市场经济过渡

中国传统社会男耕女织的自给自足的自然经济是传统老年照护价值观形成和维系运转的经济基础。"养儿防老"与"积谷防饥"成为社会各阶层共同的信念。但是随着社会形态的演进，尤其是新中国成立以后，我国逐步建立并完善了社会主义市场经济，形成了以市场为主导的社会经济新形态。在市场经济下，新的社会秩序和组织结构开始建立，传统自然经济下以血缘关系为基础的宗法社会逐步解体，建立在平等法治基础上的公民社会开始确立。在公民社会中，以老年家庭代际照护模式为主的老年照护开始面临多方面的挑战，救助性老年照护模式和福利性老年照护模式开始加速发展。专业的老年照护机构成为社会主义市场经济下社会分工的产物，开始更有效地承担起社会老年照护的责任。

（二）农业文明向工业文明过渡

中国传统的孝道价值观是在农业文明的社会条件下产生的，随着农业文明的长期

繁荣而不断得到强化。在农业文明时期，人们高度依赖土地，勤恳务农是对人的高度评价和对孝道的诚恳践行。在传统社会中，人们依附在土地上，人们的活动范围被限制在以家庭为中心的有限范围内，强调“父母在，不远游”。这种生产方式要求人们在家尽孝就是对社会稳定作出的最大贡献。但是随着社会的发展以及近代以来西方工业革命的传入，我国建立在农业文明基础之上的社会治理模式逐步解体，工业文明逐步建立。21 世纪以来，我国信息产业日新月异，一个崭新的信息强国已经屹立于世界的东方。在这样的社会背景下，土地对人们的桎梏已不复存在，跨地区交流带来的经济利益引起了人们对更广阔空间的向往。人们不再满足于留守在以家庭为中心的狭小圈子内，而是通过走向更广阔的世界来实现自我价值。为适应新的社会文明形态，传统的老年家庭代际照护模式必然会发生转变，老年照护价值伦理也会随之转变。

（三）家庭养老功能向社会转化

随着社会流动性的增强以及城市化的加深，很多人远离家乡到他乡谋求发展，一半以上的家庭进入了空巢期。社会风气的转变也影响着家庭结构的转型，三世同堂的家庭已经让位于由一对父母照护子女而建立的小家庭，甚至“丁克”家庭也不再是新鲜事。家庭的老年照护功能逐渐被弱化。在“996”“007”等职场模式下，年轻人陪伴、照护年老父母的时间越来越少，传统的孝道价值观受到越来越严峻的挑战。

二、现代老年照护价值观的新特点

新时代背景下，传统老年照护价值观受到了社会各方面的挑战，为了适应新时代的社会发展，我们必须重新审视老年照护价值观，建立符合新时代的现代家庭伦理。现代老年照护价值观在转型发展过程中体现出以下几个特点。

（一）孝道的范围逐步扩大

孝道的范围逐步扩大即孝道的施受范围由家庭扩展到整个社会。在传统的老年家庭代际照护模式中，行孝的对象一定是以父母为代表的、伦理上的家族长辈。但在老年救助性照护模式和福利性老年照护模式加速发展的今天，社会对孝道对象的认可和认定范围已经扩大到全社会的老年人，以家庭为中心的传统孝道价值观变成一种社会孝道价值观。社会孝道价值观在我国传统文化中有着深厚的底蕴，如儒家的“老吾老以及人之老”、墨家的“兼相爱”等。社会孝道有两层含义。一是广义上的，把对家庭老年人的孝传递出去，由此来带动整个社会照护老年人。二是狭义上的，即从事或积极参与老年救助性照护事业和福利性老年照护事业，如创办老年照护机构，组织专业人员对加入机构的老年人进行日常照护；又如为老年照护事业进行慈善捐款，为老年人安度晚年献爱心等。这些超越了血缘关系和传统家族伦理的尽孝，就是现代意义上的社会孝道。社会孝道是建立在家庭孝道基础上的，只有在家庭中尽孝的孝子，到社会上全心全意为社会上的老年人尽孝，才能引领全社会老年照护价值观的转变。

（二）孝道伦理价值观逐步法制化

孝道伦理价值观逐步法制化即传统孝道的社会地位由伦理规范上升为法律规定。孝道本是人类社会发展到一定阶段，为满足经济发展、社会稳定和人类感情需求，由部分思想家提炼、总结、规范出的一种约定俗成的社会伦理思想，孝道主要依靠社会内在的信念、良心和舆论来制约。在传统社会中，孝道是统治阶级选拔并考核官吏的标准，是地方乡村治理的依据。但是长期以来，孝道的履行并没有统一的标准，不孝的行为也没有惩罚的标准。进入现代社会，鉴于社会主义法治建设的需要，我国将赡养义务写入了宪法，给老年照护提供了法律保障。《中华人民共和国宪法》第四十九条规定："成年子女有赡养扶助父母的义务。"《中华人民共和国民法典》也规定，"成年子女对父母负有赡养、扶助和保护的义务"，"成年子女不履行赡养义务的，缺乏劳动能力或者生活困难的父母，有要求成年子女给付赡养费的权利"。国家用法律做后盾来保障现代社会背景下孝道的履行，在立法上加重对不孝行为的惩罚，通过一系列方式，使传统孝道逐步向现代化转型，逐步走上法治化道路，让人们在照护父母的时候有一定的法律意识。

（三）行孝双方的地位逐步平等化

根据封建社会统治者的需要，鉴于社会经验对于社会发展和个人成长的重要意义，传统孝道在以董仲舒为代表的汉代儒学家的发展下，形成了一种"父为子纲"的行孝双方非平等的地位关系。在传统社会的家庭内部，父母对子女享有绝对的支配权，子女则应对父母言听计从、劳而不怨，家庭成员始终处于一种不平等的伦理关系中。随着我国迈入现代化建设阶段，社会生活日新月异，传统的社会经验和人生阅历对个人和社会发展的重要性已经大大降低，而掌握新知识、新技术的人在现代社会中拥有更多的话语权。由此，家庭中掌握更多人生经验的父母与善于接受并学习新知识、新技术的儿女之间不可避免地产生矛盾与冲突。因此，在现代社会背景下，互相认同并认可对方的长处，相互理解、相互关爱、平等相处，是化解家庭代际冲突的主要方式。在我国现代社会中，社会平等、家庭平等、人人平等已经成为一种基本理念。家庭成员之间形成了在法律上人人平等，在生活中和睦相处，互爱、互助、互养、互相尊重的新型社会关系。子女对父母尊重、关爱、照护的同时，父母也应该承认子女独立自主、自尊的人格和支持子女自由发展。这也成为现代老年照护价值观转型的重要特点和内容。

（四）孝道的需求逐步精神化

在传统社会中，物质生活水平普遍低下，满足衣食住行的基本需求成为广大老百姓的普遍追求。在这样的社会背景下，社会对老年照护的价值评判标准首先就是能否奉养父母，在物质上尽量使其衣食无忧。改革开放以后，随着我国经济的快速发展，物质生活水平的大幅提高，老百姓普遍有了自己的精神追求，但是人民日益增长的物质文化需要同落后的社会生产力之间的矛盾依旧存在。进入新时代，社会发展的主要矛盾已经发生了根本转化，人们开始有了对于幸福生活的追求，人民日益增长的美好生活需要成为老百姓生活的最大诉求。在这种生活背景下，老年人对精神追求的向往更加普遍、具体和丰富起来，对精神生活的需求也越来越高。因此，新的老年照护价值观便有了更高层次的要求，即在自尊上、期待上和亲情上满足老年人精神文化需求，使其在人格上得到尊重、兴趣上得到满足、成就上得到安心、情感上得到慰藉。

典型案例

王奶奶，77 岁，患有重度阿尔茨海默病。她与人交流有语言障碍，自言自语，总是进错房间，乱翻东西，有时候会抓起东西往嘴里送，无大小便意识，有玩便现象，吃饭需要协助，不知道筷子是什么，不会用筷子，无季节意识，有时会攻击护理员。她只记得她女儿的名字，但是当女儿站在她面前时她又不知道是谁了，总是把工作人员认成妹妹、妹妹家的孩子，甚至妈妈。

作为一名照护人员你认为护理王奶奶需要注意哪些方面？

操作流程与步骤

（1）老人不认识自己房间，因此其居所不要经常变动，且房间内的物品的摆放位置不要随便变换。

（2）在日常料理上，应该合理安排老人作息，使其有规律地生活，要求其按时起床、就寝和进餐，使之保持生活规律。

（3）因老人有玩便现象，所以对于老人的护理必须重视细节，随时观察，老人弄脏衣物时及时清理。

（4）因老人无季节意识，护理员必须随时检查老人所穿衣物，以防其感冒。

（5）因老人有乱抓东西往嘴里放的习惯，护理员不能离开老人，必须确保老人在自己的视线范围之内，老人吃饭时护理员需协助，以防老人误吃、呛咳等。

（6）因老人有攻击行为，护理员必须有一定的耐心、爱心。

知识与技能拓展

2012 年 8 月 13 日全国妇联老龄工作协调办、全国老龄办、全国心系系列活动组委会共同发布新“24 孝”行动标准。

(1) 带着妻小常回家。

(2) 共与父母度节假。

(3) 生日宴会要举办。

(4) 亲给父母做做饭。

(5) 每周不忘打电话。

(6) 长供父母零钱花。

(7) 建立父母“关爱卡”。

(8) 聆听父母往事拉。

(9) 教会父母能上网。

(10) 常为父母拍照玩。

(11) 关爱父母说出口。

(12) 沟通父母心结扣。

(13) 支持父母之爱好。

(14) 赞成单亲再婚好。

(15) 定期父母做体检。

(16) 购买父母适保险。

(17) 新闻时事常交流。

(18) 带着父母参活动。

(19) 工作地方父母览。

(20) 陪伴旅行故地逛。

(21) 能和父母共锻炼。

(22) 父母活动也露脸。

(23) 陪着父母访老友。

(24) 提供书报老电影。

项目三
老年照护价值与实践

内容提要

本项目首先从老年照护哲学的基础与内涵谈起，探讨老年照护哲学对老年照护实践的指导意义：生命的多样性与丰富性，生命的神圣感与对生命的敬畏感，生命长度的不确定性以及疾苦感受的意向性。其次从对个人、对专业、对社会的价值观三个层面介绍老年照护价值观的核心内容。最后围绕老年照护价值在现实社会中的应用，探讨老年照护的目标与原则，以帮助大家更好地领会老年照护价值及其含义，以期在专业实践中为服务对象提供更优质的专业服务。

项目导学

随着老龄社会的快速到来，我国已经成为世界上老年人口最多的国家，巨大的养老服务需求与专业化服务提供不足的矛盾日益凸显。如何缓解这一矛盾，成为家庭、社会的共同难题。老年人值得全社会的尊敬和爱戴，更需要全社会的关心和帮助，积极应对人口老龄化，为老年人提供有尊严的专业照护服务，从而提升老年人的生活水平和生命质量是全社会的共同愿望。老年照护是一门与老年人打交道的学科，它要求从业者不仅具备扎实的专业知识和实践技巧，更要有较高的道德素养，遵守相应的价值伦理。因此，拥有哲学素养和人文精神的照护人员，能够更好地理解老年人和生命的价值，能够更从容地面对价值选择的问题，为老年人提供更优质的专业照护服务。

本项目从哲学的内涵谈起，探讨哲学对老年照护实践的指导；从个人、专业、社会层面介绍老年照护价值观的核心内容，并探讨老年照护价值在现实社会中的应用，以帮助大家更好地领会老年照护价值及其含义。

学习目标

（1）了解老年照护价值观的哲学基础。

（2）理解老年照护价值观的核心内容。

（3）掌握老年照护价值的内涵与作用。

任务一　了解哲学素养与老年照护实践

任务情境

小王是老年照护专业的大三学生，进入市区一家养老机构实习不到三个月。近期，小王的实习老师发现小王的状态和实习初期相比差异较大，整个人无精打采，且时常唉声叹气，工作的时候也经常注意力不集中。于是，实习老师单独与小王进行了交流，了解情况。交流中，小王表示，以前觉得老年照护是非常有意义的工作，但实习期间，经历了几位老年人的离世，并看到不少老年人饱受病痛折磨后，让他总忍不住想到生老病死的话题，越想越悲观，觉得人活一世，受尽苦难。实习老师意识到小王尚未毕业，年纪小、经历少，实习中突然频繁感受死亡与病痛，给他带来了不能承受的心理压力，于是决定对小王进行心理干预，帮助小王走出心理困境。

任务要求

（1）你认为什么是死亡，你是如何看待死亡的？

（2）你认为生命的价值或意义是什么？

（3）你是如何看待生老病死的？

必备知识

一、老年照护哲学基础与内涵

哲学（philosophy）一词源于希腊文 philosophia，是 philien 与 sophia 两者结合演化而来的，前者意为爱，后者意为智慧。哲学即爱与智慧。哲学是人类对存在的思考与探索，是人基于自身经验提出的对世界的基本认识，探究有关人和世界的智慧。从某种意义上来说，哲学就是一种人们心灵上的连接，哲学使人们认识到世界上的人们是密不可分、互相联系的。哲学是解决人类最基本问题的学科，如我是谁、我来自哪里、我要去向何处、今生我要做什么等等。

哲学是一个时代文化的产物，也是对一个时代文化的总结，哲学总是产生于一种文化当中，哲学的性质也随时代的发展而有所不同。古希腊时期的自然派哲学家被认为是西方最早的哲学家，苏格拉底、柏拉图和亚里士多德探讨了哲学的研究范畴，提出了有关形而上学、知识论与伦理学的问题。与古希腊哲学是城邦生活的产物不同，中国的城市不是一个古希腊意义上的城邦。中国的城市是中央集权的行政的组成部分。中国文明总的来说是以人类行为规范作为取向的，是一种取向于传统的经书文化，而不是一种公共话语文化。中国文明更多的来自对实践和实用的取向。例如孔子（公元前551—公元前479）自己写的东西没有流传下来，但他思想的核心内容被记录在《论语》这本他及其学生的对话（问答）语录集中。这些对话的主题是社会伦理问题，其核心是正确的行为，并提出通过仔细学习传统使个人理解他们的责任是什么。

研习古典文本在孔子学说中具有核心地位，孔子的主导态度是适应世界，而不是逃离世界。孔子捍卫一种直接的社会等级分类，认为个人的义务是与其社会地位联系在一起的。在孔子看来，好的生活是在“五伦”（君臣、父子、夫妇、长幼、朋友）中实现的。每方均有其义务。孔子没有提出一个系统的哲学体系，但是他提出了有关人伦关系的有益建议，提出了一种独特的智慧学说。直到今天，这种实用取向的儒家思想在中国文化和社会中仍起着重要作用。即使在现代中国，以句子、格言和短文的形式来提出实践哲学理论，也并不是罕见的事情。孔子的伦理思想被孟子（约公元前371—公元前289）所发展。孟子像孔子一样相信人是本性善良的，而这种善可以通过教育进一步发展。儒家提出的哲学是有现实根基和政治基础的，而道家哲学的特点则是神秘主义和整体论思想。《道德经》被认为是道家哲学的经典。对老子来说，最根本的观念是“道”。“道”被认为是“无状之状”“无物之象”“独立而不改”“周行而不殆”。老子主张“道”是先于天地而生的，“道”是万物的源起和复归。他用一个比喻来说明“道”可以被看作“天地母”，是天下万物的出发点。我们或许可以把“道”理解为万有之有，是作为存在着的一切事物的基础的、无形无象的原始力量。老子似乎相信，在我们的存在中有一种基本的正义原则：物极必反。“祸兮福之所倚，福兮祸之所伏。”当某物被推向极点，它就转变为它的反面。极端的幸福会转向不幸，极端的不幸会转向幸福。

了解儒家和道家的哲学思想可以更好地帮助大家理解中国文化与哲学基础，进而理解中国文化背景下的老年照护，但中国哲学的内涵绝不仅此两家，关于中国哲学的内容不在此展开。除了中国哲学，老年照护也深受医学哲学的影响。

医学哲学是当代医学人文学科中重要的基础性学科，是关于医学主体、客体的本质及其相互作用的一般规律、一般方法以及医学发展观的学科。它是以辩证唯物主义的观点对医学科学成果的概括和总结，是对其总体发展的规律性的探索，是随着医学科学与人类保健实践而不断丰富和发展的开放的理论体系。医学哲学是对医学科学认识与方法的系统的反思。现代医学，不仅发展成了一个庞大的学科体系，而且成为一项复杂的社会实践活动。它不再是单一的生物医学诸学科的知识体系，而是由众多学科构成的庞大的学科群。这种现状是医学哲学的现实科学基础。医学哲学是对医学知识与实践的概括。它所探索的不是医学诸学科的具体知识、具体规律，而是通过对医学科学的研究从世界观、方法论的高度，去探索医学领域主体与客体、认识与实践乃至医学总体发展的一般规律。总体而言，医学哲学聚焦于医学职业的精神困惑，它表现为医学的终极关怀与医者的命运关切。在哲学的大家庭里，医学哲学作为应用哲学谱系中的一个学术“流脉”，具有与生命、健康、疾苦、救疗相关的主题和领域，如身体哲学、生死哲学、苦难哲学、医疗技术哲学、医学道德哲学、女性主义医学与哲学、进化（演化）论医学等，医学哲学的掘进为元哲学提供了独特的视角。譬如生死关怀，应当归于人的终极本质与终极关怀。在现代哲学的话题谱系与学术路径呈现出某种专业（形式）化倾向，离具体生命与真实生活越来越远的情形下，医学哲学的研究旨向恰恰十分贴近生命和生活，具有鲜明的理论还俗价值。

总之，哲学的本意是爱与智慧。其实，爱本身也是一种智慧，医学哲学就是生命困境（生死、苦难）中的爱与关怀，以及健康、疾苦、救疗、照顾、预防、康复活动中的生命智慧。从纯粹意义上看，哲学不仅仅是一门高深的理论或学问，而是一种特立独行的生活方式。因此，照护人员学习哲学的目的绝非成为哲学家，而是学习或尝试用哲学的思维来思考生命及医学命题，继而成就一种豁达且通透、敬畏又崇高的精神人格。学习哲学的益处不在于它能对所提出的问题提供任何确定的答案，而是这些问题可以扩充我们对一切可能事物的理解，丰富我们的想象力。哲学家奉行“近距离观察，远距离思考”的认知策略，常常跳出事实的有无、是非、真伪，进一步拓展到规律的因果递进，将认知延伸到价值的优劣、善恶、高下、清浊向度。因此医学哲学可以拓展老年照护学科原有的知识边界，在关注老年人的同时，也关注健康观、疾苦观、生死观与照护行为的微妙互动。

二、哲学素养对老年照护的指导意义

老年照护学源于老年学，是一门跨学科、多领域，同时又具有其独特性的综合性学科，与老年学、老年医学关系密切。老年照护学主要研究、诊断和处理老年人对自身现存的和潜在的健康问题的反应，为老年人提供照护服务。它是照护学的一个分支，也是老年学的一个分支。由于老年人的健康与生理、心理、精神、社会、文化等诸多因素密切相关，故老年照护学涉及的领域宽广，涵盖自然科学、社会科学和人文科学。而医学哲学的研究立足于生死、疾苦、健康、救疗、预防、康复这些独特的人类生命境遇，必然与建立老年照护价值伦理和实践原则有密切联系，并对老年照护实践有重要的指导意义。

（1）生命的多样性与丰富性。生命多样性不同于生物多样性，它要揭示的真理是每一个生命都是唯一的，每一个个体都有自己不同于他者的指纹、基因图谱、脑像图、心理特征、行为偏好、灵性觉知。所以，信奉普遍性原则的现代医学必须学会谦卑、敬畏，为每一个患者量身定制诊疗方案，而非千人一药、万人一术。同理，每一位接受照护的老年人，他们虽然都处于人生旅程的后半程，但他们有着不一样的病症、不一样的人生轨迹、不一样的行为模式和不一样的需求，照护人员要学会欣赏和尊重个体的差异。

（2）生命的神圣感与对生命的敬畏感。接受生命的多样性与丰富性并不难，但在现代诊疗设备面前接纳生命的神圣感，继而接纳医学的神圣感却不容易。什么是神圣？那就是基于生命多样性、丰富性的神秘、神奇、神灵、神通、圣洁、圣明，坚信在生命的深处有一个不可抵达的黑洞，人类必须保持谦恭、虚怀若谷。唯有认识到生命的神圣感，才不会在现代技术的催化下过度膨胀，才能在医学探索、诊疗实践中永葆敬畏之心，产生共情。

（3）生命长度的不确定性。它包含了服务过程中的复杂性、生死的偶然性，照护人员与老年人之间的主客体性，医学认知的无限延展性。生命永远存在一个不可知的盲点，医学总是有缺陷的，不可能做到全知、全能、全善。这份对生命的觉悟是保持敬畏之心的理论基石。

（4）疾苦感受的意向性。人类疾苦具有鲜明的主体性、亲历性、体验性、默会性，而疾苦体验常常因人而异，且不被理化检测所捕获，表现得既不可测，也不可言说，多以“难受”之类的模糊语言来形容。他者的洞悉无法代替主体的煎熬、折磨，因此，对于苦难仅有同情是不够的，还需要共情。

老年照护的性质是助人服务，照护人员在实践之前首先要明确为什么要帮助老人、帮助老人的目标是什么、怎样帮助老人等一系列问题。这些问题涉及对生命的本质、人的需要、人与社会关系等一系列除医学哲学外，甚至包括人生哲学、社会哲学、福利哲学等内容的探讨。因此，照护人员学习哲学，具备一定的哲学素养，可以在三个层面上促进他们的实践。

（1）分析的层面：哲学可以培养人的推理能力和认识能力。照护人员可以应用哲学的思维方式处理实践中的复杂情况。哲学的思维方式还可帮助照护人员建立清晰而有逻辑的价值体系。

（2）批判的层面：主要在检验老年护理知识体系中各种基本假设和其成立的理论根据方面发生作用。

（3）规范的层面：哲学基础是老年护理知识体系的重要组成部分，是考察其理论的逻辑起点。老年照护的哲学基础探索的是根本性的理论问题，包括认识论、方法论、价值基础等。

医学哲学不仅为老年照护实践提供以上指导，而且以寻求对生命事物的理解为终极目标为老年照护价值提供哲学基础。老年照护价值包含两个方面：理论价值和实际价值。

（1）理论价值。对于任何一个学科，哲学的理论价值都在于能以批判性的分析来探讨事物，并以此来建构原理，同时确定各学科的基础，阐明学科的意义与价值，并探究其本质，认定专业的领域界限。受近代哲学认识论的影响，以老年照护来讲，运用专业知识和技巧是照护人员提供专业服务的重要基础。但是，随着社会的发展和科技的进步，老年照护所面临的情况越来越复杂，例如遗产处置、器官捐赠等等，都要求照护人员能够从多元化的视角来评估和分析案主的需要和问题。

（2）实际价值。哲学探讨的是人为何生存、如何生存。老年照护哲学的实践价值在于能在人生的后半段升华生命的意义和价值，特别是对个人的精神生活和社会文化生活具有重要的影响力。从某种意义上讲，哲学是一组信念、态度、理想、抱负、目标、价值和伦理法则。老年照护工作决定了从业人员经常面对离世、病痛等问题，经常要思考和质疑专业价值和伦理。因此照护人员尤其需要建立高度的专业认同感，老年照护价值正是照护人员建立专业认同感所需的工具和指南，这也是老年照护价值的实际效能的体现。

典型案例

李爷爷，77岁，1年前因高血压脑出血进行手术治疗，现意识清醒，语言和运动功能还未恢复，长期卧床，无法表达自己的意愿，生活完全不能自理，需要照护人员帮助。因为语言和行动受限，长期卧床，李爷爷情绪低落、意志消沉，经常不配合照护人员工作。小罗将李爷爷的情况于工作例会上报告，希望寻求同事们的帮助。

如果你是小罗，你会怎么做呢？

操作流程与步骤

参考意见

一味地劝导并不能真正让李爷爷卸下心理防御，照护人员的共情或同理心才能成为改变李爷爷的切入点。照护人员可以试着感同身受地理解李爷爷的困境，先引导李爷爷抒发负面情绪，再让李爷爷感受到照护人员发自内心的理解和关爱，进而激发李爷爷的生命意志，使其积极配合照护工作，改善现状。

知识与技能拓展

老年照护人员自我照顾的实用方法

(1) 卫生。每天抽一点儿时间做好个人卫生，让自己从里到外都干干净净的，如果再散发出一点点香水的淡淡清香，一定会带来意想不到的愉悦。

(2) 营养。为自己补充营养，让自己更健康。

(3) 化妆。每天为自己化一个淡妆，展现自己的风采，让自己精神焕发，保持轻松愉快的心情。

(4) 欣赏。老年照护人员应该把自己最美丽的一面向社会展示，学会欣赏自己的美丽和善良、欣赏明媚灿烂的阳光、欣赏流光溢彩的街景、欣赏漂亮雅致的图画、欣赏悦耳动听的音乐，从而让自己精神放松、心旷神怡。

(5) 交流。老年照护人员在欣赏自己的同时也要学会欣赏别人。多与周围的人交流，多发现周围人的优点。

(6) 信仰。老年照护人员的信仰是“为人民服务”“为老人奉献爱心”。怀着这样的信仰工作，就会拥有一个很充实的精神世界。

(7) 学习。学习使人增长见识、提高认识、心胸豁达。老年照护人员要不断学习新知识，不断提高自己的能力水平。

(8) 排解不良情绪。老年照护人员要在面对苦难时仍能保持正向的思考，勇敢地克服困难，拥有乐观的品质。

(9) 不同的角色转换。为了保证工作和生活的稳定，老年照护人员要学会在不同的环境中扮演不同的角色。在单位，爱岗敬业、遵守规章制度，做个好职工；在家里，恪守家庭责任，做个好妻子、好丈夫、好儿女；到社会，遵纪守法、遵守社会公德，做个好公民。老年照护人员只有在安定的工作和生活环境中，才能以更加放松的心情，更加充沛的精力，充分发挥自主能动性，为老年照护事业作出更大贡献。

任务二　掌握老年照护基本价值观

任务情境

小李是高职院校照护专业毕业的，因为考取了“老年照护职业技能等级证书”，顺利在市里一家大型养老中心就业，从事老年照护工作。小李发现，在每天召开的照护工作前的例会上，组长王老师布置完每位照护人员的任务对象、工作内容和注意事项后都要强调：“大家一定要牢记自己的价值与使命，一定要遵守照护工作职业道德。”

任务要求

(1) 请思考老年照护的价值观包含哪些内容?

(2) 请思考老年照护人员应该具备的职业素养有哪些?

必备知识

老年照护，也称老年照护服务，是指经过各级岗位技能培训、获得相关专业能力证书的专业照护人员，为全日制养老机构、社区服务机构、居家的失能或半失能老人提供的饮食、排泄、清洁、睡眠、助行等生活照护服务和专业照护服务。从本质上说，老年照护体现了对生命的尊重，尊重人的尊严和权利。因此，老年照护人员不仅要具备一定的专业理论知识和照护技能，还要具备较高的道德水准，必须严格履行职业道德准则和执业标准。老年照护价值观是支撑老年照护人员践行专业伦理守则的基础，也影响着老年照护人员的专业服务水平，例如，你能接受服务对象送的礼品吗?如果服务对象想要主动结束自己的生命，你会怎么做?你是怎么理解和看待衰老的?这些问题无一不和价值观相关。老年照护价值在老年照护专业架构中占有重要位置，它不仅界定了老年照护的目标和意义，还界定了老年照护的技巧和方法、照护人员的行为态度以及机构的目标。一般而言，老年照护价值观，是指一整套用以支撑照护人员进行专业实践的哲学信念。从人本主义心理学角度出发探讨老年照护价值理念，老年照护有三个价值前提：照护人员把做好专业工作看作自己人生价值的实现；照护人员应当以平等的态度对待每一个服务对象；照护人员承认每一个服务对象都有发挥自己的优势、实现自己价值的潜在能力。因此，老年照护价值观对于老年照护专业服务来说极为重要。本任务将从对人、对专业、对社会的价值观三个层面阐述老年照护价值观的核心内容。

一、对人的价值观

(一) 以人为本

老年照护是对人的服务，在实践过程中，始终要将“人”放在最重要的位置。我国先秦时期的管子就已提出了以人为本的思想，管子曰，“夫霸王之所始也，以人为本，本理则国固”。孔子曾曰，“天地之性，人为贵”。孔子仁学的核心就是人。可以说，中国传统文化中的以人为本精神一是讲怎样做人，注重人的道德修养；二是讲怎样尊重人，注重人与人之间如何相处。同时，中国传统文化也注重个人价值的实现，这也是以人为本精神的一种体现。以人为本作为发展的最高价值取向，就是要尊重人、理解人、关心人，就是要把不断满足人的全面需求、促进人的全面发展，作为发展的根本出发点。人类生活的世界是由自然、人、社会三个部分构成的，以人为本的新发展观，从根本上说就是要寻求人与自然、人与社会、人与人之间关系的总体性和谐发展。老年状态是一个人的人生轨迹的后期阶段，因为其生理、心理、社会适应方面的特殊性，也是人生中较为特殊、敏感及脆弱的阶段，这也更加体现了老年照护工作是一种更具有社会价值和人道主义精神的工作。在老年照护服务中，只有坚守以人为本的价值理念，才能使照护服务不仅是为了延长老年人的寿命，而且是为了促进其在生理、心理和社会适应上保持最佳状态，提高生活质量，体现生命后半程的意义和价值，使老年人在身体健康的基础上长寿，做到年高不老、寿高不衰，更好地享受人生。

（二）尊重人的独特性

衰老是全身性、多方面、复杂的退化过程，老化程度因人而异。影响衰老和健康的因素错综复杂，特别是在出现病理性改变后，老年人个体的状况差别很大，可因其年龄、性别、病情、家庭、经济等各方面情况的不同而不同。因此，在老年照护的专业服务中，照护人员应该尊重每一个老人的独特价值和尊严，不因任何人的家庭背景、性别、性倾向、年龄、信仰、社会及经济地位、对社会的贡献等的不同而有所区别，既要遵循一般性照护原则，又要注意因人施护，实行个性化照护，做到针对性和实效性照护。

（三）热忱服务，一视同仁

热忱服务是照护人员满足服务对象需求的具体表现。在专业服务中，照护人员要注意老年人的病情和感情变化，始终坚持“五心”（诚心、细心、耐心、爱心、孝心）原则，尽量满足老年人的要求，保证他们的安全和舒适；对老年患者一视同仁，无论其职位高低、病情轻重、经济条件好坏、情感远近亲疏、自我照护能力强弱，都要以诚相待，尊重人格，体现公平、公正的原则，并提供个性化照护服务。

二、对专业的价值观

（一）高度负责，爱岗敬业

老年人反应不灵敏，容易使很多疾病的体征被忽略，加之老年人病情发展迅速，不善于表达自己的感受，很容易延误病情。这不仅要求照护人员具有较高的专业照护水平，更要有强烈的责任心。因此，在专业服务中，照护人员要做到仔细、审慎、周密，千方百计地减轻和预防老年人的后遗症、并发症。在任何情况下都应着眼于患者的健康利益，不做有损于患者健康的事。

（二）技术求精，恪尽职守

精湛的照护技术是良好的服务效果的重要保证，只有刻苦钻研老年照护业务，不断扩展和完善知识结构，熟悉掌握各项照护技术，才能及时准确地发现和判断老年人的病情变化，谨慎、周密地处理各种问题，也才能在专业服务中做到快捷、高效，最大限度地减轻患者的痛苦，同时尽职尽责，向老年人提供优质的专业服务。

老年照护工作的开展，通常涉及多方面关系与团队合作，这就要求照护人员以平等的态度对待同事，尊重他们的观点和经验，发挥集体的智慧，以期完成预期的目标。工作中与同事发生意见冲突时，照护人员应当以平和的态度客观地分析、公平地讨论。当同事因生病、突发事件或与服务对象的价值观不一致等而中断与服务对象的关系时，照护人员应服从所在机构的安排，保证老年人的利益不受侵害。

三、对社会的价值观

（一）尊老爱老，扶病解困

中华民族历来奉行尊老爱老的美德，这种优良传统成为我国文化传统的主要内容之一。老年人尤其是高龄老年人有着特殊的照护需求，特别是对日常生活照料、精神抚慰和医疗保健三个基本方面的服务需求更加迫切。老年照护人员应倾心于此，尽力于此，无论是在医院，还是在社区、家庭及老年服务机构，都应该将尊老、敬老、助老的工作落到实处，为老年人分忧解难、扶病解困。

（二）促进社会和谐

社会主义核心价值观倡导的“富强、民主、文明、和谐”，是我国社会主义现代化国家的建设目标，也是从价值目标层面对社会主义核心价值观基本理念的凝练，在社会主义核心价值观中居于最高层次，对其他层次的价值理念具有统领作用。其中“和谐”是中国传统文化的基本理念，集中体现了学有所教、劳有所得、病有所医、老有所养、住有所居的生动局面。它是社会主义现代化国家在社会建设领域的价值诉求，是经济社会和谐稳定、持续健康发展的重要保证。基于上述社会主义核心价值观的最高层次要求，老年照护价值观在强调个人的价值和尊严时，应当将其建立于人们共同发展过程中的平等尊重、相互支持的基础上，应将其体现于密切的社会关系之中。因此基于我国文化传统和社会政治制度，照护人员应当更加强调社会和谐。同时，社会和谐还体现在家庭成员之间的相互支持和相互依赖上。

典型案例

王奶奶，88岁，生活能自理，在某老年公寓包房居住。两天前因为突然降温，在晚班照护人员小王查房时，王奶奶提出天气冷要在被窝放置装有热水的暖水袋。照护人员小王婉言劝说，告知王奶奶使用热水袋容易发生烫伤，如果感觉冷可以帮助王奶奶开空调。王奶奶认为使用空调取暖房间内太过干燥不舒服，坚持使用热水袋，并告知一切责任由自己承担。照护人员小王一时不知如何是好。

如果你是照护人员小王，你会怎么做呢？你是否会给王奶奶提供暖水袋呢？

操作流程与步骤

参考意见

王奶奶作为高龄老年人，对温度感知敏感，降温使其睡眠受影响。针对王奶奶的需求，根据老年照护的价值观，照护人员应该予以尊重并采取合适的方法解决。使用装有热水的暖水袋，容易导致老年人烫伤，照护人员应耐心向王奶奶解释说明，针对开空调房间干燥的问题，可以考虑开加湿器，或者选择其他安全取暖装置。

知识与技能拓展

老年照护人员服务礼仪规范

礼仪是指人们在社会交往活动中共同遵循的，最简单、最起码的道德行为规范，是一个人文化修养、精神面貌的外在表现。一个人在社会生活中要与他人接触，其在礼仪方面的表现将会使他人产生很强的知觉反应，能给人留下深刻的印象。良好的礼仪修养能强化人际间的沟通，建立良好的人际关系；反之，不但会损害自己的形象，而且会影响人际关系。老年照护人员必须遵守以下礼仪要求。

1. 着装整洁、庄重、大方

老年照护人员的服务对象大多是具有丰富的社会经验和阅历的老年人，他们见多识广，一般都有良好的审美观，所以老年照护人员在工作中一定要注意着装、行为举止和个人卫生。

（1）服装要清洁、整齐，在养老机构应着工作装，若在老年人家中工作则服装要庄重、大方、合体，夏天着衣不可过多地裸露，衣服要经常清洗、晾晒，以保持整洁。

（2）梳短发时头发以在颈部以上为宜，留长发的老年照护人员工作时应把头发梳成发辫。

（3）经常修剪指甲，不留长指甲和染彩色指甲。过长的指甲和色彩鲜艳的指甲，不但会藏匿细菌，也会给老年人带来不良刺激，甚至在工作中会不慎损伤老年人的肌肤。

（4）应化淡妆上岗，切不可浓妆艳抹和佩戴戒指上岗，以防戒指划伤老年人。

2. 举止端庄得体

举止是指人的动作、表情。日常生活中的一举一动、一颦一笑都可以称为举止。老年照护人员应举止得体，具体要求如下。

(1) 站立的姿势要端正、挺拔。
(2) 走姿步态要轻快、稳健。
(3) 坐姿要端正。
(4) 穿着整齐干净。
(5) 礼貌待人。
(6) 态度要真诚和蔼。

任务三 掌握老年照护价值及其应用

任务情境

王奶奶，75 岁，3 年前因患阿尔茨海默病被家人送入康养中心。因王奶奶的照护人员小赵升职当组长，王奶奶便由小李接替照护。当小赵把小李介绍给王奶奶并交代好任务离开后，不管小李如何尝试与王奶奶交流，王奶奶就是不予理睬，小李只好在完成照护工作后默默离开。

第二天上午，小李准备与王奶奶聊天并陪伴她去室外活动，但王奶奶已经不认得小李了并拒绝她进入房间，不管小李如何解释，王奶奶就是不愿接受小李的照护，甚至连先前照护她的小赵也不记得了。王奶奶打电话给她儿子说："家里进贼了！赶快回来抓小偷！"

任务要求

(1) 你认为老年照护的主要目的是什么？
(2) 在老年照护实践过程中，应该遵循怎样的原则？

必备知识

老年照护价值观有很强的应用性，一名优秀的照护人员只有熟知专业价值理念，才能使自己准确地扮演专业角色，界定职责和展现能力。老年照护价值观应用的领域很广泛，贯穿照护实践的各个环节。例如应用专业价值观解决与老年人之间的纠纷时，要注意老年人没有高低贵贱之分，老年人的地位都是平等的，照护人员要平等对待；在为老年人提供专业服务时，既要坚持公平原则，又要体现个性化，因为每个老年人的需求是不同的；等等。可以说老年照护价值观无处不在。下面从老年照护的目标与老年照护的原则以及老年照护人员的素质要求三个方面进一步诠释老年照护价值观的应用，虽然它们与老年照护价值观不尽相同，但都是以老年照护价值观为基础而建立的。

一、老年照护的目标

（一）增强自我照顾能力

以健康教育为干预手段，善于运用老年人自身资源，消除或降低其自我照顾的限制，增强其自我保健能力，尽量维持其自我照顾能力，巩固和强化其自我照护能力。同时，采取不同的措施，提升老年人的自我价值感和生活满意度，促进老年人健康老龄化。

（二）延缓恶化及衰退

广泛开展健康教育，提高老年人的自我保护意识，改变其不良的生活方式和行为。通过三级预防策略，对老年人进行管理；避免和减少健康危险因素的影响，做到早发现、早诊断、早治疗、早康复；对疾病进行预测性干预，防止病情恶化，预防并发症的发生，防止伤残。

（三）提高生活质量

老年照护的目标不仅是使老年人身体康复和寿命延长，而且要促进其在生理、心理和社会适应方面达到完美的状态，提高其生活质量，体现生命的意义和价值。通过各方面教育与干预，维持和促进老年人处于最佳功能状态，使老年人在健康的基础上长寿，做到年高不老、寿高不衰，更好地享受人生，这是老年照护的最终目标。

（四）做好临终关怀

对待临终老年人，照护人员应从生理、心理和社会三个方面全方位地为其提供照护服务，帮助临终老年人及其家属平和地面对死亡，更深刻地理解和尊重生命，不再做延缓死亡的“抢救”，并给家属以安慰；让临终老年人感受到家属、医务人员及周围人群的关心，能有尊严地度过生命的最后时光。这也是老年照护的最高目标之一。

二、老年照护的原则

老年照护工作有其特殊的规律和专业的要求，为了实现老年照护目标，在老年照护实践中应遵循以下照护原则。

（一）满足需求

人的需求满足程度与健康水平成正比。因此，应首先满足老年人的基本健康需求。照护人员应增强对老化过程的认识，将生理老化、病理老化及老年人独特的社会心理特性与一般的照护知识相结合，及时发现老年人现存和潜在的健康问题和各种需求，使照护活动能满足老年人的各种需求，真正有助于其健康发展。

（二）面向社会

老年照护的对象不仅包括老年患者，也包括健康的老年人、老年人的家庭成员。因此，老年照护必须兼顾医院、家庭和社区，即照护工作的范围不仅包括病房，也包括社区和全社会。从某种意义上讲，家庭和社会照护更具重要性，因为不但老年人本人受益，而且在很大程度上减轻了家庭和社会的负担。

（三）整体照护

由于老年人在生理、心理、社会适应能力等方面与其他人群相比具有特殊性，尤其是老年患者往往多种疾病共存且相互影响。因此，照护人员必须树立整体照护的理念，研究多种因素对老年人健康的影响，提供多层次、全方位的照护，不但要注重患者身心健康的统一，而且要在照护的各个环节上整体配合，提高照护水平。

（四）个性化照护

衰老是全身性、多方面、复杂的退化过程，老化程度因人而异。影响衰老和健康的因素错综复杂，特别是出现病理性改变后，老年个体的状况差别很大，可因其年龄、性别、病情、家庭、经济等各方面情况的不同而不同。因此，老年照护既要遵循一般性照护原则，又要注意因人施护，坚持个性化照护的原则，做到有针对性和实效性。

（五）早期防护

衰老起于何时，尚无定论。因此，一级预防应及早进行，具体来说，要了解老年人常见病的病因、危险因素和保护因素，采取有效的预防措施，防止老年疾病的发生和发展。对于慢性病患者、残疾老年人，根据具体情况实施康复医疗和照护的开始时间也越早越好。

（六）长期照护

随着衰老，加上老年疾病“一长三多”（病程长、并发症多、后遗症多）的特点，多数老年患者的生活自理能力下降，有的甚至出现严重的生理功能障碍，对照护产生依赖性。因此，老年人需要连续性长期照护和社会支持，以减轻其因疾病和残疾所遭受的痛苦，缩短临终依赖期。

三、老年照护人员的素质要求

（一）一定的基本知识

老年照护人员必须掌握以下基本知识。

（1）老年照护基础知识，具体包括老年人的生理、心理特点，老年人的照护特点，老年人的常见疾病、营养需求，老年照护人员职业工作须知。

（2）老年照护相关法律、法规知识，具体包括《中华人民共和国老年人权益保障法》《中华人民共和国劳动法》以及其他相关法律、法规。

（二）健康的心理素质

具备良好的心理素质，是做好老年照护工作的保障。

（1）观察能力。观察能力是优秀的照护人员的重要素质之一。照护人员需通过自己的感觉器官和自身知识，了解老年人病情特点，不仅可以根据老年人的呼吸、脉搏、体温、血压、皮肤颜色等生理指标获取信息，还可以从老年人（病人）的表情、举止上发现他们的内心活动，判断其是否有痛苦和需求。

（2）独立思维能力。照护人员的工作大部分需要个人独立完成，这就要求照护人员有较强的独立思维能力，能对病人病情的发生、发展做到心中有数，沉着应对，忙而不乱。

（三）良好的人际沟通能力

老年照护工作需要与社会、老年人（病人）及其家庭成员打交道，这就要求照护人员不断提高语言表达能力，学会与服务对象及其他人员友好相处，在工作中以诚相待，善于与他人协作完成任务。在照护过程中，照护人员与老年人接触时间最长，如果能与老年人建立良好的人际关系，将有利于照护工作的顺利进行，同时也有利于老年人的身心健康。

（四）健康的生活方式

一名合格的照护人员必须有健康的生活方式，能自觉调控自己的行为与情绪，能以一种良好的心理状态投入工作，使老年人受到感染，保持积极向上的心态，从而有利于他们的身心健康。

典型案例

张奶奶，82岁，老伴儿已去世，儿女在外地工作，被送到康养中心，由照护人员小李负责协助其日常生活。小李在生活中喜欢把自己打扮得漂漂亮亮的，特别喜欢穿高跟鞋、化浓妆、穿超短裙。但在工作中她穿着比较随便，有时工作服染上污渍也不及时更换和清洗，不喜欢听人唠叨，与老年人交流也不多。张奶奶思想比较传统，爱干净，喜欢与人聊天，把与她孙女年龄相当的小李当自己孙女一样看待，看不习惯的地方就要求小李改正。一天早上，张奶奶又说小李不该穿超短裙、涂大红色口红和抹浓黑眼影，工作服上染上的污渍也没有洗掉。小李不喜欢听张奶奶说教，就生气地对张奶奶说："你又不是我什么人，干吗管这么宽，能照顾你就不错了！"张奶奶伤心得直流眼泪，早饭吃得很少。组长刘老师了解情况后，与小李进行了深入的交流并对其进行严肃批评。小李也认识到错误并决心改正。

(1) 小李在照护张奶奶的过程中的行为是否恰当？

(2) 在老年照护实践中，照护人员应该具备哪些素质？

(3) 在与老年人的沟通中，照护人员应该注意什么？

操作流程与步骤

参考意见

老年照护人员不仅直接承担老年人的生活照料和基础护理工作，而且肩负着国家、社会、老年人家庭对老年人的关怀，因此老年照护人员需要了解自己的职业性质、职业价值观、服务礼仪，掌握和老年人沟通的技巧。

知识与技能拓展

我国老年照护的发展

我国老年照护长期以来被归入成人照护范围，加上高等照护教育的一度停滞，严重影响了老年照护的发展。1985 年天津成立第一所临终关怀医院，1988 年上海成立了我国第一所老年照护医院。20 世纪 90 年代以来，随着中华老年医学会的成立和老年医学的发展，老龄化带来的一系列问题引起了我国政府对老龄事业的高度关注。在加强领导、政策指引、机构发展、国内外交流、人才培养和科研等方面，国家卫生、民政等相关部门和各级政府都给予了关心和支持，发布了《中共中央国务院关于加强老龄工作的决定》等系列相关政策，有力地促进了老龄事业的发展；先后建立了老年学和老年医学研究机构，与之相适应的老年照护学也作为一门新兴学科受到重视和发展。1996 年 5 月中华护理学会提出要发展和完善我国社区的老年照护，1997 年上海成立了老人照护院，1999 年中华护理学会增设老年照护专业委员会。我国老年照护体系的雏形是医院的老年患者的照护，如综合医院成立老年病科、开设老年门诊与病房，按专科收治和管理患者。进入 21 世纪，我国的老年照护事业得到了政府的高度重视，在借鉴国外经验的基础上得到了长足的发展。各地相继成立了多种性质和形式的老年人长期照护机构，如老年照护中心、照护院、老年公寓、托老所等，为社区内的高龄病残、孤寡老年人提供上门医疗服务和生活照护，为老年重病患者建立档案，定期巡回医疗咨询。老年人可优先入院接受治疗、照护服务和临终关怀服务。

我国老年照护教育起步较晚，发展滞后，与欧美国家相比有较大的差距。近20年，随着社会老龄化的迅速发展和政府与社会的高度关注，我国老年照护教育发展迅速。1998年老年照护学课程在高等照护学院陆续开设，2000年12月正式出版《老年照护学》本科教材。此后，老年照护学陆续被全国多所照护高等院校列为必修课程，有关老年照护的专著、教材、科普读物相继出版，各种杂志关于老年照护的论著、经验总结文章陆续发表，有关老年照护的研究开始起步。目前，越来越多的院校开设老年照护专业，护理学研究生教育中也设立了老年照护研究方向。此外，国内外老年照护方面的学术交流逐步开展，有的院校与国外老年照护同行建立了科研合作关系，有的正在进行国际交流、联合办学、人才培养等。

项目四
老年照护价值观的本土化

内容提要

本项目分为三部分。第一部分主要介绍老年照护本土化的关键：老年照护价值观本土化和其基本原则。学生通过对本部分的学习能够认识到老年照护本土化的关键所在，能够掌握老年照护价值观实现本土化的基本原则。第二部分主要介绍老年照护价值观本土化的文化基础。通过对中西方基础文化差异的学习，探寻老年照护价值观与中国本土文化的融合，发现老年照护价值观本土化的必要性与必然性。第三部分主要介绍老年照护价值观本土化的核心概念。通过对以上内容的学习，阅读者可以了解老年照护价值观是如何实现本土化和如何在实际工作中得到应用的，以及其对老年照护的实践工作具有怎样的前瞻性和现实指导意义。

项目导学

人口老龄化已成为当今世界一个突出的社会问题，引起了国际社会的关注。中国在走向高水平社会主义市场经济体制的过程中，面对急剧变化的社会，发展专业老年照护是必要的也是必然的。对当今的中国来说，老年照护本土化不仅要考虑中国的传统文化，也要考虑老年照护的操作方式是否符合中国的社会制度与文化特征，会对人们的心理造成什么样的影响，等等。这些是老年照护本土化的体制、文化和心理背景。老年照护人员应该认真研究在这些因素交织影响下的老年照护行为，发现和发展符合我国社会需要的老年照护模式。

本项目从老年照护本土化的关键：老年照护价值观的本土化谈起，分析老年照护价值观本土化的影响，进而明确老年照护价值观本土化的核心。

学习目标

(1) 掌握老年照护本土化的关键和其基本原则。

(2) 掌握老年照护价值观本土化的文化基础。

(3) 理解价值与伦理对于老年照护专业的重要意义。

任务一　掌握老年照护价值观本土化的关键和基本原则

任务情境

当你必须去一个完全陌生的国家生活时，你需要提前做好哪些准备？首先，是不是应该了解当地人使用的语言。其次，了解它在哪个时区？这里的人们穿戴什么样的服饰？人们的就餐习惯有哪些？信用卡可以在这里使用吗……

对于1987年起源于美国的老年照护来说，它进入中国，情况亦是如此。采取进口的理念，以满足本地的需求，厘清中华文化脉络，最大限度地发挥老年照护的作用，这就是老年照护本土化的思路。

任务要求

（1）你认为什么是本土化，你是如何看待本土化的，为什么老年照护需要本土化？

（2）你认为老年照护本土化的关键是什么？

（3）你认为怎样才算实现了老年照护本土化？

必备知识

一、老年照护本土化的关键：老年照护价值观的本土化

“本土”是一个内涵十分丰富且不易把握的概念。它不但有地理学的含义，指人们原本生活的地方，而且有社会及文化的含义，指浸润于那个地方的文化、社会制度。既然本土与一定的区域相关，那么本土化也就有不同的社会文化背景。

本土化（localization）是20世纪六七十年代在社会科学研究领域兴起的一种世界潮流，也是学术界普遍关注的现象。在社会科学领域关于本土化的讨论中，学者们使用本地化、本土化、国家化、处境化等概念。这些概念的含义是不同的。按照上述“本土”的概念，本土化指的就应该是外来的事物进入某一社会文化区域与原有的社会制度相互合作共同支持该区域人们共同生活的过程。本土化对外来事物来说是文化适应的过程，对“本土”来说则是文化选择、融合与接受的过程。它反映了两种行为模式、处理问题方式之间的互动。简单说来，老年照护本土化就是采用进口的观念，以满足本地的需要，最大限度地发挥老年照护的作用。

我国在20世纪80年代正式开设老年照护医院，在该领域起步较晚。然而只有来自本土的实际工作经验得到总结和推广之后，形成为我国大多数老年照护人员所接受和遵循的职业价值观，我国老年照护行业道路才能真正被照亮，老年照护才能真正在本土的现状下最大限度地发挥作用。因此，老年照护的本土化应当以价值观的本土化为核心，也可以说老年照护本土化的关键就在于老年照护价值观的本土化。

二、老年照护价值观本土化的基本原则

老年照护最早起源于美国，它强调保持和恢复、促进健康，预防和控制由急、慢性疾病引起的残疾，提高老年人的日常生活能力，实现老年机体的最佳功能，保持老年人的尊严和舒适生活直至死亡。但其实我国的养老慈善事业，最早可追溯到南北朝时期的“六疾馆”和“孤独园”，它们专门用于救济贫困的老年人。由于国家与国家之间很多思想理念、文化价值不是完全相符的，有些经验直接拿来就用，会导致在实际工作中遇到排斥的问题。这也决定了老年照护价值观进行本土化和创新的必要性。

在老年照护价值观本土化的过程中，必须遵循以系统内部自身发展为主，“挹取”或“外引”为辅的原则。老年照护理论虽然是外来品，却与中国社会固有的孝思想、家国一体和互助精神等传统文化理念相契合，从而便于在我国推行。虽然目前老年照护基本未被推广，只有少数业内人士知晓，但各地正在进行老年照护的实践和探索，分析已有的城市老年照护的发展现状，借鉴其中的有益经验，指出其中存在的不足，并对城市老年照护模式的构建进行初步的探索，为当前的养老社会化进程中的老年照护模式的研究提供参考。

纵观传统历史文化，中国非常重视集体和家庭的作用，认为个人的能量是依附于原始的人际关系，甚至是建立在血缘关系的基础之上的。在任何时候，家庭和亲属团体都被中国人视为最后的避风港。相比之下，许多起源于西方的老年照护的理念和价值观，具有明显的个人主义和人本主义的色彩，很难彰显中国传统的对于家庭和集体的重视，使得个人主义取向的老年照护价值观的引入遇到了很大的阻碍。与此同时，中国传统文化的人文氛围也恰巧成为人本主义取向的老年照护价值观引入与本土化的基石。

更为理想化的本土老年照护价值观的形成是一个将外来因素不断本土化的过程，是一个越来越依赖内生因素生长的过程，而不是一个片面强调“融入”和“借鉴”的过程。这并不意味着要将外来因素拒之门外，而是强调侧重点的不同将导致产物的差异巨大。我们应该整合、重组外来因素，不仅要形成属于自己的、新的、现代的价值信念体系及操作方式，而且要保留传统中的适宜部分，进行创新和转化。因此我国老年照护价值观是根据中华民族特定的历史文化软环境作出的选择偏向。

典型案例

照护人员小王该怎么做?

程爷爷今年82岁，丧偶，独自居住在城市中心区的普通住房里，唯一的儿子定居英国。程爷爷近期由于中风，没人照顾，住进一家老年照护机构，小王是程爷爷的责任照护人员。入住机构一个星期以来程爷爷一直不太适应：食欲缺乏、睡眠不佳、沉默寡言、不与别人交流，每天对着已逝妻子的照片流泪。小王跟程爷爷说："我知道此刻您一定很想念您的妻子，你们在一起一定很幸福，能跟我讲讲您妻子的事吗?"程爷爷一边抚摸照片，一边讲述着过去的事。在小王的耐心引导下，程爷爷慢慢适应了老年照护机构的生活，并开始参与机构活动，脸上笑容也多了。程爷爷的儿子得知父亲的变化得益于小王耐心、细心的照顾后，从英国邮寄了一份贵重的礼物赠送给小王，小王怎么都推不掉。

如果你是此案例中的小王，面对程爷爷儿子赠送的贵重礼物，你会如何应对?

操作流程与步骤

价值观要求

老年照护人员在实际工作过程中需尊重本土文化习俗又不可违背职业价值操守，当然，此事件没有绝对唯一的正确答案，照护人员必须基于当时的情景进行评估。

参考意见

照护人员首先需再一次与程爷爷及其儿子做好解释工作：为老年人服务是我们照护人员应尽的责任。其次婉言谢绝接收如此贵重的礼物，并向程爷爷儿子表示即便没有收下礼物，我们照护人员依然会一如既往地照顾好程爷爷，希望其放心。

知识与技能拓展

我国三大养老照护服务模式

目前，我国的老年照护服务体系依然是"以居家为基础、社区为依托、机构为补充、医养相结合"的形式，大体可以分为居家养老照护、社区养老照护以及机构养老照护等三种服务模式。

1. 居家养老照护服务模式

居家养老照护服务模式是目前我国最主要的养老模式，是指以家庭为核心，以专业化服务为依靠，为居住在家的老年人提供以解决日常生活困难为主要内容的社会化服务模式。服务内容包括生活照护、医疗服务以及精神关爱服务。主要形式有两种：

由经过专业培训的服务人员上门为老年人开展照护服务；在社区创办老年人日间服务中心，为老年人提供日托服务。这种模式既可以委派照护人员进入家庭，进行居家照护服务并指导、培训老年人的家庭成员学习基本照护知识和技术，还可以组织和培训社区志愿者为老年人提供临时日间照顾。对于身体基本健康、生活能够自理的老年人，居家老年照护服务的重点应放在健康教育、健康咨询、饮食或用药指导上，使其能够形成正确的生活方式，自觉预防疾病，提高生命质量。

2. 社区养老照护服务模式

社区养老照护服务模式是指以家庭为核心，以社区为依托，以老年人日间照护、生活照护、家政服务和精神慰藉为主要内容，以社区日托为主要形式，并引入养老机构专业化服务方式的居家养老服务模式。服务内容包括开办养老、敬老、托老福利机构，设立老年人购物中心和服务中心、老年人食堂，建立老年医疗保健机构、老年活动中心，设立老年婚介所、老年人才市场，开办老年学校，为老年人提供法律援助、庇护服务等。完善的社区养老照护还可以整合亲属、朋友、邻里、各种志愿性组织以及政府公共服务部门、专业养老服务机构等各方面资源，使老年人不离开社区，在熟悉的环境中得到专业化的照护。社区养老照护服务可以在居家照护服务的基础上，充分利用社区资源对老年人进行健康评估、生活照护、医院外延续性护理、康复护理等。

3. 机构养老照护服务模式

机构养老照护服务模式是指通过让老年人集中居住在养老机构，由机构中的专业老年照护人员为老年人提供包括饮食起居、清洁卫生、生活护理、健康管理和文体娱乐活动等的综合性服务的养老模式。目前我国的养老机构主要包括福利院、敬老院、养老院、老年公寓、养护院等。与传统的居家养老相比，机构养老可以通过提供社会化养老服务分担家庭的养老负担；与社区养老相比，机构养老可以为老年人特别是自理受限的老年人提供更为专业的照护服务。

任务二 掌握老年照护价值观本土化的文化基础

任务情境

自古以来，无论是在中国的农村还是在城市，养老福利体系和制度都不够完善，养儿防老的传统观念根深蒂固。所谓养儿防老，其实质就是对父母养育之恩的回馈。如果子女不履行这一义务，不仅在道义上不被接受，而且在法律上也是行不通的。在日常生活中，绝大多数父母宠爱子女，为子女的衣食住行默默付出。当父母年迈时，同样他们也渴望得到子女的关心和照顾。父母年轻时努力打拼事业，往往是想为子女提供更好的物质保障。正如在经济方面，中国人执着于存钱，拼搏了一生却不敢有太大的花销，因为他们想为子女留下一笔财富。但随着社会的不断进步，人们的思想观念也发生了变化。

任务要求

（1）请简要谈谈我国老年照护价值观的基础文化。

（2）请思考老年照护价值观在本土化的过程中会遇到哪些难题。

（3）请思考老年照护价值观与中国本土文化怎样融合。

必备知识

一、中西方基础文化的差异

老年照护价值观是在西方哲学思想、人本主义思想、民主思想、社会福利思想等文化思想的共同作用下形成的一种专业价值理念。中西方文化存在差异，文化存在的基础也有所不同，这就使得西方的老年照护价值观有别于中国社会的传统价值观。这主要体现在社会福利思想的不同、对人与社会关系的理解的不同、人际交往方式与老年照护模式的冲突等方面。虽然中西方文化存在差异，但西方老年照护核心价值观念与中国传统思想中的“博爱”“仁”“慈悲”等思想有一定的相通之处，这为老年照护价值观本土化提供了条件。中西方老年照护共同关注两个主要要素——老年人和照护。老年人是核心，是根本出发点，每一个老年人都应该享有平等的生存和发展的环境，享有人的价值和尊严，享有关爱和照顾。照护人员应当解决好老年人在生理、心理、生活等各方面出现的问题，帮助其提高生活质量、发挥社会功能、有尊严地享受老年生活。

二、老年照护价值观与中国本土文化的融合

虽然老年照护起源于西方，但是它的核心价值观与中国传统文化并不是完全割裂的，它们之间也具有相互融合的条件，具体表现如下。

（一）文化环境的融合

我国有尊老敬老的传统，孝文化深入人心。传统文化中的一些理念对现代人仍有很大的影响，如“落叶归根”“养儿防老”等，尤其是对农村地区的人影响显著。在

这些思想的影响下，很多老年人不愿意住进敬老院、福利院等社会养老机构，认为只有被家庭遗弃的老年人，才不得不选择这些社会养老机构。与此同时，大多数的子女也认为将父母送到机构养老是“不孝”的表现，害怕被别人嘲笑或指责。孝文化决定了居家养老照护服务模式很难在短时间内彻底改变。尽管在社会城镇化、工业化进程加快，家庭规模缩小的今天，完全依靠居家养老照护服务模式已经不足以解决我国养老问题，但是老年人希望在自己熟悉的环境中度过晚年而选择的养老模式仍然是未来很长一段时间内的主要老年照护服务模式。因此，我们需要尊重中国传统文化和价值观，从我国老年照护的实际出发，在科学研究的基础上实施适合我国国情的老年照护措施，积极探索适合我国国情的老年照护服务模式，同时加大我国老年照护工作的宣传力度。

（二）政策法规保障工作的融合

政策法规具有稳定性和延续性的特点，一旦制定，短时间内很难改变，能够保障工作朝着一个方向持续稳定地开展。例如，2000 年以后，政府出台的各种政策法规，明确了老年照护工作开展的重点、战略目标，推动各地探索“以居家养老为主、社区养老为辅助、机构养老为基础”的养老模式。“十四五”时期，我国开启全面建设社会主义现代化国家新征程。党中央把积极应对人口老龄化上升为国家战略。2021 年，国务院印发了《“十四五”国家老龄事业发展和养老服务体系规划》，加强对老年照护工作的实施保障。在多项政策法规的保障下，各地政府对发展老年照护工作的重要性的认识也得到了不断提高，从而积极开展实践工作，探索出很多颇有成效的养老模式，例如“星光老年之家”工程，上海静安区的“牵手护老”项目，北京的乐龄合作社，江苏的“虚拟养老院”等。

（三）多元主体的融合

中华人民共和国成立以来，中国长期由政府负责福利事业，承担福利“一揽包”的责任，但是随着中国步入老龄社会，单靠政府并不能彻底解决老年人的养老照护问题。在中国老年照护服务政策的发展历程中，各级政府都不同程度地强调了家庭在老年照护服务中的作用。同时，市场也是老年照护服务行业发展中一股不可忽视的力量。然而，面对老年照护服务中存在的“市场失灵”和“家庭失灵”等问题，政府、社区和老年照护机构适时予以补充显得尤其必要和重要。因此，老年照护服务的社会化既要避免“政府包办”，也不能“过度市场化”。政府需积极承担起政策制定、财政资助、监督管理和资源整合等职责。

（四）老年照护服务专业性与应对老年人多样化需求的融合

在我国，老年照护工作起初一般都是由民政部门负责的，工作内容主要是针对贫困老年人的救济，对服务专业性的要求并不高。但是随着我国经济的发展，老年人的需求也与日俱增并呈现出多样化的趋势。例如，现在较为突出的“空巢老人”养老问题等，既是社会发展的必然结果，也是社会进步中急需解决的关键性问题。因此，只有不断地提高服务的专业性，例如，引进专业的心理咨询人员、社会工作人员、居家老年照护人员等为老年人提供专门的服务，与时俱进，以满足老年人多样化的需求，为适应老龄社会奠定坚实的基础。

老年照护价值观与中国本土文化的融合之处还有很多。综合以上不难看出，中西文化也有很多共通之处。因此推动老年照护价值观与中国传统文化的融合，制定具有中华文化特色的老年照护价值体系是可行的，也是必要和必然的。

典型案例

疫情防控期间机构老年人的心理健康问题

2021 年新冠肺炎疫情防控期间，赵奶奶居住的老年照护机构实施了临时防控措施，家庭成员无法正常探访，老年人无法自由进出，因此赵奶奶显得格外焦虑，整天忧心忡忡。

如果你是照护人员，面对这种问题，该如何处理，以后出现相似情况又该如何做好预防？

操作流程与步骤

参考意见

照护人员首先应主动与老年人谈话，及时评估老年人的情绪和心理状态，稳定老年人情绪；其次与老年人共同找出目前最关心、最亟待解决的问题，并采取适宜的解决措施。

随着年龄的增加，老年人的社会网络关系逐渐变得单一，尤其在疫情防控等特殊时期，老年人更容易出现孤独、抑郁等心理健康问题，社会和家庭应高度重视，加强对老年人的心理健康支持。在实施临时防控措施的老年照护机构中，照护人员可以通过组织活动或开设健康教育培训课的形式，为老年人提供共同参与的机会，维系并促进老年人与社会的联系。由于家庭成员在老年人心理慰藉方面具有不可替代的作用，因此，老年照护机构中的照护人员应通过线上联系老年人的家庭成员，鼓励其时常关心老年人的心理健康问题，并让其通过电话或视频等方式，增加与老年人交流的频率。家庭成员与照护人员相互配合，既可扩大老年人的情感支持网络，又可提高老年群体的心理健康水平。

知识与技能拓展

老年照护职业技能要求

(一) 职业技能等级划分

老年照护职业技能分为三个等级：初级、中级、高级。三个等级依次递进，高级别涵盖低级别职业技能要求。

老年照护（初级）：主要职责是根据照护计划要求，完成生活照料、日常康复应用和常见救护等作业。

老年照护（中级）：主要职责是根据老年人照护需求，完成老年人能力评估、照护分级计划制订，以及用药照护、心理照护、功能障碍照护、认知障碍照护、安宁照护和应急救护等作业。

老年照护（高级）：主要职责是根据老年人照护需求以及机构质量管理要求，完成老年人功能和认知障碍评估、长期照护计划制订，以及机构质量控制、培训、照护信息化应用、照护绩效考核、照护技术的应用研究等作业。

(二) 职业技能等级要求描述

表4-1　老年照护职业技能等级要求（初级）

工作领域	工作任务	职业技能要求
1. 职业认知	1.1　岗位定位	1.1.1　能进行岗位分类
		1.1.2　能制定个人岗位要求
	1.2　伦理与法律认知	1.2.1　能识别常见伦理问题
		1.2.2　能掌握常见伦理风险的防范措施
		1.2.3　能识别常见老年人权益保护问题
		1.2.4　能掌握常见老年人权益保护措施
	1.3　素质要求认知	1.3.1　能遵守照护服务中卫生、着装礼仪
		1.3.2　能遵守照护服务中的常规礼仪
		1.3.3　能运用与老年人沟通的常见方法
2. 安全防护	2.1　安全保护运用	2.1.1　能识别常见老年人安全风险因素
		2.1.2　能运用安全防护常见方法
	2.2　职业防护与压力应对	2.2.1　能运用职业防护方法
		2.2.2　能运用职业压力应对方法
3. 饮食照护	3.1　普通进食、水帮助	3.1.1　能帮助老年人进水
		3.1.2　能帮助老年人进食
	3.2　特殊进食帮助	3.2.1　能进行鼻饲管照料
		3.2.2　能进行治疗饮食照料
		3.2.3　能在老年人呕吐时帮助老年人变换体位

（续）

工作领域	工作任务	职业技能要求
4. 排泄照护	4.1　如厕帮助	4.1.1　能帮助老年人正常如厕
		4.1.2　能帮助卧床老年人使用便器排便
		4.1.3　能进行人工取便的操作
	4.2　尿垫、纸尿裤更换	4.2.1　能为老年人更换尿垫、纸尿裤
		4.2.2　能进行更换尿袋的操作
		4.2.3　能为有肠造瘘的老年人更换粪袋
5. 睡眠照护	5.1　睡眠环境布置	5.1.1　能为老年人进行软环境布置
		5.1.2　能为老年人进行硬环境布置
	5.2　睡眠障碍照料	5.2.1　能观察并记录老年人异常睡眠
		5.2.2　能识别老年人异常睡眠的原因
6. 清洁照护	6.1　床上用品更换	6.1.1　能进行更换床单的操作
		6.1.2　能进行整理床单的操作
	6.2　身体清洁	6.2.1　能为老年人漱口、刷牙等
		6.2.2　能进行晨间梳洗、坐位洗头等操作
		6.2.3　能进行淋浴、床上擦浴的操作
	6.3　仪容仪表修饰	6.3.1　能帮助老年人进行剃须、整理仪容仪表等操作
		6.3.2　能帮助老年人更换开襟衣服、穿脱套头上衣等
		6.3.3　能帮助老年人搭配衣物
	6.4　压疮预防	6.4.1　能帮助卧床老年人翻身
		6.4.2　能进行皮肤观察
		6.4.3　能进行终末消毒的操作
7. 冷热应用	7.1　热水袋与湿热敷运用	7.1.1　能帮助老年人使用热水袋
		7.1.2　能帮助老年人进行湿热敷
	7.2　体温测量	7.2.1　能使用水银体温计测量体温
		7.2.2　能使用电子体温计测量体温
	7.3　物理降温	7.3.1　能帮助老年人使用冰袋
		7.3.2　能帮助老年人用温水擦浴
8. 转运照护	8.1　助行器具使用	8.1.1　能协助老年人使用手杖
		8.1.2　能协助老年人使用拐杖
		8.1.3　能协助老年人使用助行器
	8.2　轮椅和平车转运	8.2.1　能使用轮椅转运老年人
		8.2.2　能使用平车搬运老年人
9. 应急救护	9.1　心搏骤停应对	9.1.1　能熟知脉搏、血压等测量的操作流程
		9.1.2　能进行心肺复苏的操作
	9.2　日常救护	9.2.1　能进行老年人跌倒后的处理
		9.2.2　能进行老年人异物卡喉、误吸的处理
		9.2.3　能进行老年人烫伤的处理

表4-2 老年照护职业技能等级要求（中级）

工作领域	工作任务	职业技能要求
1. 照护服务组织	1.1 照护需求调查	1.1.1 能开展老年人需求调查并分析
		1.1.2 能根据需求调查选择服务模式
	1.2 照护组织设计	1.2.1 能制定岗位职责
		1.2.2 能制定岗位工作流程
	1.3 管理制度制定	1.3.1 能制定照护服务管理制度
		1.3.2 能制定照护服务的安全管理制度
	1.4 管理工具运用	1.4.1 能使用照护服务的质量管理工具
		1.4.2 能使用照护服务信息系统
2. 照护服务实施	2.1 能力评估	2.1.1 能协助配置老年人能力评估室
		2.1.2 能进行老年人能力评估
	2.2 照护服务管理	2.2.1 能根据评估效果确定照护服务级别
		2.2.2 能根据照护级别制订照护服务计划
		2.2.3 能组织实施照护服务计划
		2.2.4 能评价照护服务效果
3. 用药照护	3.1 内用药使用	3.1.1 能进行协助老年人用药的操作
		3.1.2 能进行雾化吸入的操作
	3.2 外用药使用	3.2.1 能帮助老年人使用滴鼻药
		3.2.2 能帮助老年人使用滴眼药
		3.2.3 能帮助老年人使用滴耳药
4. 心理照护	4.1 心理问题识别	4.1.1 能识别常见的心理问题
		4.1.2 能分析产生心理问题的原因
	4.2 心理问题应对	4.2.1 能制定促进心理健康的措施
		4.2.2 能进行心理咨询和疏导
5. 功能障碍照护	5.1 功能障碍认知	5.1.1 能识别常见的功能障碍
		5.1.2 能运用不同的康复方法帮助具有不同功能障碍的老年人
	5.2 配合专业康复人员进行康复训练	5.2.1 能协助开展老年人康复训练
		5.2.2 能发现异常状况并报告
6. 失智症照护	6.1 失智症识别	6.1.1 能协助开展失智症评估
		6.1.2 能协助制订失智照护计划
	6.2 失智症老年人照护	6.2.1 能对早期失智老年人进行照护
		6.2.2 能对中期失智老年人进行照护
		6.2.3 能对晚期失智老年人进行照护

（续）

工作领域	工作任务	职业技能要求
7. 应急救护	7.1　外伤处置	7.1.1　能进行包扎的操作
		7.1.2　能进行软组织伤的处理
		7.1.3　能进行外伤初步应急止血的操作
	7.2　吸氧与吸痰	7.2.1　能进行帮助老年人吸入氧气的操作
		7.2.2　能协助专业人员进行吸痰的操作
8. 安宁照护	8.1　老年人安宁照护	8.1.1　能判断临终老年人的行为与精神状况
		8.1.2　能配合专业人员进行阶段性评估
		8.1.3　能协助制订个性安宁照护计划

表4-3　老年照护职业技能等级要求（高级）

工作领域	工作任务	职业技能要求
1. 环境设计与设备应用	1.1　环境设计	1.1.1　能开展适老化环境评估
		1.1.2　能进行适老化环境设计
	1.2　设备应用	1.2.1　能使用常用适老化辅具
		1.2.2　能使用常用适老化设备
2. 照护评估	2.1　老年人日常照护评估	2.1.1　能制定老年人日常照护评估方案
		2.1.2　能开展老年人日常照护评估
	2.2　老年人特殊照护评估	2.2.1　能制定老年人特殊照护评估方案
		2.2.2　能开展老年人特殊照护评估
3. 照护计划制定	3.1　老年人日常照护计划	3.1.1　能制定老年人日常照护服务分级标准
		3.1.2　能制订老年人日常照护计划
		3.1.3　能组织制订照护标准和照护服务内容
	3.2　老年人特殊照护计划	3.2.1　能制订认知障碍老年人服务计划并组织实施
		3.2.2　能制订安宁照护老年人服务计划并组织实施
4. 照护质量控制	4.1　照护服务质量管理	4.1.1　能制定照护服务质量管理工作流程
		4.1.2　能制定老年照护岗位职责
	4.2　照护服务质量过程控制	4.2.1　能制定老年人照护服务质量考核标准
		4.2.2　能开展老年人照护服务质量检查
		4.2.3　能制定老年人照护服务质量改进措施
	4.3　照护服务差错与事故防范	4.3.1　能进行照护服务差错与事故评估
		4.3.2　能制定照护服务差错与事故解决方案
5. 照护信息化应用	5.1　照护服务信息化建设	5.1.1　能开展照护服务信息化需求调查
		5.1.2　能进行照护服务信息化应用需求分析
		5.1.3　能应用老年照护服务信息系统

（续）

工作领域	工作任务	职业技能要求
5. 照护信息化应用	5.2 信息运营管理	5.2.1 能进行相关数据采集
		5.2.2 能进行相关数据分析并定期撰写服务质量报告
6. 照护绩效管理	6.1 绩效方案设计	6.1.1 能制定照护绩效考核整体框架
		6.1.2 能设计照护绩效考核实施方案
	6.2 照护绩效考核	6.2.1 能开展照护绩效考核
		6.2.2 能应用照护绩效考核结果
7. 培训组织与实施	7.1 培训组织	7.1.1 能开展培训需求调研
		7.1.2 能制订初级老年照护人员培训计划
		7.1.3 能制订中级老年照护人员培训计划
	7.2 培训实施	7.2.1 能实施老年照护人员培训计划
		7.2.2 能开展老年照护培训效果评价
8. 照护技术应用研究	8.1 照护技术选题	8.1.1 能运用文献检索方法
		8.1.2 能撰写文献综述
	8.2 照护研究实践	8.2.1 能撰写研究课题申报书
		8.2.2 能开展照护技术研究
		8.2.3 能撰写照护应用研究报告

任务三 掌握老年照护价值观本土化的核心概念

任务情境

老年照护人员与被照护者之间具有一种工具性、临时性、情感性、不平等性与非互助性的关系。老年照护人员在与被照护者建立这种关系的时候，通常会进行一些社会性的交谈，以便拉近彼此之间的距离。而在这个过程中，老年照护人员或多或少会投其所好，为老年人提供一些私人生活方面的非专业性建议。虽然常有老年照护机构主张“我们要把老年人当作我们的‘朋友’‘亲人’一样对待”，但这又在一定程度上模糊了老年照护领域的专业关系定位，甚至违背了老年照护专业价值观。

任务要求

（1）请简要阐述一下为落实老年照护价值观本土化，老年照护人员是否可以与被照护的老人成为“朋友”或“亲人”？

(2) 老年照护人员在工作中如何处理好以上关系？

(3) 学习老年照护价值观本土化的核心概念。

必备知识

老年照护价值观分为：对人的价值观（以人为本，尊重人的独特性，热忱服务、一视同仁）、对专业的价值观（高度负责、爱岗敬业，技术求精、恪尽职守）和对社会的价值观（尊老爱幼、扶病解困，促进社会和谐）。本任务探究老年照护价值观本土化的核心概念，老年照护价值观本土化不仅是在宏观层面上建立地方社会理念和文化形态，更是在操作层面上为老年照护服务提供支持的专业价值。从宏观层面看，其是指地方要建立关爱老年人、为老年人参与社会提供支持的制度。从操作层面看，其是指现代社会基于职业分工和人格平等，为老年人提供基本生活服务的一系列制度规范、行为偏好和社会氛围。因此，老年照护价值观本土化的核心概念可概述为以下两大方面。

一、尊重老年人的价值

尊重老年人的价值，首先要认识人的价值。人的价值常常有两种定义：一是社会对个人的尊重和满足，是对他人的价值；二是个人对社会的责任和贡献，是对自己的价值。无论他人的价值，还是自己的价值，都是作为客体的人的价值，都是人的社会价值。人的社会价值就是客体的人对社会的积极作用。其次要尊重老年人的价值追求。价值追求是人的价值实现过程在人的心理（包括社会心理和群体心理）和（个体）精神层面的驱动点。老年照护人员的基本职责是满足老年人的基本生活需求和提升老年人的生活质量。作为弱势群体的老年人，他们的基本健康生活保障和对美好生活的向往都应当得到尊重，这理所应当成为老年照护的价值取向。最后尊重是平等待人的重要前提，是一切老年照护从业人员必须具备的基本道德品质，也是衡量其职业道德水平的重要标准。老年照护人员要以平等的方式对待老年人，同时要注重老年人的差异，在提供服务的过程中充分把握好平等待人和个性化服务的理念。老年照护人员达到不限于以上的基本要求才算做到尊重老年人的价值。

二、满足老年人的需要

“需要”（need）一词指个体生理上的一种匮乏状态，是个体维持生存、发展和参与社会生活的客观条件在人脑中的反映，以及由此而产生的欲求状态。社会心理学认为“需要”表示一种渴望得到而困乏的心理状态。当人的需要得不到满足时，其内部就会处于紧张状态，促使其作出反应，而反应的最终结果是使需要得到满足。按照这样的思路来定义老年照护中老年人的需要，可将之界定为“老年人由于生理、心理以及社会环境的变化，导致其在老年阶段自身资源相对不足或出现困境，从而产生有赖于其他社会成员提供的各种物质和非物质的需要”。在老年照护中老年人的需要与价值紧密相连，甚至可以说老年人的需要是老年照护人员实施老年照护的工具。世界卫生组织（WHO）积极倡导“健康老龄化”：①老年人个体健康，老年人生理和心理健康，具备良好的社会适应能力；②老年群体整体健康，健康预期寿命延长以及与社会整体相协调；③人文环境健康，人口老龄社会的社会氛围良好与发展持续、有序、合规律。健康老龄化，一方面是指老年人个体和群体的健康，另一方面是指老年人生活在一个良好的社会环境中。根据这样的生活目标，老年照护人员在实施具体照护前，应从老年人的生活、健康和心理三方面来调查老年人对照护服务的需要，有了具体的需要才能够有针对性地开展照护工作。在此过程中需要与照护相互影响、相辅相成，从而不断提高老年人的晚年生活质量，不断推进老年照护的良性发展。

知识与技能拓展

老年人能力评估基本信息表

随着我国人口老龄化程度日趋加深，为了满足老年人对养老服务的需求，在参考美国、日本、澳大利亚、英国等国家及我国香港和台湾地区老年人能力评估工具的基础上编制了本信息表。信息表为老年人能力评估提供统一、规范和可操作的评估工具，科学划分老年人能力等级，并可作为政府制定养老政策及为老年人提供适宜养老照护服务的依据。

表4-4　评估基本信息表

A.1.1　评估编号	□□□□□□□□
A.1.2　评估基准日期	□□□□年 □□月 □□日
A.1.3　评估原因	1 接受服务前初评　2 接受服务后的常规评估 3 状况发生变化后的即时评估　4 因评估结果有疑问进行的复评 □

表4-5　被评估者的基本信息表

A.2.1　姓名	
A.2.2　性别	1 男　2 女　□
A.2.3　出生日期	□□□□年 □□月 □□日
A.2.4　身份证号	□□□□□□□□□□□□□□□□□□
A.2.5　社保卡号	□□□□□□□□□□

（续）

<table>
<tr><td colspan="2">A. 2. 6　民族</td><td>1 汉族　2 少数民族________ □</td></tr>
<tr><td colspan="2">A. 2. 7　文化程度</td><td>1 文盲　2 小学　3 初中　4 高中/技校/中专　5 大学专科及以上
6 不详 □</td></tr>
<tr><td colspan="2">A. 2. 8　宗教信仰</td><td>0 无 1 有________ □</td></tr>
<tr><td colspan="2">A. 2. 9　婚姻状况</td><td>1 未婚　2 已婚　3 丧偶　4 离婚　5 未说明的婚姻状况 □</td></tr>
<tr><td colspan="2">A. 2. 10　居住情况</td><td>1 独居　2 与配偶/伴侣居住　3 与子女居住　4 与父母居住
5 与兄弟姐妹居住　6 与其他亲属居住
7 与非亲属关系的人居住　8 养老机构 □</td></tr>
<tr><td colspan="2">A. 2. 11　医疗费用支付方式</td><td>1 城镇职工基本医疗保险　2 城镇居民基本医疗保险
3 新型农村合作医疗　4 贫困救助　5 商业医疗保险
6 全公费　7 全自费　8 其他________
□/□/□/□</td></tr>
<tr><td colspan="2">A. 2. 12　经济来源</td><td>1 退休金/养老金　2 子女补贴　3 亲友资助　4 其他补贴________
□/□/□/□</td></tr>
<tr><td rowspan="3">A. 2. 13
疾病诊断</td><td>A. 2. 13. 1
痴呆</td><td>0 无　1 轻度　2 中度　3 重度 □</td></tr>
<tr><td>A. 2. 13. 2
精神疾病</td><td>0 无　1 精神分裂症　2 双相情感障碍　3 偏执性精神障碍
4 分裂情感性障碍　5 癫痫所致精神障碍
6 精神发育迟滞伴发精神障碍 □</td></tr>
<tr><td>A. 2. 13. 3
慢性疾病</td><td></td></tr>
<tr><td rowspan="5">A. 2. 14
近 30 天内意外事件</td><td>A. 2. 14. 1
跌倒</td><td>0 无　1 发生过 1 次　2 发生过 2 次　3 发生过 3 次及以上 □</td></tr>
<tr><td>A. 2. 14. 2
走失</td><td>0 无　1 发生过 1 次　2 发生过 2 次　3 发生过 3 次及以上 □</td></tr>
<tr><td>A. 2. 14. 3
噎食</td><td>0 无　1 发生过 1 次　2 发生过 2 次　3 发生过 3 次及以上 □</td></tr>
<tr><td>A. 2. 14. 4
自杀</td><td>0 无　1 发生过 1 次　2 发生过 2 次　3 发生过 3 次及以上 □</td></tr>
<tr><td>A. 2. 14. 5
其他</td><td></td></tr>
</table>

表 4－6　信息提供者及联系人信息表

A. 3. 1　信息提供者的姓名	
A. 3. 2　信息提供者与老人的关系	1 配偶　2 子女　3 其他亲属　4 雇佣照顾者　5 其他________　□
A. 3. 3　联系人姓名	
A. 3. 4　联系人电话	

中华人民共和国民政部（2013 年 8 月发布）

项目五
老年照护伦理的基本议题

内容提要

首先本项目介绍了道德、伦理、伦理学、职业道德、照护职业道德、照护伦理学等基本概念，阐述了老年照护伦理学的研究对象和内容、学习照护伦理学的意义和方法。学生通过对本项目的学习能理解道德、伦理、职业道德、照护职业道德、照护伦理学的概念，掌握老年照护的基本价值观与原则，熟知老年照护伦理学的研究对象和内容。其次本项目详细介绍了国内外传统医护道德的发展历史及优良的传统医护道德思想，提出了新时期医护道德建设的原则。通过学习，学生应能够简述中国传统医护道德思想的主要内容，掌握老年照护伦理学的基本范畴，了解老年照护伦理的应用与原则，掌握伦理、道德、价值的内涵与联系，能正确运用老年照护伦理学的原则指导照护行为，能以老年照护伦理原则为指导提高自身素养。

项目导学

老年照护人员只有掌握了老年照护伦理的基本议题的实质，才能切实厘清当前在实际工作中存在的误区和乱象，以科学、合理的优质照护服务使老年人真正拥有获得感、幸福感和安全感。

学习目标

知识目标

(1) 掌握道德、职业道德、伦理与伦理学等基本概念；

(2) 了解照护伦理学的理论基础；

(3) 熟知中外医护道德发展史中的主要代表人物及主要思想。

能力目标

(1) 掌握照护道德对照护行为的指导与调节作用；

(2) 能够根据具体的伦理学习要求选择适宜的伦理学学习方法。

素质目标

(1) 理解照护的人文性及其与照护道德的相关性；

(2) 掌握健康新概念与整体照护对照护道德的新要求；

(3) 了解医学伦理学、照护伦理学、生命伦理学的发展历程及相互关系。

任务一 掌握价值观、伦理与道德的内涵和关系

任务情境

小丽是某医院的急诊科护士，某晚搭乘公交车上夜班时，车内人多拥挤，小丽眼看着一个小伙子挤了自己一下便匆匆要下车，这时她发现刚才还在的钱包不见了，她觉得肯定是那个小伙子干的！小丽一把抓住小伙子质问自己钱包的下落，没想到小伙子挣脱开跑了。到达医院后小丽平复了一下自己气愤的情绪，开始了自己忙碌的夜班工作。半夜，救护车送来了一位满脸是血已处于失血性昏迷状态的患者，小丽与其他医护人员一起对患者展开了救治工作。在挪动患者身体时，小丽发现患者的钱包掉了下来，捡起钱包时，她发现这个钱包竟然是她自己在几个小时前丢失的那个！小丽仔细分辨后发现，该患者正是那个跑掉了的小伙子！小丽什么也没说，继续对患者实施救治，当患者醒来认出正在忙碌着照护自己的小丽时，他的脸红了……当患者不好意思地询问小丽为何不报复偷自己东西的人时，小丽平静地回答："本着我自己的职业良心！"

任务要求

你认同护士小丽的处理方式吗？本案例能引起你对照护行业的哪些思考？

必备知识

一、道德

(一) 道德的含义

道德是人们在社会生活实践中形成的，由经济基础决定的，用善恶标准来评价，

以社会舆论、内心信念和传统习俗维系的调节人与人、人与自然关系的行为准则的总和。道德在人们的社会生活中无处不在。人们常常谈论道德，也离不开道德。理解上述关于道德的含义，要注意把握以下要点。①道德的起源。道德是人们在社会生活实践中形成和发展的一种社会现象，是人们相互之间、人与自然之间随历史变化的社会联系形式。②道德的本质。道德属于上层建筑，是由经济基础决定的。道德的特殊本质是它的特殊规范调节形式和实践精神。由道德的一般本质而引发出道德的基本问题，即道德与利益的关系。③道德的评价标准。道德的评价标准是善恶。“善”即利于他人幸福、社会和谐的行为，也称道德行为；“恶”即危害他人幸福、社会和谐的行为，亦称不道德行为。所以，道德的评价标准与政治、法律的评价标准不同，它以高尚或卑劣为界限。④道德的评价方式。道德的评价方式与政治、法律的评价方式不同，它依靠社会舆论、内心信念和传统习俗的非强制性力量。⑤道德的作用。道德不仅是做人的规范和促进自身发展、人格完善的条件，而且是统治阶级维持社会秩序、促进生产力发展和保护社会成员利益的工具。

（二）道德的结构

道德是一种具有复杂结构的社会现象。

1. 从伦理学的角度分析

道德是由相互关联、相互制约、相互渗透和相互作用的三种因素即道德意识、道德关系、道德实践活动所构成的有机整体。

（1）道德意识是对一定社会的道德必然性的认识，由道德规范意识和道德思想意识两个因素构成。从本质上说，道德规范意识就是社会群体的道德意识，一经形成，便成为一种制约和影响人们思想和行为的客观的社会力量。道德思想意识就是个体对社会道德认识和实践后所达到的道德境界，包括个人的道德观念、情感、信念、意志、理想和道德理论体系等，是个体进行行为选择的内在机制。

（2）道德关系是指在一定的道德意识、原则和规范的支配下形成的，以某种特有的活动方式而存在的特殊的、相对稳定的社会关系体系。作为一种社会关系，道德关系是道义上的关系，表现为个人和群体、个人和个人、群体和群体三个层次的关系。

（3）道德实践活动是指人们依据一定的道德观念、原则和规范所进行的各种具有善恶意义的行动，包括道德行为选择、道德评价、道德教育、道德修养等。

在道德意识、道德关系、道德实践活动三者中，道德关系是核心，因为道德关系是道德意识、道德行为准则形成的客观基础，道德行为规范体系是对道德关系的反映和概括，而道德意识、道德行为规范体系都为建立、改善、巩固良好的道德关系服务；道德意识是道德关系、道德实践活动的反映，同时道德意识又是道德关系、道德实践活动产生和形成的原因；道德实践活动是在一定道德意识支配下的行为，道德实践活动不仅是道德意识的体现，也是道德关系的体现。

2. 从社会学的角度分析

道德包括个人道德、婚姻和家庭道德、社会道德和自然道德。个人道德主要指个人的道德意识、情感和品质。婚姻和家庭道德主要是夫妻间及家庭成员间应确立的关系及反映这些关系的道德行为准则。社会道德是社会公共生活中及各种职业活动中人与人之间的关系及行为规范。自然道德是环境道德或生态道德，即人在改造、利用自然的过程中处理人与自然的关系及调节这种关系的行为准则。

3. 从心理学的角度分析

道德包括道德知识、道德情感、道德意志等。人要有道德，应明白道德是什么，即应掌握道德方面的知识。道德还包括情感因素，即从道德意识到道德关系，再到道德行为，无不表现一种善或恶的情感。意志是道德的中心，如果只有道德知识、情感因素，而没有意志因素，道德就不会体现在行为中。

（三）道德的职能

道德的职能（或功能）是多方面的，主要有调节功能、教育功能、认识功能。

1. 调节功能

道德的调节功能是指通过评价、劝阻和示范等手段纠正、指导个人或集体的行为和实际活动，促使个人或集体从现有行为和活动转变为应有的行为和活动，以完善个人与他人、个人与社会、人类与自然界的关系，以使个人利益与他人利益、社会整体利益协调一致，并保持人类生存环境的动态平衡。道德作为一种行为规范，其调节功能与法律相比，有明显的差异。第一，道德调节必须在人们内心接受或部分接受的情况下才能发挥作用，而法律调节具有明显的外在强制性；第二，道德调节的范围涉及社会的各个方面，而法律调节的只是国家立法规范的行为；第三，道德存在于社会的各个阶层，反映多种社会群体的意志，而法律只反映和代表国家意志；第四，道德在发挥调节功能时表明的是“应该”，它具有引领作用，而法律表明的是“必须”，是人们行为规范的底线。若道德规范成为社会共识被广泛接受，则道德即以法律的形式固化之。

2. 教育功能

道德的教育功能是指通过道德评价、激励等方式，引导社会舆论，形成社会风尚，树立道德典范，塑造理想人格，培养人的道德意识、道德行为和品质，从而提高人的道德境界，以使受教育者成为道德高尚的人。

3. 认识功能

道德的认识功能是指通过道德判断、道德标准、道德理想等特有形式，使人们正确地认识自己与他人、与社会的关系，认识自己对家庭、社会、民族、国家应负的责任、应尽的义务，正确认识社会生活中的道德原则、规范，从而正确选择自己的行为和生活道路，做有道德的人。

二、职业道德

职业是人们长期从事的具有专门业务和特定职责，并以其作为主要生活来源的社会劳动。职业道德是指从事一定正当职业的人们，在职业生活和从事本职工作过程中应遵循的行为规范的总和。它是社会道德在职业生活中的特殊表现。职业生活对道德品质的需要是职业道德产生的基础，各个具体行业的特殊要求使其职业道德呈现自身的特殊性，但也不否认各种职业道德也包括一些共性内容。

（一）职业道德的特点

在范围上，职业道德具有专业性。职业道德是在特定的职业生活中形成的，并在一定的范围内发挥调节作用。每一种职业道德只能对从事该职业的人起调节和约束作用，对不属于本职业或无职业的人，它往往发挥不了调节和约束作用。因此，职业道德适用的范围不是普遍的、无限的，而是特殊的、有限的。

在内容上，职业道德具有稳定性。职业道德与相应职业的要求和职业生活相结合，在职业实践中形成比较稳定的职业心理与职业习惯，并由此形成相应的职业道德品质。同时，职业道德在不同的社会形态中，也都包含相对稳定的因素，并被一代一代人继承和完善。上述都表明，职业道德在内容上具有稳定性。

在形式上，职业道德具有多样性。职业道德适应各种职业活动的内容、交往形式的要求以及职业活动的环境和具体条件，从而形成原则性的规定或具体要求，表现在制度、规章、守则、公约、须知、誓词、条例等中，形式多样，而且简洁明快、具体灵活，使从业人员容易接受、实行和形成习惯。

在功效上，职业道德具有适用性。由于职业道德适用范围的特定规定性，它与本行业的具体任务和人们的实际情况相适应，从而广泛地适用和作用于人们的思想和行为，并塑造一代又一代的职业新人。

（二）职业道德的基本要素

职业道德主要表现为劳动者在职业活动中的追求、态度、责任心及自我要求。它包含职业理想、职业态度、职业责任、职业技能、职业纪律、职业良心、职业荣誉和职业作风等八个方面的要素。

职业理想，是指对未来职业或正在从事的职业渴望达到的成就的设想和追求。我们提倡的职业理想是，各行各业的劳动者放眼社会利益，发挥自己的聪明才智，而创造性地做好本职工作，全心全意为人民服务。职业理想是职业道德的灵魂。

职业态度，从本质上讲，就是劳动态度。它揭示了劳动者在生产过程中的客观状况、参加社会生产的方式及主观态度。劳动态度是职业劳动者对他人、社会履行各种劳动义务的基础，对职业道德建设具有重要意义。

职业责任，包括企事业责任和劳动者责任两个方面。国家与企事业单位、企事业单位与劳动者之间都有责、权、利的关系，三者应该在责任的主导下统一起来。如何使职业责任变成劳动者自觉履行的道德义务，是职业道德建设的重要内容。

职业技能，是一个人掌握和运用某种专门技术的能力。生产建设不仅需要大批各类专门人才，而且需要具有一定科学文化知识和熟练技能的劳动者。所以，良好的职业技能具有内在的道德意义。

职业纪律，一般地说，是一种行为规范。职业纪律是法规性与道德性的统一，也是职业道德的重要方面。

职业良心，就是职业劳动者对职业责任的自觉认识。在职业生活中，职业良心往往左右着人们职业道德的各个方面，成为职业劳动者思想和情操的重要精神支柱。

职业荣誉，就是职业责任和职业良心的价值尺度，包括对职业行为的社会价值作出的公认的客观评价及正确的主观认识。职业道德之所以强调职业荣誉，其目的是把社会对职业道德的客观评价转化为劳动者的自我评价，使之更好地遵守社会主义职业道德的客观要求。

职业作风，是指职业劳动者在其职业实践和职业生活中所表现出的一贯态度。它是职业道德在职业劳动者的实际行动中的习惯性表现，故而具有深刻的职业道德意义。

三、伦理与道德

在中国古代，伦的原意为“辈”，在现代是指人与人的关系；而理的原意为“治玉”，取其对玉石的整治，要顺其纹路之意，在现代则指条理、道理或规则。在西方文化中，英文 ethics（伦理学），源自希腊语 ehos，其意为习俗或品性。伦理是指人与人相处的道理或调整人与人关系的规则。实质上，伦理是指系列指导行为的观念，是从概念角度对道德现象的哲学思考，用于指导人们的思想和行为。

四、护理职业道德的特点

护理职业道德是社会一般道德在护理实践领域中的特殊体现，是护理领域中各种道德关系的反映，涉及人的生命、疾病和健康问题，是护士在护理领域内处理各种道德关系的职业意识和行为规范。其目的是促进护士更好地为人类的健康服务。护理工作的特殊性决定了护理职业道德在具备一般职业道德所具备的共性特征外，还有自己独特的特点。

（一）广泛性与社会性

现代医学模式的转变，使医学目的从恢复人类健康、延长寿命、降低死亡率发展到提高人类的生命质量，使之具有生命价值。这就决定了护理工作的广泛性和社会性，从而也决定了护理职业道德的广泛性和社会性。护士不仅要面向医院的患者，还要面向全社会不同层次、不同年龄、不同文化程度、不同职业、不同健康状况的人群；不仅要履行对患者的健康责任，还要承担起对其他人、对社会的健康责任；不仅要考虑患者的局部利益，还要考虑他人、社会和后代的利益；不仅要考虑护理效果给社会带来的效益，还要考虑在护理过程中所采取的措施可能给社会带来的影响。

（二）人类性与人道性

道德是有阶级性的，但医学、护理本身没有阶级性，疾病对人类的危害是不分阶级的，所以护理职业道德的人类性和人道性较其他道德领域更加丰富。《护士守则》第二条明确规定："护士应当对患者一视同仁，尊重患者，维护患者的健康权益。"这就要求护士将人道主义作为护理职业道德的重要内容，在护理领域中关心患者的健康、重视患者的生命、尊重患者的人格与权利、维护患者的利益和幸福，平等地给予患者人道待遇，提供人性化的护理服务。

（三）实践性与协调性

护理工作特别强调实际动手操作能力和实践性。护士处于错综复杂的人际关系之中，在护理实践过程中，不仅要协调处理好自己与患者、医生、医技人员之间的责任关系、利益关系，还要以患者权益代言人的身份联系并协调患者与有关医务人员及机构的相互关系，建立一个有效的沟通网络，使诊断、治疗、护理等工作得以互相协调、配合，保证护理对象获得最适宜的整体性医护照顾。

五、照护理论学的理论基础

（一）生命神圣论的内容

生命神圣论认为没有人的生命，就没有人类社会的一切，人的生命是宝贵神圣的。生的权利应该是最基本的人权，当生命遭受疾病侵袭或威胁时，任何人都应不惜一切代价维护和延长生命，任何终止生命的想法和行为均不道德。作为人类生命守护者的医护人员理所应当把维护患者生命当作自己的首要职责，在任何情况下都要以维护患者生命为第一要务；延长患者生命是医护人员的天职，以任何原因放弃、中断或停止对患者的治疗行为都应绝对禁止。

（二）生命神圣论的价值

生命神圣论这种最朴素的传统伦理道德思想无论在过去、现在还是将来都影响着护士的伦理道德取向。

1. 促进人类的生存与繁衍

早期人类生存环境恶劣，生命随时遭受自然灾害、虎豹蛇虫威胁，珍视生命、关心和帮助病伤弱残者的生命神圣观成为人类种族得以生存、繁衍的重要思想基础。

2. 推动医护学科的发展和进步

重视、珍惜生命的生命神圣论一方面从道德角度强化了救死扶伤的医学宗旨，使挽救他人的生命成为医护人员的崇高职责，既促进了人类对医学科学的研究，也促进了医护伦理学的发展；另一方面，生命神圣论的理论要求促使医护人员充分发挥主观能动性，不断探究消除患者病痛、探索生命奥秘的方法和技术，极大地推动了医护科学的发展。

3. 成为医学人道主义的理论基础

传统生命神圣论所要求的热爱生命、关心和珍惜生命的观点为现代医学人道主义精神所采纳，并成为其核心内容和基本要求。生命神圣论成为医学人道主义理论形成和发展的基础理论，并为医学人道主义的形成奠定了基础。

典型案例

某患者，男，72岁，因反复右上腹痛并向右肩放射、伴有呕吐、发烧4个月，近20天症状加重且出现黄疸，到某医院外科就诊。检查后发现，患者除巩膜和皮肤黄染、右上腹轻压痛外，无其他异常。B超提示：肝外阻塞性黄疸，梗阻部位在胆总管上段（左、右肝管部位癌），肝内胆管扩张，肝外胆管未见扩张，胆囊未探及，故而诊断肝外梗阻性黄疸，胆管癌可能性大。于是，患者住院接受进一步诊治。住院后，外科总住院医生根据病情及B超检查结果认为，胆管癌的可能性大，但不能完全排除胰头癌或壶腹癌，医嘱复查B超。第二次B超提示：肝外梗阻性黄疸，梗阻部位考虑为壶腹部实性占位。虽经两次B超检查，但占位性病变的位置仍不能确定，故医生们进行讨论。在讨论时，一位医生根据病史认为是典型的胆管炎症状，其炎症由结石引起的可能性较大，且患者20年前有过胃大部切除的经历，易发生结石，故占位性病变可能由结石所致；另有医生认为占位性病变不能排除癌变可能，故建议行ERCP（经内镜逆行性胰胆管造影术）检查。患者因发烧等待了一段时间后做ERCP检查，但未成功。由于患者黄疸及病情逐渐加重，故不得已行开腹探查。手术探查证实为胆总管内结石、残余胆囊管结石。

分析：临床诊断主要依靠病史和体格检查，虽然有时辅助检查能起决定性作用，但也必须综合病史和体格检查结果诊断。从上述案例中看出，医生有过分依赖辅助检查的倾向，因而延误了手术时间，也增加了患者的痛苦和经济负担，这不符合行善原则和辅助检查的道德要求。因此，医护人员更应重视临床基本功的训练，不能片面地依赖化验和特殊检查，同时时刻铭记行善原则，将病人的利益放在首位，努力为病人减轻痛苦。

（1）道德的调节功能与法律相比，有哪些差异？道德规范与法律规范不一致时，护士应该怎么办？

（2）怎样理解新健康观与整体护理新概念的产生推动了护理道德的新发展？

操作流程与步骤

参考意见

这一案例涉及的道德冲突的焦点是义务论的生命神圣与功利主义的生命价值。现代医学面对的最大的伦理挑战是道义与功利的冲突。几乎所有的生命伦理学难题均与人道主义和功利主义有关联，例如人体实验、安乐死、优生学等。

现代护理伦理学或医学伦理学兴起的一个基本背景就是医学道德难题的出现。可以说该学科兴起的一个重要原动力是现代医疗生活面临着大量的医德的难题，需要有这么一门学科、一群人着力研究，寻找合理的道路，正如首次提出生命伦理学的波特（Van Rensselaer Potter）所说，“生命伦理学是为人类更好地生存开处方”。

知识与技能拓展

我国部分地区对养老护理员的补贴情况

1. 2019 年北京

从事养老护理服务的一线工作人员可享受每月 600 至 1 500 元的岗位津贴。高校应届毕业生和毕业一年以内的往届毕业生从事养老护理一线服务工作的，按照本科毕业生、专科（高职）毕业生和中职毕业生分别给予 6 万元、5 万元、4 万元的一次性入职补贴。

2. 2019 年南京

对从事养老护理服务工作满 5 年的、全日制本科以上学历的工作人员奖补 5 万元，大专学历的奖补 4 万元，中专学历的奖补 3 万元。非全日制毕业生按照全日制毕业生的 70% 奖补。对持有护理员（含行业培训）、护士、康复治疗（理疗）师、医师、社工师、营养师、心理咨询师、心理健康指导师、健康管理师、按摩师等其中一种证书，且从事与证书相对应工作的工作人员的补贴标准：工作满1年的，从第二年起，每人每月补贴100元，工作年限每增加1年，月岗位津贴增加100元；工作年限在10年以内的，最高每人每月补贴500元；连续工作11年以上的，每人每月补贴800元。

3. 2018年武汉

对从事2年养老护理服务工作的养老护理员，根据持证类型一次性奖励500～5 000元。持证人员在我市护理岗位连续从业满2年的，从第三年起，每月发放100元的护理岗位补贴。

4. 2018年合肥

养老护理人员在养老护理岗位满4年但未满10年的，给予一次性入职奖补3 000元；满10年且未获得前款入职奖补的，给予一次性入职奖补12 000元。

5. 2017年广州

养老护理员享受积分入户给予加分政策，对养老护理员给予一次性补贴5 000元、2万元。申请人已获得一次性就业补贴5 000元后，最高学历提升为高等院校全日制毕业生及技工院校全日制高级工班、预备技师班毕业生的，将按照5 000元的补差标准给予一次性补贴。

6. 2017年石家庄

持有初级、中级、高级养老护理员、养老护理技师职业技能等级证书，累计工作年限满2年的，每人每月分别补贴100元、150元、200元、300元，累计工作年限满5年的每人每月分别补贴150元、200元、300元、350元。

7. 2015年天津

对养老服务用工单位及其从业人员给予职业技能培训、岗位津贴和社会保险三项补贴，人均每月可享受1 451元补贴。

（资料来源：https://www.yxzxbj.com/ylhly/zhinan/2027.html）

任务二　掌握老年照护的专业伦理

任务情境

李姓老人年过八旬，住在某养老院内，因为老人患有心脏病和眼疾，每天需要服用药物。2000年，一直负责照顾老人的护理员离职，由新的护理员接任。由于新的护理员对老人的情况不熟悉，而养老院内对代为老人发药无规范的操作办法，某天中午，新的护理员在给老人服药时，拿错了药，拿了隔壁床老人的药给老人服用。发现身体异常后，老人被送医院抢救，医生诊断为药物中毒，老人后来虽然康复，但一直精神紧张，提心吊胆。老人家属要求养老院支付医药费、精神损失费等。后经双方协商，养老院支付两万元医疗费和精神损失费。

任务要求

（1）你对李姓老人出现的问题有何思考？

（2）随着现代社会价值观的多元化，出现的矛盾日益增多，身为老年照护人员该怎么处理这些矛盾呢？

必备知识

一、老年职业照护的相关概念界定

（一）老年人的概念

从生理意义上讲，老化是人体组织器官退化和生理功能衰退的过程。老化是循序渐进的，影响衰老的因素有很多，每个人老化的速度并不相同，即使在同一个人身上，各脏器系统的衰老变化程度也不完全一致，这种差异与很多因素有关。因此，“老年”只能是个概括的含义，很难准确地界定个体进入老年的时间，为了科学研究和医疗照护工作的方便，常以大多数人的衰老变化时期为标准。世界卫生组织对老年人年龄的划分有两个标准：65 岁是发达国家的老年人标准；在经济欠发达地区，通常以 60 岁为界，超过 60 岁即为老年人。

《中华人民共和国老年人权益保障法》中对老年人的界定为 60 周岁以上的公民。由此可知，在我国，年龄在 60 周岁以上的人，就已经步入老年阶段。

（二）老年职业照护的概念

老年照护以老年人为主体，以老年人的身心需要为基础，通过照护手段和照护措施保障老年人的健康。在现代学术研究基础上，老年职业照护的目标主要为通过照护延缓老年人衰老速度，提高老年人自我照顾的能力，改善老年人的生活质量，为濒死老年人提供更有尊严的生活方式。在传统照护工作中，对老年人高质量的照护行为的定义是，比较完美地服侍老年人直到去世。在成人照护中，老年照护是非常重要的组成部分，照护措施通常与其他病人的照护措施一致，但是由于老年人的身体差异，很多症状在不同老年人身上的体现是不同的，产生的后果也不相同，这时的老年人照护与其他成人照护存在很大的不同。当前，新的照护观念认为，老年人照护应该立足老年人身心特点及文化需求，从老年人身体健康和心理健康两方面需求出发提供服务。老年照护应该重视自护原则的执行，关注老年人自我照顾的实际能力，在维护老年人自尊的前提下进行协助，并在老年人需要的情况下提供帮助。在照护过程中，将“提高老年人的生活质量”作为老年职业照护的最终目标。针对老年职业照护问题的研究既要包含影响老年人健康的各种因素，也要关注制约老年照护事业发展的因素。老年照护人员既要关注老年人的身体健康，又要关注老年人的心理问题，为老年人及其家属提供全方位的咨询和照护服务，让家庭为老年人提供更多的情绪支持与安慰。

（三）老年职业照护的特征

1. 工作难度大

老年患者与其他年龄段的患者有着显著的不同，主要表现在老年患者疾病的特点和老年患者身心变化的独特性。老年患者多数具有病种多、患病时间长、所患疾病难治愈或不能治愈的特点，所患的常见疾病有高脂血症、高血压、糖尿病这些慢性病和残疾、阿尔茨海默病等。老年患者多数是与多种疾病共存的，各种疾病彼此交错、相互影响，加上老年患者疾病的病程长，并发症和后遗症多，多数老年患者生活自理能力急剧下降或完全丧失，成为失能或半失能老年人。因为老年患者的身心处于多方面的、复杂的退化过程中，而且他们大多是反复住院的患者，所以他们对医护人员技术水平和服务质量的要求也相对较高。综合以上因素，与其他年龄段的患者相比，老年患者照护难度较大。以最常见的照护技术——静脉穿刺为例，由于老年患者所患疾病的特点和身体的变化，他们的静脉细小，表皮浅且皮下弹性差，经常会穿刺失败。

2. 职业风险高

老年患者体质和疾病具有特殊性。老年人各器官生理机能退行性变化导致其反应迟钝、行动迟缓、感觉迟钝、平衡能力和视力下降，且情绪波动大。相对于其他年龄段的患者的照护风险也相对较高。①老年患者体质虚弱、感知反应迟钝，加上因长期卧床，自行变换体位已不能独立完成等，会引发跌倒、烫伤、皮肤压疮等问题。如果护士缺乏经验则会对老年患者的照护问题估计不足，从而导致照护不及时、不到位。②老年患者不遵守医嘱，主要表现在：一是患者对自身疾病不了解，对医嘱与疾病的关系不明白，或医嘱较多记不清；二是患者自以为懂，或者认为是“老毛病了”，按照自己的想法和认识更改医嘱；三是患者对医生存有某种成见，对医生的医嘱不信任、不满意而不遵守医嘱。③病区环境常常是导致老年人发生跌倒、损伤的直接因素，如：病房灯光昏暗或直射，地面不平、积水、太滑、有障碍物，病床高度不适、无床挡、床旁无呼叫器，座椅不稳，厕所、浴室内无防滑垫、扶手等。这些都会大大增加照护的风险。

（四）老年照护伦理的概念

老年照护伦理，是指老年服务人员在履行自己职责的过程中，必须遵守的正确处理个人与他人、个人与集体、个人与社会之间关系的行为准则和规范的总和，它以善恶为评价标准。

1. 老年照护伦理的主要特征

（1）鲜明的服务性。

服务老年人是老年照护伦理最鲜明的特色。为老年人提供优质高效的服务是所有老年服务活动的根本目的。

（2）特殊的价值性。

老年服务伦理涉及老年服务行为的道德问题，可以为开展老年服务活动提供正确的价值指向，有着特殊的价值性。老年服务伦理的价值性突出反映在六个“老有”上，即老有所养、老有所医、老有所为、老有所教、老有所学、老有所乐。

（3）相对的稳定性。

老年照护伦理是对老年照护人员道德上的要求，与其他层面的要求（比如行为要求）相比，老年照护伦理深入人的内心深处，根深蒂固地影响着老年照护人员的一言一行，具有相对的稳定性。

2. 老年照护伦理的重要意义

（1）老年照护伦理是调整老年照护关系的基本准则。

老年照护伦理是对老年照护工作中各种社会关系的应然性认识，是人们认可的职业与行业规范，可以对老年照护工作中的各种关系进行调整。因此，老年照护伦理是开展老年照护工作的重要支撑，也是调整老年照护职业内部关系所遵循的基本准则。

（2）老年照护伦理是老年照护人员自我提升的内驱动力。

老年照护伦理可以帮助老年照护工作者正确认识自己在照护老年人的实践活动中对他人、对集体以及对社会应尽的义务，并在此基础上形成一定的道德观念和道德判断能力，对于增强老年照护工作者的职业和社会责任，丰富其人文情怀和提高其修养具有重要作用。

（3）老年照护伦理是实现老年照护行业规范化发展的有力支撑。

老年照护行业的规范化发展，最终依赖于各种制度的完善，但是制定和出台老年照护规则的内在依据是老年照护伦理。因此，实现老年照护行业的规范化发展离不开老年照护伦理，老年照护伦理是实现老年照护行业规范化发展的有力支撑。

二、老年照护的基本原则

《现代汉语词典》对“原则”的解释为“说话或行事所依据的法则或标准”。医学伦理学的原则是指反映某一医学发展阶段及特定社会背景中的医学道德精神，用来调节各种医学道德关系必须遵守的根本准则和最高要求。护理学作为医学的重要分支学科，在护理学科的教育、实践及研究等领域也必须遵守医学伦理学的原则，并在学科发展进程中，逐渐形成具有一定学科特色的护理伦理学原则，对护理实践中的具体行为发挥主导作用。具体来说，护理伦理学原则主要有以下9个。

（一）行善原则

1. 行善原则的含义

行善原则调整的是整个医学界的医学行为所引起的一切伦理关系，要求医学界的医学行为符合善的医学道德目的，是护理伦理学的根本规范和最高原则。行善原则具有管辖全面、贯彻始终、纲举目张的统帅性，而其他原则是它的派生和延伸。

2. 行善原则的内涵

行善原则的内涵体现在两个方面：一是要求对病人确实有利，称为“有利的原则”；二是对积极有利原则的补充，称为“效用原则”。

（1）有利原则，就是要求护士对服务对象实施有利的护理行为，并对其身心有益，这是护士的基本职责。对病人确实有利需要满足下列条件：①病人确实需要护理帮助；②护理行为与解除病人疾苦直接有关；③病人受益，且不损害他人利益。

（2）效用原则，也可称为权衡利弊原则，即在护理实践中，如果病人利益与他人及社会利益发生冲突时，需要应用效用原则进行权衡。但这并不意味着社会利益应高于个人利益，如在护理研究中，当研究利益与病人可能承受的危险相冲突时，不能将效用原则视为绝对的、唯一的、最高的原则，应同时考虑自主性原则、不伤害原则、公正原则等。因为如果破坏了其他原则，效用原则也不可能实现，社会的利益会遭受更大的损失。

3. 行善原则的实现

行善原则的基本精神是做好事、不做坏事、制止坏事。这一精神实质要求护理执业人员在护理活动中，恪守“努力行善，做一个善待生命 、善待病人、善待社会的人”的伦理信念，实施最大程度地维护病人的利益的伦理行为。

（二）尊重原则

1. 尊重原则的含义

尊重原则是指护患交往时应该真诚地相互尊重，并强调护士尊重病人及其家属。尊重原则有狭义与广义之分。狭义的尊重原则要求尊重病人人格权。人格权是一个人生下来即享有并受到法律、道德肯定和保护的权利。依据我国现行法律和伦理传统，每一位公民都享有如下人格权：生命权、健康权、身体权、姓名权、肖像权、名誉权、荣誉权、人格尊严权、人身自由权、隐私权等；具有人格象征意义的特定纪念物品的财产权；人去世后仍享有的姓名权、肖像权、名誉权、荣誉权、隐私权、遗体权等。其中，自然人的生命权、健康权、身体权及其死后的遗体权等属于物质性人格权，其他属于精神性人格权。

广义的尊重原则就是要求医学界尊重服务对象的生命和精神自主性，是从更基本的道德意义上实现人道主义。尊重原则首先要求尊重生命，只有做到爱护、重视人的生命，才能同情、关心和救助深受疾病折磨的病人；其次尊重病人的自主性，实质是对病人自主权利的尊重和维护，从根本上体现和保障病人的健康权益。

2. 尊重原则的实现

尊重原则是医学人道主义基本精神的必然要求和具体体现，也是生物－心理－社会医学模式的必然要求和具体体现。实现尊重原则是建立和谐护患关系的必要条件和可靠基础，是保障病人根本权益的必要条件和可靠基础。尊重原则实现的关键是护士对病人的尊重，对病人人格的尊重；但同时也需要病人对护士的尊重，没有病人对护士应有的尊重，就难以建立良好的护患关系和医疗秩序。

（三）不伤害原则

不伤害原则指在照护过程中不使老年人受到伤害，包括身体伤害（如疼痛、并发症、损伤、残疾和死亡等）、精神伤害（如精神痛苦、经济损失和受侮辱歧视等）和社会伤害。不伤害的义务既包括避免或减少实际的伤害，也意味着防范或减少伤害的风险，即在照护过程中，应将风险降到最低。

1. 不伤害原则的含义

不伤害原则要求护士在服务中最大限度地降低对服务对象的伤害。与有利原则一样，不伤害原则是善待病人的道德原则要求的另一个方面，同样成为应该对待病人的其他伦理原则的前提和基础。

2. 医学伤害及其分类

医学伤害作为职业性伤害，是医学活动的伴生物，历来受到中外医家的高度关注。因此，不伤害病人是传统行医规则，是医学人道观念的突出体现。中国古代《黄帝内经》中的“征四失论”“疏五过论”等医德戒律的基本精神就是不伤害病人，反映的是“万物悉备，莫贵于人”的人道思想。依据医学伤害与医务人员主观意志的关系，医学伤害可分为有意伤害与无意伤害、可知伤害与意外伤害、可控伤害与不可控伤害、责任伤害与非责任伤害。

（1）有意伤害，是指由于医务人员极其不负责任，拒绝对病人进行必要的诊治、抢救，或出于增加收入等目的，为病人滥施不必要的诊治手段所直接造成的故意伤害。

（2）无意伤害，是指医务人员在实施正常诊治中导致的间接伤害。

（3）可知伤害，是指医务人员知晓的不可避免的伤害。

（4）意外伤害，是指无法预先知晓的对病人的伤害，如意外跌倒等。

（5）可控伤害，是指医务人员经过努力可以降低，甚至可以杜绝的伤害。

（6）不可控伤害，是指超出医务人员控制能力的伤害。

（7）责任伤害，是指有意伤害以及虽然无意但属可知、可控而未加认真预防与控制的伤害。

（8）非责任伤害，是指虽可知但不可控的伤害。

不伤害原则主要是针对责任伤害提出的。责任伤害，可依据其伤害内容、指向划分为身体伤害、精神伤害以及经济损失。身体伤害是指误诊误治导致的病人躯体疼痛、功能损害、身体伤残、生命丧失等伤害。精神伤害是指隐私被泄露、人格权被侵害等导致的病人心理、人格、尊严受到的伤害。《最高人民法院关于确定民事侵权精神损害赔偿责任若干问题的解释》对中国公民的人格权作出了规定。经济损失是指上述两种伤害导致的病人为补救伤害而付出的诊治费用，以及因此而减少的正常经济收入。

（四）关爱原则

关爱最能体现照护的本质和专业的核心价值。关爱是伦理原则的核心，能增强老年照护人员职业道德意识、指导其照护行为、提高其道德情操。

（五）公正原则

公正是指不偏私、不偏袒和正直。社会公正，主要指对一定社会结构、社会关系和社会现象的一种伦理认定和道德评价，是衡量社会合理性和进步性的一个标志。个人公正，指个人行为的一种根本原则，能以当时社会的法律、规章和惯例等为标准，严格规范自己的行为，正直做人，办事公道。

（六）真诚原则

为老年人提供服务，不仅要对老年人充分尊重，还要体现真诚原则。这里所讲的真诚原则，就是要求老年照护人员在服务过程中必须诚心诚意，以诚待人，不逢场作戏、言行不一。

（七）宽容原则

宽容原则要求老年照护人员在老年照护服务过程中，既要严于律己，也要宽以待人，多理解他人，学会站在老年人的角度来思考问题。

（八）从俗原则

从俗原则要求老年照护人员在老年照护服务工作中对本国或各地的礼仪文化、礼仪风俗以及宗教禁忌有全面准确的了解。只有这样才能在服务过程中得心应手，避免出现差错。

（九）适度原则

适度原则即适度得体，掌握分寸，要求老年照护人员在应用礼仪时，为了保证取得成效，必须注意技巧，合乎规范，特别要注意把握分寸，认真得体。

典型案例

老年照护人员小李遇到的问题

患者，男，56岁，小学文化，因“进行性吞咽困难1个月”就诊，入院后进行了胸部CT和食管钡餐检查，被确诊为食管癌，接受食管癌根治术，术后接受了胃肠减压、胸腔闭式引流等治疗。术后第4天，患者肛门恢复排气，老年照护人员小李遵医嘱拔除胃肠减压管并叮嘱患者暂时禁食。术后第5天，患者少量饮水后未诉特殊不适，小李告诉患者可少量进食。患者得知能进食后非常高兴，把家人买来的一碗稀饭一口气喝完。半小时后，患者出现呼吸困难、胸痛等吻合口瘘的症状。医生对其进行紧急处理，插入另外一根胸腔闭式引流管加大引流，引流管引出大量的食物残渣。患者被迫继续接受禁食、抗炎、胸腔闭式引流等治疗。事后患者家属拒绝缴纳医疗费用，认为责任全在小李，因为小李告诉患者可以进食。小李则认为患者没有遵从少量进食的要求，双方争执不下，最后只好请卫生行政部门协调解决。

小李与患者之间为什么会发生冲突？现代护患关系的发展趋势对老年照护人员提出了哪些伦理道德要求？

操作流程与步骤

参考意见

在老年照护工作中，护患双方只有明晰各自应遵守的伦理道德规范，并自觉地将其转化为自身的信念和价值观，护患之间才能和谐共处，才能弹奏出优美的乐章。

知识与技能拓展

全国养老护理职业技能大赛

一、举办目的

职业技能大赛是推进养老护理员队伍建设的重要路径，是养老护理员队伍建设进程中一件强基础、利长远、增后劲的大事。职业技能大赛既有利于集中展现一线养老护理员的工匠精神和动人风采，有效提升养老护理员的社会认同度和美誉度；又有利于选拔高技能人才、激励技能人才成长，实现以赛促学、以赛促训、以赛促评、以赛促建，激发广大养老护理员“学技术、练本领、比技能”的热潮；还有利于聚合各方力量，释放政策红利，尽快形成共同推动养老护理员队伍建设的工作格局。

二、举办规则

职业技能大赛分为：地市级及计划单列市、副省级城市选拔赛，省级选拔赛和全国决赛三个阶段。地市级及计划单列市、副省级城市选拔赛通常于每年5月至7月举行，省级选拔赛于每年7月至9月举行，全国决赛于每年11月举行。

三、参赛要求

参赛队员必须是从事养老服务工作2年及以上的在职职工，省级选拔赛参赛队员应当通过地市级及计划单列市、副省级城市选拔赛选拔产生，全国决赛参赛队员应当通过省级选拔赛选拔产生。每支参赛队伍由4名队员组成，队员应至少来自2个及以上工作单位、至少有1名老年服务与管理相关专业大中专毕业生。鼓励民办养老服务机构职工积极参赛。

四、竞赛标准及内容

竞赛内容以《养老护理员国家职业技能标准（2019年版）》三级/高级工及以上知识和技能要求为基础，主要包括理论知识和操作技能考核两部分。理论知识主要考核养老护理员对《养老护理员国家职业技能标准（2019年版）》要求的知识的理解掌握情况，占总分的30%；操作技能主要考核养老护理员针对老年人身体、精神状况提供生活照护、基础照护、康复服务、心理支持等服务的实操能力，占总分的70%。

五、奖项设定

一等奖5名、二等奖15名、三等奖32名、优胜奖若干名。获得一等奖的队员被授予“全国技术能手”称号，获得一、二等奖的队员可晋升职业技能等级。职业技能大赛全国组委会将根据职业技能大赛组织实施情况为参赛队伍和参赛队员颁发“优秀组织单位”“突出贡献单位”奖牌和证书，“优秀教练”“优秀工作者”证书。

（注：每届大赛具体情况可能稍有不同，请以官方实时公布为准，以上内容仅供参考）

项目六
老年照护实践中的伦理困境及决策

内容提要

首先，本项目介绍了老年照护实践中伦理困境的含义、产生原因及不同方面的伦理困境。学生通过对本项目的学习，能理解老年照护伦理困境的含义和产生原因，了解常见伦理困境问题及应对措施。其次，本项目介绍了老年照护实践中的伦理决策的概念与影响因素、伦理决策的方式、伦理决策的程序、伦理决策应遵循的原则。通过学习，学生应能掌握决策、伦理决策、伦理决策的影响因素等内容，了解老年照护中的个人决策与团体决策的方式与适用情境，熟悉老年照护实践中伦理决策的具体程序、程序设计的原则与决策过程中应注意的问题，能应用老年照护伦理决策灵活摆脱伦理困境。

项目导学

困境即混淆不清的、难以选择某一行动或某一决定的情况。护理伦理困境是指在护理实践过程中，护士在处理某些特殊问题时感觉到左右为难，难以决定或不知道该采取何种行为的情境。一般情况下，护士只要依据伦理原则和规范就能作出符合伦理的正确决定。但有时也会碰到一些难题：当作出一个正确选择的时候，可能必须同时放弃另一个显然正确的选择；在竭力维护一些人利益的时候，势必要损害另一些人的利益；某项对病人有益的医护行为可能是违背医护自身的某些伦理认知的。

从理论层面上说，护理伦理困境首先是由不同的护理伦理理论和原则交叉冲突导致的。当我们按照一个伦理原则处理解决涉及病人的伦理问题时，也许会产生与另一个伦理原则相悖的问题。比如：在依据人道论对一位植物人进行护理时，就与功利论相悖，伦理困境随之产生。伦理学原则体系的设计是为了解决不同价值观传统之间存在的冲突，但是无法完全避免冲突的存在。目前的伦理原则体系是一种程序正义的设计，并不能提供实质性的具体的伦理指导，不同的人根据各自不同的价值传统对某一原则作出不同的理解和解释，这就会导致意见上的冲突。而且，由于当前的伦理原则体系主要借鉴的是西方现代性的伦理原则体系，而非一种跨文化的理论原则体系，一旦进入具有不同道德文化传统的民族的社会生活中，就会产生对原则的内涵乃至整个体系的不同理解。

学习目标

知识目标

（1）掌握护理伦理困境的含义。

（2）掌握护理伦理决策的含义。

能力目标

学会运用护理伦理决策，努力摆脱伦理困境。

素质目标

（1）理解护理伦理困境产生的原因。

（2）了解护理伦理决策的过程。

任务一 了解老年人知情同意的相关伦理问题及决策

任务情境

张某，30岁，男，曾因精神分裂症住院治疗。张某出院后，病情稳定，完全能自我照顾，并在一家公司上班，每月定期到门诊注射抗精神病药物，但在此期间张某感觉手发抖，无法集中精力，便向主治医师提出换药。主治医师认为此药是对症药物，并解释继续观察一段时间后再调整，症状将会逐渐改善。张某并不认同主治医师的判断，便和母亲一起找精神科护士诉说，“那个药的副作用对我造成很大的困扰，甚至影响上班，而主治医师又不听取我的意见”，并表示不愿继续到门诊治疗。护士将此事转告了主治医师，但主治医师肯定自己的判断并坚持专业自主权。次月张某就诊时，其主治医师仍未为其换药，张某再度提出质疑，抗议主治医师不关心他的情况，不尊重他的意见，拒绝治疗。一周后，张某的母亲打电话告诉护士，张某情绪欠佳，请假未上班，又拒绝到医院治疗。

此案例存在的伦理困境是什么？护士应当如何进行伦理决策？

任务要求

（1）如何理解护理伦理困境？

（2）如何进行护理伦理决策？

（3）护理伦理决策过程中应当注意哪些问题？

必备知识

一、伦理决策的相关概念

决策是决断或作出结论的意思。《韦氏大词典》中对决策的解释为：某人对一种意见或者行动路线的抉择行为。由此可见，决策的基本概念是“抉择”，意为根据问题或目标拟定多种可行的方案，然后从中选择出最能够达成目标的方案。因此，决策必然是从两个或者更多备选方案中选择出最佳方案。决策的过程是寻求答案作出决定的过程。

伦理决策就是作出伦理上的决定，是一种复杂的过程，它必须建立在道德思考的基础上。在作出伦理决策的过程中，应该依据相应的伦理理论、原则及行为规范对行为本身、行为过程与行为后果进行多方位的考虑。

二、护理伦理决策的影响因素

当面对相同的伦理困境需要作出决策时，往往不同的个体和团体作出的决策不尽相同，因为决策的过程会受到多种因素的影响。

（一）个人价值观

个人价值观主要代表一个人的人格、信念或理想，并引领个人行为的方向。个人价值观往往对人的行为和决定产生决定性的作用，但由于价值观的潜在性，人们大多并不太清楚自己的价值观。因此，护士要有意识地了解自己、病人及相关人员的价值观。另外，个人价值观表现为多种形式，有经济价值观、理论价值观、社会价值观、唯美价值观、政治价值观、宗教价值观等。这些价值观有些是道德性的，有些是非道德性的，只与个人的兴趣爱好相关。因此，在护理实践中进行伦理决策时，护士只有弄清楚自己、病人及相关人员具有怎样的价值观，才能在处理各种伦理问题时站在客观的角度，尊重他人的价值理念，作出最符合病人和相关人员价值观的伦理决策。

（二）文化背景

文化背景会影响人们对健康、疾病、生死等问题的认识和态度。比如，具有不同文化背景的人对提高健康水平的方式有不同的看法，中西方文化对个人自主权利的大小也有不同的认定。许多文化都涉及宗教，所以护士在照顾具有不同的文化背景或宗教信仰的病人（及其家属）时，要深入考虑不同的文化背景及宗教信仰对其价值观的影响，以了解他们的行为及想法，这样才能保证给予病人及其家属适度的尊重。

（三）专业价值观

专业价值观是专业团体所认同的该专业应该具有的特质。护理专业的价值观来自护理伦理规范及护理执业的规定。护理专业价值观包括严谨、求实、诚信、审慎、慎独、同情等。护士在进行伦理决策时，需要有良好的专业价值观，以便在护理照顾过程中，增强对伦理问题的判断能力，提高作出决策的能力。

（四）社会价值观

社会需要的改变会影响对社会价值观的认定，同时也会影响个人价值观。而个人价值观也可能和社会价值观及专业价值观发生冲突，使得伦理决策变得十分困难。当面对这些价值观冲突时，以下指引可以作为参考：①凡是符合专业伦理执行及病人福利的价值观应优先考虑；②选择明显有利于专业伦理执行及病人福利的价值观；③受到伦理决策影响最大的相关人员的价值理念应该优先考虑。

（五）伦理理论与原则

正如地图可以指引方向，伦理理论与原则可以帮助分析并摆脱伦理困境，为作出伦理决策提供理论上的指导。当然，不同的理论观点，有可能影响解决问题时所采取的行动及结果。例如，道义论认为不论行为的价值及结果如何，行事都须遵守道德的原则；功利论则坚持认为伦理决策应该考虑所采取行为的价值及后果，认为每个人都有权利谋求自己的幸福。虽然道义论和功利论有不同的观点，但对护士来说，应当在实践中最大限度地为病人着想，把病人的利益放在首位，多为病人谋取福利。

（六）组织机构

各类组织机构往往在各自形成和发展的过程中依据行业道德行为的原则、机构自身的特点，提出具有不同特色的公式化想法，树立系统而确切的思想或观念，用以指导自身的运作、发展以及员工的具体劳动。此外，各组织机构往往在此基础上制定任职资格、工作规范、学习进修规定、岗位职责等一系列部门规章和相关规定，并对任职者要胜任该项工作必须具备的资格与条件、工作规范、工作内容等进行规定。组织机构的理念及规定，有时会和护士个人的价值观或病人的需要相冲突，甚至影响伦理决策的过程，给护士带来压力和困扰。在医疗工作环境中，许多问题牵涉面广，除了护士本身，还可能涉及医疗等其他专业。所以组织机构要经过协调与讨论，以团体决策的方式和客观的立场，提出解决问题的方法，以提升决策的品质及效果。对于护士来说，应当在组织机构的要求、病人的需要及个人的理想之间寻求一个合理的平衡点。

三、伦理决策的方式

伦理决策方式包括个人决策和团体决策两种。

（一）个人决策

个人决策是指由个人来作出决策，这是护士最常用到的伦理决策方式。在护理实践中，需要由个人来作出决策的情况随处可见。如护士一上班就可能需要决定先对谁提供照顾及需要为其提供哪些照护活动；哪些护理措施必须立刻实施；哪些护理行为可以暂缓；对于终末期的病人，是否应该告知病人有关病情；如果需要告知，则何时何地告知更为妥当；如果不能告知，原因何在；当遇到两个甚至三个病人同时按呼叫铃寻求专业帮助时，应该优先为谁提供照顾服务；当仅有一台呼吸机却有两个危重病人均需要时，谁应该获得优先使用权。

（二）团体决策

团体决策是指由一个团队或者一个伦理委员会，在经过共同讨论之后作出伦理决定的方式。临床上有一些伦理问题牵涉面很广，影响和意义深远，决策的难度较大，如果由护士单独作出决定，不但会给其带来极大的压力，还可能导致决策失误，这时往往就需要依靠团体决策。团体决策可以在护理部门内部进行，但若涉及的伦理问题异常复杂，也可提交至医院的伦理委员会作出团体决策。

一般而言，当需要决策的情况简单或属于常规行为时，往往采取个人决策的方式。当遇到的情况复杂、涉及面广，或涉及团体利益时，则应当由团体作出决策。需要明确的是，不论是个人决策，还是团体决策，进行伦理决策时，均需要遵循一定的伦理理论、原则和行为规范。

1. 知情同意的伦理原则

以老年人为中心的知情同意书信息应充分，知情同意过程应符合完全告知、充分理解、自主选择的要求。存在认知障碍的老年人应和认知健全的老年人受到同样的尊重。尊老爱老是我国的传统美德，老年人在其一生中为家庭和社会作出了重要贡献。随着年龄的增长，越来越多的诸如慢性非传染性疾病、心脑血管疾病、认知能力减退、记忆力降低等健康问题暴露出来，这迫使老年人逐渐成为社会主体中的弱势群体。无论是健康的老年人还是老年患者都应受到同样的尊重，他们的生命、人格和权利均不容小觑。医护工作者和家庭成员不仅要在疾病上对其进行救治，还要在精神、心理上对其进行关心和疏导。

2. 知情同意书的要求

年龄等相关生理学因素的改变，致使老年人记忆力衰减、理解力减退、反应速度减慢，在阅读理解上往往不及年轻人。曾有研究表明，对于参加同一个临床试验或研究的不同年龄段的人，对一些内容冗长复杂且对阅读者文化教育程度要求较高的文字性材料（比如，知情同意书的内容的医学专业性强）的理解，老年人较其他年龄段的人来说更为吃力。因此，《老年医学临床研究伦理审查规范》（以下简称《规范》）首先提出了“知情同意书的文字表达应基于老年人的理解能力，采用母语并以老年人能够理解的文字阐述，文字精练，避免使用大量医学术语”的建议。老年人由于衰老造成的生理性功能衰退（听力或视力下降）也会影响知情同意书文字表达的方式和形式。书面知情同意书中文字的常规字号对老年人而言比较小，若文字又排列密集，则会增加老年人的阅读难度。因此，《规范》建议研究者可以考虑调大文字字号，同时配合插图、音像制品、典型案例等其他声图并茂的形式，向老年人提供清晰、完整又易于理解的知情同意书。对于一些专业性强的术语词汇，可以采用形象的比喻予以描绘。这样做，既增强了知情同意书内容在老年人脑海中的画面感，又利于老年人的专注理解和准确把握。

3. 知情同意的过程

知情同意是一个持续的决定过程，它通常包含三个要素，即充分的信息告知、自愿以及知情同意能力。由此可知，信息告知过程、老年人信息理解过程、老年人自主自愿选择过程等是知情同意过程中的关键。

4. 信息告知的过程

老年人并非都属于弱势群体（具备生理上虚弱和社会价值脆弱的特点），但老年人会因为高龄等生理因素导致的维护自身利益和权利的能力不足或者丧失而成为弱势人群。因此，伦理委员会在审查涉及老年人的临床研究知情同意过程时，既要统筹全局又要兼顾老年人特点。在和老年人进行知情同意沟通时，《规范》建议应“基于老年人生理和心理的特殊性，在知情同意获取的过程中，研究者应当按照知情同意书的内容，实事求是地向老年人逐项说明、详细解释和充分告知”。因为通常知情同意书的内容可能较长，对一般的人来讲坚持读完已很难，更不用提生理和心理不占优势的老年人了。研究者放慢语速，耐心、友好、积极主动地告知，是知情同意信息传达并被对方有效接收的关键。

考虑到老年人接收信息后需要思考、反馈的时间稍长，必要时研究者可以增加谈话的次数和时间，给予老年人充分的时间理解知情同意书的内容，以便作出合理的决定。为了避免老年人被大量待接收的信息所困扰，影响其对有重要作用的信息的理解，建议研究者在告知过程中“采用老年人能够理解的语言和能够接受的方式交流”，同时也应“积极与其家属和/或陪护人员沟通，征得支持和理解”。如此也能够显著提升老年人参加研究的可能性。

5. 信息理解的过程

易于人理解和人理解到位是一个“满意又有效”的知情同意过程的核心。鉴于老年人群的特性，推荐研究者将老年人指导清单作为知情同意书的辅助文件，降低知情同意书内容的复杂程度，加强老年人对知情同意书的理解。老年人指导清单内容既要包括需要人配合的事项，如治疗方法、饮食控制、访视安排等，也应包括研究项目简介、研究联系人等基本信息。

6. 老年人自主自愿选择的过程

老年人是否自主自愿选择，通常是由其精神状态、心理状态和所处环境等因素决定的，是知情同意过程中最难判断的。国内外的相关法规指南也都提出了“自愿参加”的要求，禁止胁迫或过度诱导。

老年人的自主、自愿选择更应得到关注。因此《规范》提出了避免影响老年人决策的自主性要求。部分老年患者由于疾病的原因，容易形成对其主管医生的依赖心理，从而无奈、被迫地参与研究，特别是当研究方案中包含治疗内容时，当主管医生作为研究者招募研究对象时，老年患者可能担心拒绝参与研究会遭到医护的不公正对待，容易被迫同意参与研究。为避免可能产生的不当影响，建议由主管医生之外的其他具备临床研究资格的研究者来获得老年人的知情同意。在获得知情同意前，加强老年人的心理辅导，增加老年人对疾病治疗与临床研究的客观认知，使老年人获得参与研究的自信心，从容自主地作出参与研究的决定，确保其参与后积极配合。

7. 知情同意书的签署

老年人签署知情同意书是一种表达其接受照护决定的民事法律行为，理应由具备行为能力的个体在获得必要的信息且充分理解、充分考虑后作出自主选择。知情同意书的签署真正实现保护老年人自主权的初衷，是明确老年人在临床研究中法律主体地位的重要体现。《中华人民共和国民法典》第十八条规定：“成年人为完全民事行为能力人，可以独立实施民事法律行为。”而不能辨认自己行为（无民事行为能力）或不能完全辨认自己行为（限制民事行为能力）的成年人，都需要其法定代理人代理实施民事法律行为。

典型案例

病人，女，45岁，因消化道疾病大出血，被丈夫送至医院急诊室。医生作出为病人输血的决定。但因宗教信仰，病人丈夫向护士表明不愿为病人输血，而病人此刻因意识模糊，已无法清楚地表达自己的想法。

请问医护人员此时应该怎么做？

操作流程与步骤

步骤1：找出案例中所有的事实。

在这一步中，首先需要找出在案例中所发生的所有事实，包括医学事实和伦理学事实，即了解“发生了什么”，二者有时联系在一起，互相影响，有时相互之间没有影响。（分析：在本案例中，医学事实是病人消化道出血需要输血治疗。伦理学事实是在知情同意过程中，如果尊重病人家属的意见放弃输血就有可能导致病人失去生命；如果医生不听从家属意见执意为病人输血，其结果是病人被救治，但是会侵犯病人的知情选择权。）

步骤2：找出案例中所有的人际关系。

人际关系包括医患关系、护患关系、护护关系、医护关系、护士与社会的关系等。只有将所有与该事件相关的人际关系界定清楚，才能区分利益与冲突的主体和客体。（分析：本案例中的人际关系有医患关系、护患关系、医护关系以及医生护士与病人家属的关系。）

步骤3：判断案例中的冲突有哪些。

在判断案例冲突之前，需消除对医疗护理等方面纯事实性材料的误解，如是不是医学、护理专用名词导致的误解，是不是由于病人对医学常识的缺乏而产生的误解等，而且这些误解可通过充分的交流消除。在解决这一类问题之后，就需要找出真正的伦理学的冲突，例如，是病人的隐私保密与适时公开的冲突？还是遵循医嘱与护士行业自主权的冲突？或者是病人家属、单位或保险公司的知情权与医院的保密义务的冲突？等等。一般情况下，冲突主要表现为医务人员的义务与病人权利之间的冲突。（分析：本案例中的主要冲突表现为医护人员若遵循不伤害和有利原则通过输血的方式挽救病人的生命，就会由于不听从病人合法代理人的意见而违反尊重原则。）

步骤4：判断谁是化解矛盾的决定者。

在确定冲突类型以及所涉及的人际关系之后，应当明确谁对冲突的产生负有直接责任，并且能够化解矛盾。一般不同的情境下有不同的决定者。①如果病人清醒，具备自主决定的能力，那么病人的自主决定权应当得到充分的尊重。然而在中国国情下，家属对于问题解决也具有重要的影响力，因此，即使病人具有绝对的自主能力，也应当在适当的范围内取得家属的支持和同意。②当病人没有行为能力时，病人的个体自主权应由合适的代理人来行使，此时，需要考虑代理人的决定权的范围，即是由一个代理人行使代理权还是由几个代理人共同行使代理权。如昏迷的病人的治疗与护理事宜常常由病人的几个子女共同协商决定，此时应当充分考虑代理人的综合意见。③在特殊情况下，医务人员也可能是化解矛盾的决定者，如对于有特殊传染病、可能直接危及社会整体利益的病人，医务人员的特殊干涉权利是对社会整体利益的维护。此外，有时矛盾的化解是分层次的，在不同的情况下矛盾的决定者可以是不同的。（分析：谁对化解矛盾最有决定性作用？矛盾责任者的决策会带来什么后果？在本案例中，病人家属、医生都对化解矛盾有决定性作用，但双方意见存在分歧。如果听从病人家属的意见就是遵守了尊重原则，即尊重病人的宗教信仰和知情选择权，但是可能导致病人死亡。如果听从医生的决定就能挽救病人生命，但是违背了病人家属的意见，既是对病人合法代理人自主权的不尊重，也可能由于病人家属提出诉讼而产生伦理纠纷。）

步骤 5：列出各种可能的方案，并分析各种方案的优缺点，或可能导致的结果。

对同一个伦理问题，常常有不同的解决方案。比较理性的方式是将所有可行的方案都考虑到，然后从中寻找最为合适的方案，优先考虑损失最小、所得利益最大的方案，并在可行性的基础上确定最优的解决方案。（分析：本案例中有哪些可行的方案，各有什么优点和缺点？根据不同的伦理原则，可以提出不同的方案。根据不伤害和有利原则，可以主张不听从病人家属的意见，医生擅自为病人输血，待病人病情好转后再进行解释或处理相应的纠纷。根据尊重原则，听从病人家属的意见，不给病人输血，任由病人病情发展，或采取其他医疗方式等。将可能的方案一并列出，讨论各方案的优点和缺点，在可行性的基础上确定最优的方案。）

步骤 6：考虑各项基本伦理原则、伦理规范和伦理理论，并将其作为伦理决策的依据。

当确定最优的解决方案后，需要重新考虑各项伦理原则和规范，考察解决方案是否符合伦理基本原则，是否遵循了最基本的伦理理念，是否解决的是最重要的伦理基本冲突，也就是考察所选方案是不是有充分的伦理依据。（分析：本案例中哪些伦理原则可以作为伦理决策的依据？在选定了最优方案后，需要考察本方案遵循的基本伦理原则。如有的人主张先为病人输血，不考虑家属的意见，其遵循的原则主要是不伤害和有利原则，并认为这两个原则是最重要的伦理原则；但也有人主张遵循病人家属的意愿，认为尊重原则是最重要的原则；还有一部分人希望提出一个双方都可以接受的方案，但是需要双方都作出适当的让步。）

步骤7：遇到疑难问题可向伦理委员会申请咨询。

当难以确定最优解决方案，或者任一解决方案的制定都会造成一些伤害和损失时，应当主动向伦理委员会咨询，以便得到伦理决策方面的支持。（分析：是否需要向伦理委员会咨询？如果在讨论中能够确定最优方案，讨论者基本达成一致，则无须向伦理委员会咨询；如果达不成一致意见，则有必要向上一级伦理咨询机构咨询。）

步骤8：依据所确定的伦理决策方案采取行动。

在确定伦理决策方案后，应当按照所决策方案进行下一步的行动，及时地解决面对的问题。如果出现问题，应当及时调整方案。

步骤9：评价决策之后产生的结果，进行反思与改进。

当采取行动之后，应当及时评价该决策产生的结果，积极总结经验和教训，为以后处理类似的伦理事件提供决策依据。（分析：比较不同的决策行为产生的后果，总结得到了哪些经验和教训，以后再碰到类似的伦理事件应该有哪些更好的处理方式，还需要哪些组织方面的建设。本案例中不同的方案都有各自的经验和教训，讨论者可以分别列出，同时探讨出更好的处理方式，甚至需要讨论在此过程中的沟通技巧的使用；同时，对伦理咨询机构的设置问题也可以提出相应的建议。）

知识与技能拓展

“四盒子理论”的内容及决策步骤

在美国，“四盒子理论”是伦理委员会在做伦理咨询建议时常使用的方法，也是对医务人员进行培训的内容。“四盒子理论”，是指一种决策程序，在这种程序中，伦理学问题被分解为医学指征、病人要求、生命质量、相关背景因素4个方面的问题。运用“四盒子理论”，有利于所有参与者在短时间内进行同步思考和讨论，即按照统一的程序从不同的方面对伦理事件展开调查和分析，加快解决问题的速度，提高工作效率。

1. 相关背景因素

相关背景因素是指在医疗专业治疗和护理因素之外的，与伦理事件有关的一些家庭、经济和社会文化等方面的因素，而这些方面有可能影响到伦理事件的性质。在分析时可以按照以下几个问题进行考量。

有无家庭问题影响治疗和护理决定？

有无医护人员的问题影响治疗和护理的决定？

有无经济原因？

有无宗教文化因素？

对泄露秘密可否进行辩护？

有无资源分配问题？

有无法律因素卷入对治疗和护理的决定？

是否涉及临床科研或教学？

是否存在医务人员或机构之间的利益冲突？

2. 病人要求

病人要求主要指病人自主性方面有没有受到尊重。主要内容如下。

病人对治疗和护理表达过哪些意愿？

病人是否已经被告知收益和风险，是否理解，是否表示同意？

病人是否神智健全，是否有法律上的能力？

如果病人没有能力，有什么证据？

病人以前是否表达过某种意愿，如预嘱？

如果病人没有能力作出决定，谁是合适的代理人？代理人是否按规定做事？病人有无不愿意或不能配合治疗的情况？如果有，为什么？

病人进行选择的权利是否在伦理学和法律上正在被尊重？

3. 生命质量

生命质量主要衡量的是不伤害和有利原则的执行情况，也用于评估医疗和护理工作是否影响了病人的生命质量。需考虑以下内容。

在治疗和不治疗两种情况下，病人恢复的程度如何？

医务人员在评价病人的生命质量时是否存在偏见？

如果治疗成功了，病人是否可能在生理上、精神上或社会生活方面出现不适？

病人目前或将来的情况是否很差，以至于医务人员作出维持生命没什么意义的判断？

是否有基本的理由放弃治疗和护理？

制订的舒适的和减轻痛苦的照护计划是什么？

4. 医学指征

医学指征主要是从病人的疾病本身的状况进行评价。

病人的医学问题是什么？病史、诊断、预后如何？

病情是急性的、慢性的、危重的、需急救的还是可复发的？

治疗的目的有哪些？

成功的可能性有多大？

一旦治疗失败，还有哪些计划？

病人如何从医疗和护理上得到益处，如何避免可能受到的伤害？

任务二 了解忽略老年人心理的伦理问题及决策

任务情境

病人张某，男，72岁，因过于激动而突然昏迷，被迅速送至某医院。医生检查后发现病人仅有不规则的微弱心跳，瞳孔对光反应迟钝，角膜反射消失，血压200/150毫米汞柱，大小便失禁，面色通红，口角歪斜。张某被诊断为脑出血。经三天两夜抢救，病人仍昏迷不醒，没有自主呼吸，各种反射几乎消失，靠呼吸机维持呼吸。面对病人的状况，对于是否继续积极抢救，医护人员和家属有了不同的意见。

（1）医生A说："只要病人心跳没有停止，就要尽一切可能给予抢救与护理，履行医务人员的义务。"医生B说："病人已没有自主呼吸，又是高龄，抢救也只是对家属的安慰而已。"护士长说："即使抢救过来，病人今后的生活也不能自理，生活质量很差，对家属和社会都是一个沉重的负担。"

（2）病人的儿子说："有希望抢救过来固然好，如果确实没有希望也不必不惜一切代价抢救。"但是，病人的长女说："老人苦了大半辈子，好不容易才过几年好日子，若能抢救成功再过上几年好日子，对做儿女的来说也是个安慰。"并请求医院一定不惜一切代价地抢救，以尽到孝心。

任务要求

（1）对于上述不同的意见和态度，应该如何进行决策？

（2）护士在抢救过程中应注意哪些伦理问题？有哪些伦理要求？

必备知识

一、心理照护的含义、特点与伦理意义

（一）心理照护的含义

心理照护是以心理学的理论为指导，以良好的人际关系为基础，运用心理学的方法，通过语言和非语言的沟通，改变照护对象不良的心理状态和行为，促进照护对象康复或保持健康的照护过程。

（二）心理照护的特点

1. 心理照护的随时性

病人在生病、就医、住院治疗的过程中，其心理变化会有一定的规律。一个健康的人转入病人角色后，心理活动中的认知、情感、意志、性格等方面都会产生某种变化，进而产生心理需要。掌握了这个规律就可以使心理照护贯穿于各项日常照护工作中，随时随地对病人实施心理照护。

2. 心理照护的多样性

心理照护的多样性包括信息方式的多样性和病人心理照护的个体化。护士进行心理照护可以通过言语、表情、行为、态度等各种方式来传递信息。病人由于性别、年龄、病种、病情不同，以及文化背景、社会经历、职业地位等因素不同，出现的心理问题和心理需求也是不同的。护士对每一个病人都需要进行具体分析，细致照护。

3. 心理照护的严格性

心理照护集科学性、艺术性于一体，是有规律可循的。心理照护要求护士不仅具有较扎实的照护学基本理论和心理学知识，还要具有伦理学、教育学、社会学、美学、管理学、行为科学等人文科学和社会科学知识，更要在实践中不断探索、总结如何应用这些理论知识和人际交往的技巧。

（三）心理照护的伦理意义

心理照护在整体照护中具有重要的地位。随着医学模式的转变，人们越来越认识到心理因素与疾病的关系。现代医学科学证明，心理致病是将人的中枢神经、内分泌、免疫等系统作为中介起作用的。不良心理刺激影响中枢神经系统，使内分泌系统紊乱，并降低免疫系统的作用，从而引起身心疾病；而愉快的心理状态可以使各系统得到有益的调整，提高健康水平。心理照护的根本任务在于根据病人的心理活动的发生、发展与变化情况，探索病人的心理活动规律，以最佳的心理照护措施来影响病人心理活动，促进病人的康复。因此，心理照护在病人治疗与康复中必不可少，其有利于调动病人的主观能动性、避免不良刺激以及促进医学模式的转变。

二、忽略老年人心理的伦理问题

（一）缺乏人文关怀

缺乏人文关怀最显著的表现是缺乏耐心和爱心。缺乏耐心是指照护人员对记忆力减退、听力不好、动作迟缓的老年人表现出的不耐烦情绪。缺乏爱心是指照护人员对老年患者，尤其是长期卧床的、身上有各种难闻气味的老年患者，缺乏关爱，未及时帮助其清洗擦拭，及时更换被褥。

(二) 忽视心理关怀

老年人情感脆弱，易孤独、寂寞、情绪低落，畏惧疾病和死亡，渴望得到关心。忽视心理关怀，即照护人员很少会注意到老年人心理的变化，未帮助老年人排解心中的孤独寂寞，甚至已经发现老年人出现不交流、不进食的抑郁状态，仍然视而不见。

(三) 漠视和不尊重

漠视和不尊重是一种程度较重的违背伦理和职业道德的表现，不仅使老年人身体遭受伤害，还使老年人心理产生不可治愈的创伤，甚至付出生命的代价。

从语言方面来说，漠视和不尊重体现在对老年患者恶语相向。例如，为防止发生跌倒、坠床等意外，照护人员对有些不服老的老年人极度反感，认为他们不能准确地自我评估，所以在语言上会采取较为不恰当的言辞；对于失能的老年患者，因其个人卫生不太理想，照护人员会产生嫌弃的心理。

从非语言方面来说，漠视和不尊重体现在对老年患者的主观疏离和暴力殴打。例如：给老年患者脸色看；主观疏离孤独寂寞的老年患者，不与他们交谈，假装看不见；对失能的老年患者进行暴力殴打；等等。

三、防范策略

(1) 尊重服务对象的人格：有爱心、耐心和同情心。

(2) 尊重服务对象的权利：保护他们的合法权益。

(3) 公正地对待每一位服务对象：慎独尽责，做到一视同仁。

(4) 有高度的责任感，严格自律：对健康老年人进行亲情感慰，对老年患者进行心灵安抚，对逝者进行善后处理。

(5) 坚持团结协作：主要指照护人员、医技人员。

四、老年照护服务的相关法律

(一)《中华人民共和国老年人权益保障法》

《中华人民共和国老年人权益保障法》是中国第一部保护老年人合法权益和发展老龄事业相结合的专门法律。公民在年老、疾病或者丧失劳动能力的情况下，有从国家和社会获得物质帮助的权利。照护人员应熟知该法，依法履行岗位职责，为实现“老有所养、老有所医、老有所为、老有所学、老有所乐”而努力。

(二)《中华人民共和国侵权责任法》

照护人员在工作中必须重视并获得老年人及其亲属的知情同意，应当为患者的隐私保密。泄露患者隐私或者未经患者同意公开其病历资料，造成患者损害的，应当承担侵权责任。

五、老年照护相关政策

照护人员应按照国家、行业管理的政策规定落实和推进工作。此外，在需要提供诊疗技术规范规定的照护活动时，照护人员应按《护士条例》要求，取得护士执业证书；在开展专业性照护服务中遵守《中华人民共和国侵权责任法》《医疗事故处理条例》《中华人民共和国传染病防治法》《医疗废物管理条例》《医院感染管理办法》等相关法律法规规章，严格依法依规从事专业性照护工作。

典型案例

照护人员小西该怎么办

文奶奶，67岁，生活基本能自理，行动稍缓慢，患有高血压、糖尿病等慢性疾病。其老伴去世后，文奶奶不愿意与其子女居住在一起，子女忙于工作也无暇照顾老人，文奶奶便住进了老年照护中心。入住一周以来，文奶奶的照护人员小西一旦离开其视线，文奶奶就说自己感觉很压抑，希望小西能一直陪伴在自己身边。文奶奶觉得小西一旦离开，自己就会出现意外：喝水被呛到、走路崴脚等等。小西与文奶奶多次交谈之后才知道，是文奶奶害怕孤独，想找人陪伴自己。

找两位同学分别扮演文奶奶和老年照护人员小西，思考小西应该如何应对该案例中的情况？

操作流程与步骤

伦理要求

老年人情感脆弱，易孤独、寂寞、情绪低落，畏惧疾病和死亡，渴望得到关心。老年照护人员应该注意老年人心理的变化，帮助老年人排解心中的孤独寂寞。但是在照护过程中，照护人员也需要把握好尺度，避免老年人对照护人员的过分依赖，影响老年人的心理健康和生活质量。

参考意见

（1）文奶奶自身身体情况较好，应鼓励文奶奶多参加老年照护中心的老年活动。

（2）可以提醒老年照护中心的其他老年人多关心文奶奶，邀请文奶奶一起参加活动，让文奶奶更好地融入集体生活。

（3）与文奶奶的子女联系，请他们多与文奶奶联系，了解文奶奶在老年照护中心的近况，关心文奶奶的心理状况。

知识与技能拓展

《重庆市养老服务体系建设“十四五”规划（2021—2025年）》解读

根据市委、市政府工作部署，市民政局牵头编制了《重庆市养老服务体系建设“十四五”规划（2021—2025年）》（以下简称《规划》），按照《中共中央办公厅 国务院办公厅关于全面推进政务公开工作的意见》（中办发〔2016〕8号）《重大行政决策程序暂行条例》（国务院令第713号）和《2021年度重庆市人民政府重大行政决策事项目录》（渝府办发〔2021〕79号）要求，现对《规划》制定背景和主要内容解读如下。

一、背景依据及过程

习近平总书记明确指出“满足数量庞大的老年群众多方面需求、妥善解决人口老龄化带来的社会问题，事关国家发展全局，事关百姓福祉”，要求积极发展养老服务业，推进养老服务业制度、标准、设施、人才队伍建设，构建居家社区机构相协调、医养康养相结合的养老服务体系，更好满足老年人养老服务需求。按照市委、市政府要求，《规划》作为市级重点专项规划，市民政局会同市发展改革委、市卫生健康委等部门，组建规划编制团队，深入区县、乡镇、社区调研，赴先进省市考察学习，并组织部分区县、养老机构和专家学者召开10余次座谈研讨会议，重点对养老服务工作现状、问题及下一步对策进行深入讨论，研究我市养老服务发展在新时期的新举措。经征求市级部门和区县政府意见和公开征求社会公众意见，对相关意见建议进行认真研究、充分吸纳。依据《“十四五”民政事业发展规划》《“十四五”国家老龄事业发展和养老服务体系建设规划》《重庆市国民经济和社会发展第十四个五年规划和二〇三五年远景目标纲要》，特制定本《规划》，并按程序进行公平竞争审查和合法性审核，2021年12月21日经市政府第171次常务会议审议通过，于2022年2月21日印发。

二、主要目标

《规划》提出“十四五”全市养老服务体系建设“1655”的总体思路，即：围绕“一个目标”，聚焦“六大领域”，实施“五项行动”，实现“五个更加”。围绕促进养老服务体系健康发展总体目标；重点聚焦完善养老服务制度、健全养老服务供给体系、推进养老服务融合发展、强化养老服务人才队伍建设、建立健全老年人关爱服务体系、养老服务行业规范有序发展等六大领域；实施社区居家养老服务提升、养老机构服务质量提升、农村养老服务供给能力提升、养老服务业多元发展、养老服务人才队伍技能提升等五项行动；实现养老服务供给结构更加完善，养老服务业态更加丰富，养老服务人才更加专业，养老支持环境更加优化，养老服务行业发展更加规范。到 2025 年，养老服务保障持续加强，养老服务供给有效扩大，养老产品供应日益丰富，行业支撑要素不断增加，老年宜居环境初步建成，基本建成居家社区机构相协调、医养康养相结合的养老服务体系，养老事业和产业有效协同、高质量发展，老年人获得感、幸福感、安全感显著提升。到 2035 年全市养老服务发展远景目标：全市养老服务制度更加健全，全面形成与人口老龄化进程相适应、与全市经济社会发展水平相协调的养老服务体系，科技对养老服务体系建设的支撑作用显著增强，全体老年人享有基本养老服务，老年友好型社会总体建成。

重庆市养老服务体系建设主要指标

序号	指标名称	2025 年目标	指标属性
1	养老服务床位总量	达到 25 万张	预期性
2	养老机构护理型养老床位占比	≥60%	约束性
3	街道（社区）养老服务覆盖率	100%	约束性
4	乡镇（村）养老服务覆盖率	100%	约束性
5	养老机构服务基本质量达标率	100%	预期性
6	新建城区、新建居住区配套建设养老服务设施达标率	100%	约束性
7	居家养老服务覆盖率	≥80%	预期性
8	居家老年人家庭医生签约服务覆盖率	≥80%	预期性
9	二级以上综合医院设老年医学科比例	≥65%	预期性
10	医疗机构与养老机构签约率	≥90%	预期性
11	区县级老年大学覆盖率	100%	约束性
12	街道（社区）级老年大学教学点覆盖率	≥70%	预期性
13	城乡社区基层老年协会覆盖率	≥95%	预期性
14	老年志愿者注册人数占老年人口比例	≥15%	预期性
15	每千名老年人配备社会工作者人数或每百张养老床位配备社会工作者人数	≥1	预期性
16	各级福彩公益金用于养老服务业的比例	≥60%	约束性

三、主要内容

（一）基本框架

《规划》主要阐述规划期内市政府对养老服务体系建设的战略意图和施政方向，明确养老服务体系建设的总体要求、主要任务和保障措施，是制定相关政策和安排重点建设项目的重要依据。规划期为 2021 年至 2025 年。全文共十四章、43 节，设置 1 个养老服务体系建设主要指标专栏、5个重点项目专栏，具体分为三大部分。

第一部分为总体思路，即第一章至第二章，主要是总结“十三五”时期养老服务体系建设主要成就，分析“十四五”时期发展形势，明确指导思想、基本原则和发展目标。第二部分为任务举措，即第三章至第十三章，围绕六大领域，全面部署重点任务，包括建立健全基本养老服务体系、完善居家社区养老服务网络、推动机构养老服务提质增效、提升农村养老服务供给质量、提升医养康养结合服务能力、大力发展银发经济、加强养老服务人才队伍建设、建立健全老年人关爱服务体系、促进养老服务行业规范有序发展、强化养老服务发展要素支撑、推进成渝地区养老服务协同发展。第三部分为保障措施，即第十四章，从坚持党的领导、健全工作机制、加强舆论宣传、落实评估考核四个方面强化规划实施保障，确保《规划》落地实施。

（二）重点任务

（1）完善养老服务制度。制定基本养老服务清单，完善基本养老服务的对象、内容和标准，将基本养老服务清单内容纳入基本公共服务范畴，健全政府购买基本养老服务制度。健全养老服务评估制度，建立全市统一的老年人能力与需求综合评估标准，贯彻落实老年人失能评估体系，组织开展老年人能力综合评估，完善老年人家庭照护能力和支付能力等评估体系，试点推行养老服务设施和养老服务标准化评估体系。完善多层次长期照护保障制度，建立健全老年人社会救助、社会福利和社会保险相衔接的长期照护保障制度，拓展长期护理保险试点范围和服务项目。

（2）健全养老服务供给体系。完善居家社区养老服务网络，巩固家庭养老的基础性作用，实施“老吾老”计划。加强社区养老服务体系建设，升级城市社区“中心+站点”服务网络，丰富和完善社区养老服务功能，健全社区养老服务保障体系。推动居家社区养老专业化智慧化发展，推进老年人居家和社区适老化改造，实施社区居家养老服务能力提升工程、“一刻钟”养老服务圈建设工程，支持专业养老服务进社区进家庭，提升养老服务智慧化水平，实施智慧养老升级工程。强化机构养老服务能力，深化公办养老机构改革，推动社会养老机构提质发展，开展养老机构提质增能行动，健全养老机构发展扶持政策体系。积极发展普惠养老服务，积极引导社会力量参与养老服务，加大国有经济对普惠养老支持力度，推动培训疗养机构转型发展普惠养老。提升农村养老服务供给质量和水平，建立健全区县、乡镇、村三级养老服务平台，健全农村互助养老服务网络，实施农村养老服务设施提升工程，提升农村养老兜底保障能力，推进农村养老服务设施规范持续运营。

“十四五”主要指标：到2022年，完成小区适老化改造50个，困难家庭的老年人家庭适老化改造2万户。到2025年，新增小区养老服务点1 000个、家庭养老床位5 000张；护理型床位达到15万张，基本实现全市乡镇敬老院设施达到基础指标，乡镇敬老院社会化运营率不低于60%，培养跨区域、连锁化本土养老服务品牌企业不少于10家；全市建成区县级失能特困人员集中照护中心80所，升级改造乡镇敬老院600所、建成乡镇养老服务中心800个，设置互助养老点8 000个。

(3) 推进养老服务融合发展。完善医养康养结合体制机制，健全医养康养结合机制，实施社区医养结合能力提升工程，拓展医疗卫生机构老年健康服务功能，推动养老机构开展医疗卫生服务。促进养老事业与养老产业系统融合，推进养老服务业与文化、旅游等产业融合发展，推进养老服务业与“互联网+”有机融合，实施养老产业培育工程。丰富养老产品供给，积极研发制造老年用品，推广智慧健康养老产品应用，开展智慧健康养老应用试点示范建设，加大老年科技的成果转化。

“十四五”主要指标：到2025年，力争建成智慧养老服务平台20个，智慧健康养老应用试点企业10个、街道（乡镇）10个、示范基地10个。

(4) 强化养老服务人才队伍建设。完善养老服务人才队伍规模结构，合理打造养老服务人才队伍梯次，扩大养老服务人才队伍规模，实施养老专业人才队伍培育工程和养老管理人才队伍引育工程，培育养老服务企业和培训机构。提高养老服务人才队伍综合素质，健全养老服务人才教育培训体系，提升养老服务人才职业技能水平，加强养老服务人员行为管理。促进养老服务人才职业发展，完善养老服务人才激励机制，加强养老服务人才保障工作，营造社会支持的良好氛围。

“十四五”主要指标：到2025年，培养培训养老护理员超过10万人次，力争实现每千名老年人或每百张养老机构床位拥有1名社会工作者；每年培养引进500名养老护理主管，每年培养引进100名养老管理院长。

(5) 建立健全老年人关爱服务体系。注重老年人群体人文关怀，加强老年人多样化照护，开展老年文化体育教育活动，开展引导老年人科学健身活动，增强老年人权益保障，积极开展老年人公共法律服务专项维权活动。加强特殊困难老年人关爱，增强对特殊困难老年人服务供给，定期开展居家社区老年人探访活动，实施特殊困难老年人适老化改造工程，完善农村留守特殊困难老年人关爱服务体系。扩大老年人社会参与，积极开展“银龄行动”，建立老年人社会参与保障体系，长效解决“数字鸿沟”难题。

(6) 养老服务行业规范有序发展。推进养老服务标准化建设，建立健全养老服务标准体系，提升养老服务标准化水平，做好养老服务领域信息公开和政策指引，开展养老院服务质量建设专项行动。全面加强养老服务综合监管，完善养老服务综合监管制度，建立养老服务联合监管机制，建立养老服务领域社会信用体系。建立完善养老服务领域应急保障体系，健全养老服务应急工作预案和防控体系，建立完善养老服务应急队伍建设和援助体系，探索建立养老服务应急物资储备和供应体系。强化养老服务发展支撑，完善用地用房支持政策，强化财政资金保障力度，加强多元金融服务支持，完善养老服务法治保障。推进成渝地区养老服务协同发展，推进成渝地区统一的养老市场建设，构建成渝地区养老服务协作机制，协同打造西部养老服务高地。

四、规划实施的保障措施

健全规划实施保障机制，强化从严治党引领保障作用，把党的领导始终贯穿于“十四五”时期全市养老服务体系建设的全过程，健全党委领导、政府主导、社会协同、市场参与的养老服务工作机制，建立健全养老服务联席会议制度，充分履行养老服务工作职责，将养老服务工作纳入市政府督查激励范围，加大资金投入，加强人才培养，提升服务能力，强化风险防范，构建居家社区机构相协调、医养康养相结合的养老服务体系，确保《规划》提出的重要任务、重点工程、重要目标如期实现。

（资料来源：重庆市民政局）

任务三　了解老年照护中的经济伦理问题及决策

任务情境

某医院的内科一区与内科二区，近年来多次受到护理部的嘉奖，被评为先进病区。不论何时护理部下病区检查工作，两个病区的病房环境都整洁有序，在护理服务质量方面，包括防范护理差错、降低医院内感染率、静脉穿刺一次成功率、减少护患纠纷等项目，两个病区的成绩均在全院排前列。两个病区的护士长与医生们合作良好。内科一区主任对护士长管理能力甚为称赞，“只要护士长一天不在班，病房就会乱了套，病房管理非他莫属”。内科二区主任也称赞护士长管理有方，“不论护士长在班与否，病房护理各方面都井井有条”。护理系的实习生反映，内科一区护士长的管理方式以扣分为主，工作稍有疏忽便扣分，分数直接与奖金挂钩，病区中护士人人自危，没有一个敢偷懒与马虎。内科二区护士长懂得调动每一个护士的积极性，按照护士的专长分配不同的任务，共同管理好病房，同时定期召开民主生活会，鼓励护士畅所欲言，积极提出建议，改进工作。

任务要求

请从管理道德层面分析内科一区护士长的管理方式的不妥之处？

必备知识

经济伦理是指经济伦理学的研究对象存在于经济运行和活动中的价值目标、伦理关系、道德原则和道德规范的总和，是经济行为主体及经济政策、法规决策等的价值导向和价值标准。一般说来，它涉及宏观制度、中观组织和微观个人三个层面。宏观制度层面的经济伦理主要研究企业在社会经济制度环境方面的伦理问题，大体包括两个方面：其一，对社会经济制度、经济体制的道德评价，如经济结构的合理性及其市场经济本身的道德属性等问题；其二，关于社会经济政策、经济法规、国家经济职能等方面的伦理问题，如国家宏观调控的正当性问题，经济自理的合理限度问题，政策、法规等制度的正义性等问题。中观组织层面的经济伦理主要研究企业、厂商以及各种贸易联盟、消费者组织、行业联合会等中介组织间的关系，中介组织与社会、国家的权利与义务，企业内部管理中的道德问题，如企业间在竞争中的道德问题，企业法人的社会责任问题，企业与国家的伦理关系问题，供货商与厂商之间、厂商与代理商之间、供货商与经销商之间的道德要求等方面的问题。微观个人层面的经济伦理主要研究涉及个人利益关系和道德价值取向方面的问题，如在企业中，股东、投资者、职业经理、职员、消费者等的利益关系中的伦理问题，职工的敬业精神问题，社会成员的消费道德问题等。在经济运行过程中，经济伦理往往通过经济政策、法律法规等体现，或者说经济政策、法律法规中蕴含着经济伦理要求。

典型案例

我国经济伦理研究进展情况

我国经济伦理学的发展被分为三个阶段。

（1）1978—1984 年：在哲学伦理学和职业伦理学层次上的讨论。20 世纪 70 年代末，改革开始，我国实行的是宽松的计划经济，经济与道德的结合还处在哲学伦理学和职业伦理学讨论层次上。

此阶段，尽管尚无经济伦理学概念，但为后来经济伦理学的出现提供了重要条件：经济成为人们关心的主要问题；伦理研究开始面向经济领域；企业伦理规范开始形成；道德取代阶级斗争成为衡量社会、企业和个人面貌的一个标准；文明道德不再受到漠视。这一阶段为下一阶段经济与伦理的进一步结合，奠定了基础。

（2）1984—1994 年：研究商业伦理、管理伦理和经济学中的伦理问题。此时改革进入新阶段，实行的是有计划的商品经济。理论界也开始研究改革中出现的新问题。这一阶段的特点是，在前一阶段哲学伦理学与职业伦理学讨论的基础上，围绕经济改革、商品经济与道德关系的研究获得重要进展。《管理伦理学》《商业伦理学》《经济学的伦理问题》等书相继出版。

可以说，尽管经济伦理学作为一门学科尚未出现，但这三本书已分别从管理学、商业和经济学三个方面探讨经济伦理这一主题，涉及了西方经济伦理学的“三层次概念”。

(3) 1994—1996 年：经济伦理学阶段。此时改革进入“建立社会主义市场经济体制”阶段，作为一门课程，经济伦理学开始进入个别工商管理学校。

原来分别在哲学伦理学、职业伦理学、管理伦理学和商业伦理学以及经济学的伦理问题标题下讨论的问题，这时也开始在经济伦理学名称下讨论了。

从上述分阶段情况看，应补充的是，经济伦理学的出现并未排除前两阶段的研究。

例如，哲学伦理学和职业伦理学层次上的讨论至今仍在继续，尤其自 1996 年底后，“社会主义道德建设成为伦理学讨论研究的中心课题”，在职业伦理学层次上也就“企业职业道德建设”“企业经营者职业道德建设”等上展开了讨论。

（节选自《北斋财经》）

任务四　了解照护人员职业倦怠的相关伦理问题及决策

任务情境

社区王护士去社区居民董伯伯家做家庭访视，进门发现董伯伯的遗像在墙上挂着，董伯伯已经过世 10 余天，而董伯伯的健康档案里还有他本周的健康记录。

任务要求

请分析该事件存在哪些伦理问题?

必备知识

一、职业倦怠的概念

职业倦怠症又称职业枯竭症，它是一种由工作引发的心理枯竭职业倦怠现象，是上班族在工作的重压之下所体验到的身心俱疲、能量被耗尽的感觉。它和肉体的疲倦劳累是不一样的，是源自心理的疲乏。如何克服这种职业上的倦怠感?是重新找回对工作的热情还是以最佳状态迎接新的挑战和机遇？

一个人长期从事某种职业，在日复一日重复机械的作业中，渐渐会产生一种疲惫、困乏，甚至厌倦的心理，在工作中难以提起兴致，打不起精神，只是依仗着一种惯性来工作。因此，加拿大著名心理大师克丽丝汀·马斯勒将职业倦怠症患者称之为“企业睡人”。据调查，人们产生职业倦怠的时间越来越短，有的人甚至工作半年到八个月就开始厌倦工作。

(一) 职业倦怠的定义

职业倦怠指个体在工作重压下产生的身心疲劳与耗竭的状态。最早由费登伯格（Freudenberger）于1974年提出，他认为职业倦怠是一种最容易在助人行业中出现的情绪性耗竭的症状。随后马斯拉池（Maslach）等人把在工作上长期积累的情绪及人际应激源作出反应而产生的心理综合征称为职业倦怠。一般认为，职业倦怠是个体不能顺利应对工作压力时的一种极端反应，是个体在长时期压力体验下而产生的情感、态度和行为的衰竭状态。

(二) 职业倦怠的三个维度

职业倦怠的第一个维度，叫作“情绪衰竭”。也就是说，人在工作中感觉到情绪低落、沮丧，丧失了对工作的热情。这种“情绪衰竭”在很大程度上是来自人在工作中的情绪没有得到合理的宣泄等。

职业倦怠的第二个维度，叫作“低成就感”。这个维度的表现主要是在工作中没有办法获得成就感。产生这种状况的原因，可能是工作重复性很高，又或者早已经对工作内容驾轻就熟，也可能是缺乏自信，认为自己没有办法胜任现在的工作。

职业倦怠的第三个维度，叫作“去个性化”。简单来说，就是把职场生活中所接触到的所有人，都当成了物品，不愿意和他们进行情感的交流。而这种状态，其实是在人际关系紧张的时候所产生的一种自我防御。所以，这个维度上的职业倦怠，需要重点解决人际关系的问题。

(三) 了解职业倦怠的必要性

职业倦怠这一现象越来越早发，在刚入行一年左右的护士身上就会发生。那么为什么要了解职业倦怠呢？

护士的职业发展在临床中很复杂，护士面临着诸多的变量。面对的人、所处的环境、自己以及患者的健康、患者的照护工作，每一项都不可控。在护士职业倦怠的相关研究中，急诊科、重症加强护理病房（ICU）、儿科等科室的护士，职业倦怠发生率更高。

2022年，中国注册护士已突破500万大关，占所有卫生技术人员的44.7%。护士是健康服务的提供者，照护工作的目的是提高和维护人类的健康水平，如果护士没有良好的生理和心理健康水平，那么对于整个社会的影响会很大。

二、职业倦怠产生的原因

（一）工作压力

照护工作看似简单，实际上并非如此。照护人员长期处于超负荷工作压力之下，事务琐碎繁杂。“上面千条线，下面一根针”，照护工作不是每天打打针、发发药，到点就下班那么简单的。

医院规定8小时工作制，而临床上90%的护士的工作强度高达10小时，甚至更长。长期上夜班导致大多数护士年纪轻轻就出现胃病、颈椎病、内分泌紊乱等情况。在长期超强的工作压力之下，职业倦怠不可避免。

（二）职业风险

照护人员所面对的是一个个活生生的生命，且突发事件多，稍有不慎，就可能“触雷”。照护人员社会地位越来越低，经常不被患者或家属尊重，从专业技术人员演变成如今的服务人员，且经常被患者或家属呼来唤去，不受尊重，有时甚至成了患者或家属莫名的“出气筒”。人们就医的期望值越来越高，医患关系如履薄冰，容易发生各种突发事件。

（三）职业瓶颈

照护人员大多文凭相对较低，职业发展相对单一。从“小护士”慢慢熬成“老护士”。自从照护专业成为独立的一级学科，学科要求越来越高，职称晋级越来越难，每年职称评审犹如一场大考，考核维度多，既要考核常态工作，也要考核教学和科研。大部分临床照护人员由于学历起点低等先天不足，难以完成高质量的科研工作，而职称的晋升和科研工作的完成又直接影响薪酬收入。照护人员的低收入与超强的工作压力相矛盾，构成职业发展瓶颈，引发职业倦怠。

（四）职业特殊性

护理工作是一种具有很强职业特殊性的工作。这是因为护理工作的服务对象是患者。护理人员进行的每一项护理操作都会影响患者的治疗效果和预后状况。在护理工作中，任何一个微小的失误都可能导致患者治疗失败甚至危及其生命，因此，护理人员在工作中要承受巨大的心理压力。同时，目前我国的医院数量和患者数量正在快速增长，而护理人员的数量却明显不足，这使得很多护理人员每天都要从事大量、高强度的护理工作，从而对其体力造成严峻的考验。在精神压力和身体压力的双重作用下，护理人员很容易发生职业倦怠。有研究表明，护理人员的工作强度越大、风险越高，其心理健康受到的影响就越大，也就越容易发生职业倦怠。

（五）工作价值无法得到认可

长期以来，临床工作中一直存在着医尊护卑的观念和偏见。同时，由于护理人员的收入低于医生，而其工作强度和承受的压力并不小。很多护理人员都觉得自己的工作价值和社会价值没有得到充分的认可，职业前景暗淡，因此容易发生职业倦怠，部分护理人员甚至会出现自卑感。此外，医患关系的日益紧张使多数护理人员觉得没有得到患者的基本信任和理解。这也会使护理人员的自尊心受到伤害，从而发生职业倦怠。

三、如何预防与应对职业倦怠

（一）变职业倦怠为黄金跳板

照护人员作为工作中的“万金油”，经常充当医院各种工作的黏合剂，工作内容琐碎繁杂，工作压力大，职业风险高且话语权低，职业倦怠产生。

勇敢面对，培养兴趣爱好，做些让自己开心的事，转移注意力，从中寻找成就感和满足感。“生活不止眼前的苟且，还有诗和远方”，照护人员要学会彻底放松自己，缓解压力，不忘职业梦想和初衷，学会自我排解压力、分享职业生涯中的成功与喜悦。

抓住机遇，改变自己。在职业倦怠产生时很多人会选择离职或更换工作环境，但是现实充满“骨感”。“塞翁失马焉知非福”，照护人员应保持成长性，不断为自己设定工作、学习或生活的小目标，自我反思和总结，认清自我价值，掌握自身的优势和不足，正视应激情境的客观存在，一步步进步；抓住机遇，不断学习，提升综合能力，增强职业成就感和职业认同感，获得职业归属感。

不甘于平凡，提升自我价值，规划自己未来的职业道路，拓宽视野，拓展发展途径，了解自己内心深处的追求。对于没有方向的船，任何风都是逆风，照护人员应明确自己未来朝着什么方向发展，将职业倦怠变为提升自我价值的黄金跳板。

（二）欣赏自己，善待自己

照护人员长期处于高强度、高压力、高风险的工作环境和生活环境中，长此以往丧失工作激情，缺乏成就感，心理疲惫。照护人员应学会自我调整，接受自己的平凡，停下脚步，适当调整期望值，重新定位和设计自己的职业规划，同时结合自己的职业素养和兴趣，全面审视自己并有针对性地采取措施，在困境中挖掘自己的潜能，找到适合自己的职业目标，降低期望值，提高在工作中的幸福感。

照护人员不要活在别人的眼光中，不要因为工作中的一点错误就过度否定自己，从错误中反思和总结，重新认识自己，重新给自己定位，欣赏自己，善待自己，在反思和总结中不断进步，让不完美的生活多一份完美；保持学习的热情和对新鲜事物的好奇心，定期更新知识和拓宽视野，设定职业生涯不同阶段的工作目标并努力达成，以获得工作的成就感。

典型案例

社区居民董小姐的母亲患有精神疾病，目前一直在用药物控制治疗。由于社区卫生服务中心有社区居民较为详细的健康资料，社区照护人员王某为居民进行健康教育时，对董小姐母亲的病例进行了举例分析，并说明了疾病的遗传倾向，导致董小姐择偶困难。

请分析这位照护人员的行为，违背了哪些伦理原则与要求？

操作流程与步骤

伦理要求

照护人员必须采取一切措施保护服务对象的隐私并对其个人信息进行保密。

参考意见

案例中照护人员王某直接对董小姐母亲的病例进行举例分析，严重违背了以上伦理要求，应当及时向董小姐一家致歉，尽可能使工作失误造成的影响最小化，并接受工作单位的相关处分。

Project 1
The value of care for the elderly and the need for ethical practice

Content summary

This project mainly introduces the ethical value system of care for the elderly based on Chinese traditional culture, which makes students understand the influence of Chinese traditional Confucian culture of filial piety on the values of care for the elderly. In practice, care for the elderly is facing the problems such as the aging of China's population and the uneven distribution of resources, which restrict the development of care for the elderly in China. The service quality of old-age care is very important for the care of the elderly. It is necessary for students to understand the relevant knowledge required by the ethical value of elderly care staff. At the same time, let students understand the methods to improve the service quality of elderly care by improving the level of public service and the development level of old-age service through system design, resource allocation and soon mastering.

Project guidance

Care for the elderly is a profession that provides services for the elderly, which involves values and ethics all the time in practice. It is the main symbol that distinguishes care for the elderly from other professions, and it is also an important content and premise for students to identify with care for the elderly. What is the relationship between values and ethics? What is the significance of values and ethics for elderly care?

Learning objectives (theoretical and practical training)

a. Understand what are the basic concepts of values and ethics.

b. Can distinguish the relationship between values and ethics.

c. Understanding the importance of values and ethics to care for the elderly.

Task 1 To understand the connotation and characteristics of care values for the elderly

Task situation

Xiao Li, a recent college graduate, chose to work in a community nursing home. The dean here told Xiao Li that we should first understand the situation of the elderly in the community and nursing homes, especially the care of their daily life, so as to lay a foundation for the care of the elderly in the future. After visiting, investigating and having contact with the elderly for a period of time, Xiao Li believed that the situation of the elderly is not very good now, especially when she saw that some elderly people who live alone at home are immobile and unattended. Thinking that she may also experience this in her old age, Xiao Li began to have some psychological burden. In her later work, Xiao Li often felt afraid in the face of the elderly and refused to get in touch with the elderly, especially worried that an accident in the process of care would lead to injury to the elderly. As a result, she had great psychological pressure after she took over the job, and her emotions became more and more complex at work, sometimes blaming herself and sometimes feeling very tired. After this lasted for a period of time, Xiao Li began to think that the elderly were weak and sick, and they could not change the situation. This idea directly affected her work attitude and she began to become conservative, negative, impatient and discontented. And Xiao Li was not aware of all this until the leader of the nursing home communicated with her, she hoped to regain her original heart and restore her enthusiasm for the job, so she hoped that the leader could help her change the current situation.

Task requirements

a. Please think about the effect of values on care for the elderly?
b. What values should care for the elderly follow in their work?
c. Tell me what you think of old-age care.

Necessary knowledge

Care, as its name implies, is nursing and caring. Care for the elderly is a form of service that integrates life care, medical care, rehabilitation services, supportive services and hospice care provided by the state, society or individuals for the disabled and mentally retarded elderly. It is an important part of the social pension service system, and its purpose is not only to ensure the health or survival of the elderly, but also to ensure a higher quality of life. Therefore, regardless of the elderly person's physical condition the realistic requirement of their own co-existence of diseases is that no matter what they need at the technical level is medical treatment or care, the culture of care for the elderly always run through the life of the elderly, reflecting the most important and core values.

1 Values

(1) The concept of values

Values are about the concept of values. In fact, value has the same meaning as what we usually call "good or bad", including beauty or ugliness, good or evil, advantages or disadvantages, high or low and whether it is worth it, and whether it should be expressed in terms of whether it is good or bad. All the objects in the world that can be described and chosen by "good or bad" are higher than the question of values.

Values refer to people's basic position, orientation, attitude, and it is the overall evaluation of the significance, function, effect and importance of objective things and their behavior. This kind of view and evaluation of objective things have an order of priority in mind, which is the system of values. Values are the basic criteria for people to choose good behavior, as an internal motivation to drive people to engage in a series of behaviors. There are different levels of values.

a. Individual values: refer to the values that individuals have, which others may not have. People with different status, different experiences and different experiences may have different values.

b. Group values: refer to values held by different groups in society, such as ethnic groups.

c. Social values: refer to the synthesis and abstraction of social mainstream values, that is, values recognized by most people in society.

d. Professional values: refer to the values held by professional groups, such as social workers, psychological consultants and other professionals.

(2) Characteristics of values

Values have the characteristics of stability and persistence, historicity and selectivity, and subjectivity.

In a specific time, place and conditions, people's values are always relatively stable and lasting. For example, there is always an opinion and evaluation of the quality of a certain person or thing, and this view will not change under the same conditions. The values formed in different times and different social living environments are different. A person's values are gradually formed from birth, under the influence of family and society. A person's social mode of production and his economic status have a decisive influence on the formation of his values. Of course, the views of newspapers, television and radio, as well as the views and behaviors of parents, teachers, friends and public celebrities, also have an unnegligible impact on one's values. The subjectivity of values refers to the criteria used to distinguish between good and bad, which are measured and evaluated according to the inner scale of the individual.

2 The concept of ethics

Ethics refers to the principles and norms that should be followed when dealing with the relationship between people and society. It refers to a series of concepts that guide behavior, and it is a philosophical reflection on moral phenomena from a conceptual point of view. It not only contains the code of conduct in dealing with the relationship between man and man, man and society, and between man and nature, but also deeply contains the profound truth of standardizing behavior according to certain principles, so it has the characteristics of externality, objectivity and group.

Ethics, as a kind of objective spirit, is the revelation of humanity's rational relationships with itself and rational relationships in general. It is shown in two forms: one is the concept of what one should be as a human being, the other is a kind of spirit and order in real life. The difference between morality lies in the process where individuals within the human community reflect rationally on ethics, internalizing it as personal conscience and externalizing it as individual self-aware actions.

3 Ethical values of care for the elderly

People's right to life and health are not only the most basic human rights of citizens, but also the premise for people to exercise their rights. The right to life includes the dignity of life, the dignity of living and the dignity of death. The right to health includes maintaining, dominating and improving health. The right to life is the premise of the exercise of the right to health, and the right to health is the basis of the right to life. These constitute the ethical basis of care for the elderly.

Because of the differences in historical development, customs, ideology and culture between China and western countries, it directly determines the differences in ethical values of care for the elderly between China and the West in modern times.

The modern western theory of justice is based on the theory of social contract to form its values of care for the elderly. It pursues to establish a perfect social structure to ensure that everyone can be treated fairly and everyone's basic rights can be realized. Since the 1880s, the subject of providing for the aged in western countries has changed, and social providing for the aged has gradually replaced the traditional family providing for the aged in the past. Today, this transition has been basically completed. Both urban and rural social security systems include traditional workers as agricultural workers. In most developed countries, the first economic source of pension is social insurance income, almost all the elderly can receive pension, but children's financial assistance to their parents is rare.

The value of care for the elderly in China is the sublimation of the traditional Confucian culture of filial piety. The thought of Chinese traditional medical ethics represented by Sun Simiao's "Great medical sincerity" embodies the Confucian concept of benevolence. It has been widely accepted by various sectors of society as the ethical norm of care for the elderly. The Confucian theory of justice is the basis of traditional Confucianism. Justice, that is, fairness and righteousness, is the criterion for judging reasonableness, with moral universality, equality and selflessness. In a nutshell, its basic meaning is to give a person what he deserves, otherwise it is unjust. The Confucian theory of justice mainly includes two aspects.

(1) Benevolence precedes justice, and justice follows benevolence

Although the righteousness discussed by Confucius and Mencius mostly focuses on the judgment of the legitimacy of individual behavior, if the righteousness of guiding individual behavior is extended and applied to the whole social scope, so that everyone can act in accordance with the judgment of being unbearable to others, reasonable and appropriate treatment of people, matters and things in the world, and everyone can be fairly treated, this constitutes the justice pursued by Confucianism.

(2) Each should fulfill their inherent characteristics

Each does his part and requires the full protection of people's rights of self-discipline and autonomy. In order to bring the nature of heaven and earth into full play, people need to do two things in it. One is to provide resources and conditions for the full play of the nature of heaven and earth, and to create alternative opportunities; the other is that people only play a supplementary role and can not lead the development of all things. Only by ensuring the basic needs of human life, the opportunity to seek living resources, the right to education, and so on, can people have room for self-discipline and independent choice, and can human nature be brought into full play. Provided the opportunity guarantee, the human nature has the possibility to play, as for its ultimate development is up to their own decision.

The ethical values of care for the elderly in China pursue that everyone in the world can be treated reasonably and the ability for all individuals to express their diverse aspects, so that the society can achieve a sense of justice. It breaks through the thinking limitation of single emphasis on life care under the traditional family pension model, emphasizes pension fairness and quality, faces the elderly in the whole society, integrates pension resources, and pays attention to providing comprehensive care services with medical services as the core. Set life care, medical services and humanistic care in one, to meet the physiological and psychological needs of the elderly, and improving the quality of life of the elderly.

Typical case

How should old-age nursing workers face professional stigmatization?

The nursing staff of a pension institution suffered personal stigmatization: "it generally means that we are uneducated, and that is to say, we always forget a lot of things others have told us, and some nurses say that we are of low quality." Most young people are unwilling to do jobs like ours. When people hear that we are old-age care workers, their first reaction is usually that they are not highly educated and have no technical skills.

If you encounter such a situation, how will you deal with it?

Operation process and steps

(1) Ethical requirements

With the deepening of aging and the changes of family structure, family pension responsibility is gradually transferred to the market and society, and old-age caregivers partially replace the roles and functions of children in traditional families. Care for the elderly is not a completely market-oriented behavior, but a human-related service with the nature of social welfare, which provides a moral basis for the self-construction of the sense of professional honor of nursing staff for the aged.

(2) Concrete steps

a. The reconstruction of the meaning of care endows the work of care for the elderly with important social significance and value, highlighting the value and significance of occupation.

b. With the satisfaction of social moral sense, nursing work has both technical and humanistic care, which is an altruistic behavior to protect vulnerable groups and embodies a great spirit of dedication.

Task 2 Multiple challenges in the practice of care for the elderly

Task situation

In March 2022, Lao Li, a 62-year-old nurse, suddenly lost his center of gravity and fell to the ground when he was caring for the elderly, injuring his wrist caused by hand support. After the doctor's diagnosis, judged as a wrist fracture, needed to rest and recuperate for two months.

During Lao Li's rest and recuperation period, the nursing home arranged for the person in charge to visit and offer consolation many times. Considering his advanced age, especially during hospitalization, there is a problem of continuous medical expenses in the later stage, and so on. Although he did not sign a written employment contract with the nursing home, Lao Li felt that he had been working there for several years and was regarded as an "veteran employee". He believed that the nursing home should compensate him for his losses after an accident occurred in the nursing home.

As a result, Lao Li contacted the person in charge of the nursing home and asked the hospital to compensate more than 80, 000 yuan for medical expenses, hospitalization food subsidies, nursing fees, missed work expenses, and later medical expenses.

In this regard, the nursing home felt very aggrieved. The person in charge of the nursing home said that after looking at the previous monitoring records, Lao Li himself fell and had nothing to do with the nursing home. Moreover, during Lao Li's hospitalization, he also arranged condolences, and the salary was also paid. The nursing home said that the hospital had fulfilled its obligations and did not have to be liable for compensation.

But this view is obviously a far cry from Lao Li's claim for compensation, so Lao Li, persuaded by his family, took the nursing home to court, hoping to get "justice" back.

Task requirements

a. How to standardize the management of care for the elderly?

b. Combined with the materials, what are the current difficulties in care for the elderly?

Necessary knowledge

1 The trend of aging in modern society

China entered an aging population society in 1999. In the following 20 years, China's elderly population has been increasing, and the process of population aging has been accelerating. According to the data of the National Bureau of Statistics, by the end of 2021, China's population aged 60 and above was 267 million, of which more than 200 million were over 65, accounting for 14. 2% of the country's total population. This means that China has entered a moderately aging society. According to the data of the seventh national census, by 2020, 2. 34% of China's population aged 60 and above were unhealthy and unable to take care of themselves. Based on this, it is estimated that the total disabled elderly population in China is more than 6. 257 million at present. According to the prediction of the Development Research Center of the State Council: by 2030, the number of disabled and semi-disabled elderly people in China may reach 69. 53 million, accounting for 17. 4% of the elderly population; by 2050, the disabled semi-disabled elderly population will further increase to 126 million, accounting for 22. 0% of the elderly population. According to the "Five-year plan on elderly care for the 2021—2025 period", in 2020, the average life expectancy in China was 77. 9 years, while in 2018, the average healthy life expectancy in China was only 68. 7 years, that is, the average person has about 9 years in a state of illness or disability. Moreover, the gap between the average life expectancy at birth and the healthy life expectancy of the elderly in China is gradually increasing.

When a country or region has 10% of the total population aged over 60 or more than 7% of the total population aged 65 or above, it is considered that the population of that country or region has entered an aging society. As the youngest municipality directly under the Central Government in China, Chongqing had a resident population of 31. 02 million as of 2018. In terms of age structure, the number of permanent residents aged 0 to 14 was 5. 253 million, accounting for 16. 9% ; the population aged 15-64 was 21. 279 million people, accounting for 68. 8% ; the population aged 65 and over was 4. 489 million people, accounting for 14. 4% , aging is more serious. According to the results of the seventh national census, the resident population of Chongqing reached 32. 054 million, an increase of 11. 1% compared with the results of the sixth national census, with an average annual growth rate of 1. 06% . Among them, the number of people aged 65 and above was 5. 4736 million, accounting for 17. 08% of the total resident population, an increase of 64. 1% , which is much faster than the growth rate of Chongqing's resident population. According to the international definition of more than 14% of the population over the age of 65, Chongqing has entered a deep aging society.

2 Challenges in the practice of care for the aged

With the increasingly prominent aging of Chinese society, facing the decline of fertility rate, the enhancement of population mobility, the reduction of family size and other problems, resulting in the gradual weakening of the traditional family pension function, while the serious lack of professional care services for the elderly. According to data from the Ministry of Civil Affairs, by 2021, there were a total of 39, 817 elderly care institutions and 5. 016 million beds nationwide, an increase of 1, 748 institutions and 185000 beds compared with 2020. In addition, according to the data released by the National Health Commission, by the end of 2020, there are 5, 857 integrated medical and nursing institutions with 1. 585 million beds, and 72, 000 pairs of medical and health institutions have signed contracts with pension service institutions. It can be seen that at present, the beds that existing pension institutions can provide to the disabled elderly are very limited, and most of the disabled elderly who need care can only solve the problem of care by providing for the aged at home and relying on family support.

The challenges faced by the current old-age care practice mainly include the following.

(1) Uneven development between urban and rural areas

From the perspective of reality, there is a big gap between the rural elderly and the urban elderly in terms of willingness, ability to pay, optional items and service quality, and there is a need for balanced development between them. In 2017, the number of township homes for the elderly in China exceeded more than half of the total number of pension institution, reaching 71% , but the occupancy rate was far lower than the national average of 58% . By 2018, the occupancy rate of rural pension institutions in quite a number of provincial administrative regions was between 30% and 40% . The fundamental reason for this is that the function of township homes for the elderly is only located in receiving the five guarantees (food, clothing, housing medical care, and burial) and the minimum security for the elderly. However, after the gradual socialization of pension services, the weak professional care service capacity of township homes for the elderly leads to the low availability of care services for the elderly in rural areas. The equalization of basic public services is also applicable to care for the elderly, and all elderly people should have the right to roughly equal life care, health, spiritual and cultural services. At present, China still has a long way to go to realize the equalization of care services for the elderly between urban and rural areas.

(2) The system is lack of financing mechanism and less financial support

The construction of care service system for the elderly requires the supporting construction of personnel, infrastructure, operations, technology, economy and other aspects, as well as a set of efficient financing mechanism, including a clear way of financing, the main body and the mode of operation of funds. Based on the attributes of basic public services and quasi-public goods of care for the elderly, government expenditure should play a major role. At present, in the cities that carry out the pilot of long-term care insurance, the sources of funds are mainly from the balance of the medical insurance fund or special transfer, supplemented by the welfare lottery public welfare fund, while the participants' contribution financing method is still in the experiment. "The National Statistical Bulletin on the Development of Medical Security in 2020" issued by National Healthcare Security Administration shows that in 2020, 108. 353 million people participated in long-term care insurance and 835, 000 enjoyed treatment; in the same year, the fund's income was 19. 61 billion yuan and the fund's expenditure was 13. 14 billion yuan. According to the "Statistical Bulletin on the Development of Civil Affairs in 2020"issued by the Ministry of Civil Affairs, a total of 38. 57 billion yuan was spent on welfare for the elderly and 13. 13 billion yuan on old-age services. At present, there is no unified statistical caliber for the proportion of the overall expenditure on care services for the elderly to GDP (Gross Domestic Product) and other economic indicators. The related expenditure calculated by the above two departments, even if counted as the expenditure on care services for the elderly, accounted for only 0. 06%

of the total GDP of that year. It is predicted that by 2025, China's expenditure on elderly care services will account for 1. 0% of the total GDP.

(3) Shortage of professional care service personnel

In 2020, there were 575, 000 nuring service personnel in the pension institutions of civil affairs departments, 709, 000 nuring service personnel in community pension institutions and facilities, and 191, 000 insurance service personnel in the director of medical insurance. Take the staff of pension institutions counted by the civil affairs department as an example, 2/3 of the relevant staff are educated in junior high school or below, about 300, 000 have received professional skills training, and only about 100, 000 have obtained vocational skills qualification certificates. There is still a big gap between this and the Circular of the Ministry of Civil Affairs on issuing"the National medium-and long-term Development Plan for Civil Affairs talents (2010-2020)", which stipulates that the number of old-age service talents in China should reach 6 million by 2020. The reasons for the shortage of all kinds of nursing talents for the aged in China are as follows: first, the training of nursing talents for the elderly is not strong enough, and at the same time, there is a lack of long-term planning for relevant education and training; second, the training of talents for the aged stays at the basic level, and the training system for high-quality talents has not yet been established; third, there is a lack of professional teachers and a large-scale situational teaching and training base; fourth, the wages and benefits and social status of the elderly care service employees are low, and the sound professional system of old-age service talents is not yet complete.

(4) Resource fragmentation affects service integration and delivery efficiency

The fragmentation of service resources is a huge problem facing the national elderly care service at present. Due to the scattered responsibilities for the management of care services for the elderly in the Ministry of Civil Affairs, the Health Commission, human resources and social security and other departments, and the central and local departments have crossing and overlapping management functions, which has resulted in a great waste of social resources. Its main performance is as follows: on the one hand, due to the lack of a unified management organization, the coordination cost of the relevant departments is high, and it is difficult to form a joint force; on the other hand, the final implementation of the service is often concentrated in the streets and communities, which lack sufficient professional delivery strength and benefit evaluation mechanism, the service effect is difficult to be guaranteed.

3 Ways to deal with challenges

(1) To explore a sustainable and balanced model of urban and rural development

We will promote the balanced development of urban and rural areas of care for the elderly and contribute to common prosperity. In the key task of promoting all the elderly to enjoy basic old-age services, it is especially proposed to make up for the shortcomings of basic old-age services in rural areas. We will adhere to the overall planning of urban and rural areas and regions, promote the tilt of resources for basic old-age services to rural areas, and achieve the equalization of basic old-age services in urban and rural areas.

(2) To develop a reasonable supply system of care for the elderly

To speed up the construction of a care service system for the elderly with Chinese characteristics and in line with the level of economic development, it is necessary to establish a national management system and investment system. We can continue to increase financial input from the central and local governments, and strengthen the guarantee of basic old-age services through direct government provision, purchase of services, entrusted services, and cooperation between the government and social capital. We can also strengthen the effective supply of the state-owned economy in the field of basic old-age services by enhancing the ability of the state-owned economy to support the pension service system.

(3) To establish professional industry standards and personnel training mechanism

First of all, we should speed up the construction of a contingent of old-age service personnel, and further improve policies and measures such as education and training, skills upgrading, treatment guarantee, career development, commendation and incentives for old-age care personnel, and introduce and expand the ranks of old-age service personnel through various channels to provide strong support for the high-quality development of basic old-age services. Secondly, strengthen the comprehensive supervision of basic old-age services, constantly improve the standardized and normalized level of basic old-age services, and ensure the quality and safety of services.

(4) To enhance convenience and accessibility, so that basic old-age services should be known and enjoyed

First, we should step up publicity to make the elderly and their families widely aware of the contents of basic old-age services and the ways to apply for them. Second, it is necessary to carry out a comprehensive assessment of the ability of the elderly to achieve direct access and enjoy without application, so as to make the connection between supply and demand of basic old-age services more smoothly. Third, it is necessary to optimize the layout of basic old-age services, so that basic old-age services gather around, bedside and around the elderly. Fourth, it is necessary to optimize and simplify the application process of basic old-age services, so that the elderly can get basic old-age services more easily and intimately.

The care service for the elderly is an important part of the old-age service system in our country. From the proposal of establishing the service system for the elderly to the further promotion of the pilot project of the combination of medical care and long-term care insurance, the importance of care for the elderly has become increasingly prominent. It reflects the continuous development of attention to the development of care services for the elderly in our country. It is of positive significance to develop care services for the elderly through the establishment of long-term care insurance system and long-term care comprehensive plan. It can not only alleviate the contradiction between supply and demand of care for the elderly, solve the problem of rigid social demand, but also play a positive role in promoting the development of healthy pension service industry, promoting the transformation of industrial structure and promoting the growth of employment. At the same time, it also improves the quality of family life of the elderly, so that family members can work at ease and create more social and economic value.

Typical case

Care for the aged in Caohe Village, Renshou County,
Meishan City, Sichuan Province

Nearly 70% of the population in Renshou County, Meishan City, Sichuan Province is rural, of which Caohe Village has a total resident population of 3,568 and includes 816 people over the age of 60. The village is mainly to grow food and fruit, rich in products and convenient transportation, its economic situation and pension situation can better reflect the existing problems of rural elderly care in our country.

Among the local elderly population, 44.33% of the elderly need daily care. Most of them want to be cared for by their children or spouses, and the demand for other types of caregivers is lower. But in fact, more than half of the elderly people take care of themselves or support with their spouses, and only about 10% of the elderly have children to take care of them. While other formal or informal care resources have little or no care for the elderly. The elderly themselves have greater care needs, they primarily rely on family members, with limited awareness of the significance and importance of other public care resources for the elderly. Only a small number of elderly people look forward to the attention of the government, and receive care from pension institutions. Thus it can be seen that the current care mode in rural areas is single and the degree of socialization is low. Most of the elderly in rural areas tend to the family care model, family members are the main providers of life care for the elderly, public care resources do not play their due role. Even today, with the gradual weakening of family functions, it is difficult to change the traditional family care model that is deeply rooted in the hearts of the elderly.

In terms of health care for the elderly, nearly half of the elderly have a strong demand for this regardless of their physical condition, and the specific providers of their care services are still the first choice for the children and spouses of the elderly. Thus it can be seen that when the elderly have health problems or suffer from diseases, they still primarily rely on most on their relatives. At the same time, some elderly people also have high expectations for the village committee and the township government. 26. 53% of the elderly hope that the government can provide services related to elderly care, with little demand for other public care resources. According to statistics, more than half of the elderly live with their spouses or live alone, leading to a common lack of care. More than 70% of the elderly are cared for by their spouses or children when they are ill, while nearly 20% are left unattended, while only 5. 82% of the elderly population are cared for by other relatives, friends, governments or institutions. In addition, the number of care-related institutions in Caohe Village is relatively small. There's only one small day care institution with chess and card room, calligraphy and painting room, reading room and infirmary, which could have provided a certain degree of care for the elderly who have reached the age of 60. But it was idle for a variety of reasons. There is only one self-run drugstore and clinic in the village. If the elderly suffer from more serious diseases, they can only go to the hospital in Dahua Town or Renshou County, which brings a lot of inconvenience. At the same time, the physical condition of the elderly in rural areas is generally poor, and the demand for health care is also higher than that of daily care. However, this part of the population have not benefited from other rehabilitation nursing services except regular physical examination and health knowledge lectures.

Operation process and steps

(1) Fully affirm the core status of family care

In view of the existing living conditions in rural areas, their daily life can not be separated from the original family in a short time, and the functions of children and relatives can not be replaced by the government and society. The "culture of filial piety" should be given contemporary meaning, and its core should be embodied in the daily behavior of every family member and relative.

(2) Pay attention to the role of social support and community service

a. The government should come forward to solve the problem of sparsely populated rural areas and inconvenient transportation in our country, and increase the number of service outlets in the existing areas.

b. Introduce as many kinds of public welfare, welfare and charity institutions as possible. Such as encouraging the establishment of voluntary associations for care for the elderly and holding regular care activities to support care for the elderly in rural areas.

c. Through the support provided by the government and social organizations, we should give full play to the role of coordinator and manager of community organizations to ensure the full operation of the care system.

(3) Carry out mutual assistance for the elderly

Care for the elderly is highly dependent on social interaction, and the interactive role of the elderly should be brought into full play, such as mutual support for the elderly, with more emphasis on mutual support among neighbors. Under the guidance and support of neighborhood committees, relying on the strength of the elderly to set up mutual service groups to meet the care needs, at the same time, to achieve self-management and self-service.

Knowledge and skill development

Management of nursing staff for the aged in Japan

Background profile research shows that Japan is the most aging country in the world, accounting for 28. 4% of the population aged 65 and over in 2019. As the aging phenomenon is becoming more and more serious, the number of disabled and semi-disabled elderly is increasing year by year. Intermediary care has sprung up in Japan, and a perfect management system has been formed. In 1987, Japan passed "the Law on Social Welfare and Health Care", which stipulated the access qualifications, training contents and job responsibilities of social welfare personnel; in 1992, it promulgated "the Law on the guarantee and Promotion of talents such as Nursing Professionals", and strengthened the management of social welfare personnel. "The intermediary Care Insurance Law "was implemented in 2000 to standardize the scope, application procedures and fees of intermediary care, so as to provide a strong guarantee for care services for the elderly. Japanese caregivers are similar to the old-age caregivers in China, who are between traditional family care and clinical care, and can use professional knowledge and technology to provide physical, psychological and social care services for the elderly.

Admittance and training in Japan, it is stipulated that personnel engaged in intermediary care professionals have at least a high school education, and are divided into nursing beginners, nursing practitioners and nurses according to their grade qualifications from low to high. Nursing beginners are responsible for domestic service and simple care work, require to master basic knowledge and skills, study time is not less than 3 weeks, and receive 130 hours of theoretical and practical training. Nursing practitioners undertake all nursing work, strengthen medical and nursing knowledge and skills training on the basis of nursing beginners, study for 6 months and participate in 450 hours of course training. The nurse should have 3 years experience in nursing work, complete the course of nursing practitioners, pass the expert certification, have the national certification qualification, and be responsible for the management while participating in the nursing work. Training programmes vary with different levels, and relevant training programmes are required to be completed at national designated training schools and internship institutions, including an introduction to care and well-being, an introduction to social well-being, medical and nursing knowledge technology, psychological knowledge, nutrition knowledge and home economics knowledge.

To certify and assess the qualification of welfare and welfare professionals through three ways: (a) After graduating from high school, studied in a welfare school and passed the unified national examination. (b) After graduating from high school, participated in the training in a nationally recognized training institution and passed the national unified examination. (c) After working in welfare institutions for the elderly for more than 3 years, completed the training projects prescribed by the state and passed the national unified examination. The qualification examination's pass rate is 65%. After obtaining the national qualification certification, you must go to the social welfare department of the place of residence to register and for the post, and be arranged by the relevant institutions and brought into the unified management. Japan stipulates that health care professionals must receive regular training to ensure the quality of service, and the central, municipal and county governments will assess and evaluate the nursing service level by level.

Planning and welfare. Professionals who have been certified can achieve career promotion by applying for training and assessment to complete a higher level of qualification. The Ministry of Health and Labor stipulates November 11 every year as the day of care, through activities such as introducing the general situation of the profession and publicizing outstanding deeds, to raise the public's attention to the protection of welfare and welfare. Due to the high requirements for the professional quality of personnel and strict qualification certification procedures, the industry has a high social status in Japan. In order to attract more students to engage in the welfare industry, the government has established a financial aid system to subsidize students. If students apply for student loans, they will be exempted from repaying the loan after working in the industry for five years after graduation.

Combined with the management of nursing staff for the aged in Japan, how to strengthen the team construction of nursing talents for the aged in China?

Task 3 Master the value, ethics and professional service quality of care for the elderly

Task situation

Taikang Family pioneered the integration model of "one community, one hospital"

Deep integration of medical and nursing care is a prerequisite for Taikang Family to provide continuous services. By creating the practical model of "one community, one hospital", Taikang Family has built its own rehabilitation hospital in the community, based on geriatrics, and set up a triple line of defense of "first aid treatment-health management-rehabilitation care" for the elderly. To create a real "healthy home". In this mode, elders can get emergency assistance immediately if they fall or have a sudden illness in the community. If the emergency elders need to go out for medical treatment, there are accompanying specialists in the community, who will accompany 120 referrals, help the elders register and pay for examination after arriving at the docking hospital, maintain communication with doctors and family members, and so on.

It is the first to create a "1 + N" multidisciplinary care model to create a "warm home" for the elderly. "From the family home to the Taikang Family, the elders enjoy more professional nursing services than at home, but they still have the warmth of home!" The nursing format of Taikang Family is committed to using professional and reassuring nursing services to solve elder nursing problems for every family. First of all, Taikang Family has an industry-leading evaluation system, combined with the advanced experience of Chinese and foreign professional health care institutions, from the perspective of a number of professional disciplines, a comprehensive assessment of the daily life and physical functions of the elderly. According to the results of the evaluation, personalized nursing programs were tailored for the elders.

Each elder has to undergo a professional evaluation by a multidisciplinary team before moving in. Behind each customized care plan, there is a "1 + N" multidisciplinary care team with full support, that is, each elder has a case manager and N nursing, rehabilitation, medical, pharmacist, social workers, entertainment, sports, catering, nutrition, logistics support, sensory control and other members of the care team work closely together to tailor and implement a full range of nursing services for the elders. The members of the nursing team have received good higher education and high literacy. At the same time, they have also received training in nursing professional skills. Only after they are qualified can they take up posts with certificates.

The beautiful nursing area brings the atmosphere of home to the elders. Professional, aging and humanized detail design can also be seen everywhere in the nursing area of Taikang Family. For example, in Taikang. Yanyuan, the nursing area is located in the "building king" of the community, with superior landscape resources and Baifuquan Wetland Park outside the window, which can make the elders happy. Environmental design also tries to preserve the continuity of the atmosphere at home and alleviate the discomfort of the elders who have just come over. The color of each floor is as different as possible, so that the elders can tell which floor is their home. The mirror in the bathroom is tilted, and they can look in the mirror even if you are in a wheelchair. The handle of the faucet is lengthened to facilitate the normal use of the elder when the strength of the hand is weakened.

Create interesting and healing recreational services to meet the spiritual and social needs of the elderly. With the decline of physiological function and the decrease of social participation, the psychological function of the elders of nursing apartment is facing challenges. If these problems can not be solved well, it may lead to lack of social function and even lead to crisis. Therefore, in addition to providing professional nursing services to meet the physical health needs of the elders, Taikang Family has also created a series of interesting and healing recreational activities for the elders in nursing apartments to meet the spiritual and cultural needs of the elderly. Help them establish good social relationships and improve their quality of life and happiness.

It is understood that the recreational services of Taikang Family nursing apartment are mainly presented in the form of various activities. When each elder moves in, the recreation teacher will make a recreational evaluation to understand each elder's interests and past experiences, and recommend recreational activities that are more suitable for him according to his physical function. According to the physical function of the elders, nursing apartments mainly classify recreational activities into three categories: suitable for rehabilitation and recreation in nursing areas, healing and recreation in nursing areas, and cultural and recreational activities such as multi-sensory stimulation and nostalgic therapy in memory care areas.

"I used to think that Wechat was exclusive to young people, but now we can also enjoy the convenience brought by science and technology, and we are very happy." Aunt Li of Taikang Family. Chuyuan nursing apartment said happily. In order to enhance the connectivity between the elders and the society, the entertainment group of Chuyuan nursing apartment has carried out smartphone teaching. By learning to use Wechat, Aunt Li and Aunt Liu became friends and often sent messages to each other. Over time, they became good girlfriends who said everything and talked about everything. In the past, Aunt Liu, who was introverted, became fond of participating in activities under the influence of Aunt Li.

Rich recreational activities enable the elders to find their own new stage. Also at the Taikang Family. Chuyuan nursing apartment, at this year's Spring Festival party, more than a dozen elders with flowered hair concentrated on playing erhu, playing electronic organ and playing "Forest Rhapsody" under the care of the nurse. Among this group of "old urchins" are retired university professors in their nineties, middle school music teachers and retired veteran cadres. They all used to shine in their posts, but now after retirement, they gather together because of their interests and hobbies, and on the basis of learning from each other and learning from each other's experience, they have formed the first club of Chuyuan nursing apartment-Lakeside Voice, and found a new stage of their own.

In the era of longevity, long-term survival with illness will become the new normal of the society, especially the cognitive, motor, sensory function decline and psychological problems accompanied by aging have become increasingly prominent. The elderly will have degenerative diseases or pathological changes more or less. Life style has also evolved from independent life to assisting nursing life and professional nursing life step by step. As the largest high-quality health care chain brand in the country, Taikang Family will focus on residents as the core and continue to provide high-quality health care services covering the whole life cycle for elders in different states, so that every elder can grow old gracefully and with dignity.

(Source: *Consumption Daily*)

Task requirements

a. Combined with the data, please consider the importance of improving the quality of service for care for the elderly.

b. Please talk about how you think the elderly should keep up with the pace of social development.

Necessary knowledge

1 Value ethics of care for the elderly

Confucianism has thousands of years of cultural heritage, which is well known to women and children, and the concept of professional ethics as a nursing worker for the aged is operable. Old-age caregivers treat patients with real feelings, in order to imagine their own feelings in old age, experience the pain of the elderly, care and compassion for patients, and try their best to relieve the pain. Although caregivers are not doctors in the traditional sense, the simple professional morality of "pushing themselves and others" to empathize with the sufferings of patients is also the embodiment of "medical ethics". Old-age caregivers should meet the requirements of the "National Vocational skills Standard (revised in 2019)"for old-age nurses by the Ministry of Human Resources and Ministry of Civil Affairs.

(1) Professional ethics

Professional ethics is a code of conduct that should be followed by people who are engaged in one of the certain activities in the process of labor. The professional ethics of care for the elderly is the code of conduct that care workers for the aged should follow in their care work.

a. The contents of professional ethics of old-age caregivers. (a) Abide by the rules and discipline and exercise strict self-discipline. Abide by the state rules and regulations and laws and regulations, and safeguard the legitimate rights and interests of the elderly. (b) Love your job, dedicated and willing to contribute. Establish correct values, enthusiasm, patience, thoughtfulness, equal treatment, civilized service. (c) Respect others and treat others sincerely. Respect the personal dignity and needs of the elderly and unite others to safeguard the collective interests. (d) Work hard. Work conscientiously and responsibly, strictly implement the nursing work system and operating rules, bear hardships and stand hard work. (e) Study hard and improve your ability. Actively participate in business training, with a strong pioneering spirit. (f) Behave in a dignified and polite manner. Proper speech, clean and generous appearance, maintain a good image.

b. Code of practice: (a) Respect for the elderly, people-oriented. (b) Filial piety loves his relatives and promotes virtue. (c) Obey the law, self-discipline and dedication. (d) Service first, love your job and work hard.

(2) Basic knowledge

a. Notes on the professional work of old-age care workers: (a) Code of service etiquette for nursing staff for the aged. (b) Knowledge of occupational safety and personal protection of nursing staff for the aged. (c) Knowledge of self-psychological adjustment of old-age caregivers. (d) General knowledge of basic norms for old-age caregivers to provide services in institutions, communities and families.

b. Interpersonal relationships and communication: (a) The principle of dealing with interpersonal relationship. (b) The method of communication.

c. Basic knowledge of care for the elderly: (a) Physical and psychological characteristics of the elderly. (b) The characteristics of greeting for the elderly. (c) The key points of nursing care for common diseases in the elderly. (d) Observation methods of common problems in the elderly. (e) Dietary types and nutritional needs of the elderly. (f) The common conflicts and stress management methods of the elderly. (g) The recording method of care for the elderly. (h) The concept of rehabilitation and the relationship between rehabilitation and health of the elderly.

d. Knowledge of safety, health and environmental protection: (a) Safety prevention and related knowledge of the elderly. (b) Knowledge of health protection for the elderly. (c) The knowledge of environmental protection of the elderly. (d) Knowledge of food safety. (e) General knowledge of first aid. (f) Knowledge of dealing with natural disasters.

e. Basic knowledge of fire safety: (a) Fire risk, fire prevention knowledge and measures. (b) General knowledge of safety in the use of fire, electricity and gas. (c) Fire safety sign and its meaning. (d) Knowledge of fire alarm, early fire fighting, self-rescue, mutual rescue and escape evacuation. (e) The performance of building fire-fighting facilities and the use of fire-fighting equipment. (f) The use of building fire escape and refuge equipment. (g) Legal knowledge related to the punishment of illegal acts of fire control.

f. Knowledge of relevant laws and regulations: (a) Relevant knowledge of "the Law of the People's Republic of China on the Protection of the Rights and Interests of the Elderly People". (b) Knowledge related to "the Labor Law of the People's Republic of China". (c) Relevant knowledge of "the Labor contract Law of the People's Republic of China". (d) Relevant knowledge of "the Fire Protection Law of the People's Republic of China". (e) Knowledge related to "the Food Hygiene Law of the People's Republic of China".

2 Professional service quality of care for the elderly

In the report of the 20th National Congress of the communist Party of China, it is clearly proposed to implement the national strategy to actively deal with the aging population, develop pension undertakings and pension industry, optimize services for the lonely and widowed elderly, and promote the realization of basic pension services for all the elderly.

For the elderly to enjoy a high quality of life in their twilight years is not only the beautiful vision of every elderly, but also the due meaning of socialist development. The construction of a high-quality pension service system is an important measure to actively deal with the aging of the population. Since the 18th National Congress of the Communist Party of China, the development of pension services in China has achieved considerable results, but promoting the high-quality development of pension services is a systematic project with a long way to go. The key task of promoting the realization of basic old-age services for all the elderly in the new journey, it is necessary to implement the decision and deployment of the CPC Central Committee on promoting the enjoyment of basic old-age services for all the elderly, and adhere to the general tone of striving for progress in stability. Efforts should be made to make up for the shortcomings, strengthen the strong and weak, strengthen the floor and promote the advantages. We will speed up the establishment of a basic old-age service system covering all the elderly, with clear rights and responsibilities, appropriate security and sustainable care.

(1) To strengthen the design of the basic system of care for the elderly

With the establishment and improvement of the list system of old-age services as the core, we will strengthen the construction of universal and basic old-age services such as social insurance, social assistance, social welfare and basic old-age services, To provide a clear basis for governments at all levels to perform their duties and for the elderly to enjoy the corresponding rights. It is necessary to explore the long-term mechanism for the dynamic adjustment of the basic old-age service list of resumes with the level of economic and social development, and promptly include different types of services such as stable, reliable and sustainable security needed by different groups of the elderly, such as health, disability, economic difficulties, and old-age security, life care, rehabilitation care, and social assistance, which are difficult for families and individuals to deal with, into the list, so as to build a solid bottom line for the people's livelihood of basic old-age services.

(2) Effectively strengthen the effective supply of care for the elderly

The basic old-age services with adequate supply, reliable quality, convenient access and adequate security are the premise to promote the enjoyment of basic old-age services for all the elderly. The core is to continuously build a pension service system that involves the coordination of home community institutions and the combination of medical care and health care. This will promote the diversification of the main bodies and ways of providing basic old-age services, and expand the joint force of the supply of basic old-age services. The first is to increase the effective supply of institutional pension services. We will support social forces in building specialized, large-scale, and branded pension institutions. The second is to increase the effective supply of home community pension services. We will focus on cultivating a number of community pension service institutions that take care as the main industry, radiate the periphery of the community, and give consideration to door-to-door services. The third is to increase the effective supply of the combination of medical care and maintenance. We will support the establishment of integrated medical and nursing institutions, promote the establishment of cooperative relations between pension institutions without medical and health institutions and surrounding medical and health institutions, and sign cooperation agreements.

(3) To enhance the public service level of care for the elderly

With the development of society, the gap between urban and rural population aging is gradually widening. It makes the degree of rural aging is higher, the situation is more urgent, and the problems are more prominent. Therefore, it is necessary to promote the tilt of basic old-age service resources to rural areas, narrow the regional gap, urban-rural gap, and group gap. This will comprehensively promote the equalization of public services for the elderly. The first is to narrow the regional gap. We will increase financial transfer payments to underdeveloped areas, increase the proportion of general transfer payments guided by the equalization of public services for the aged, and narrow the regional gap. The second is to narrow the gap between urban and rural areas. We will increase the support and tilt of the funds used by the central and local lottery public welfare funds for the development of old-age services in rural areas. The third is to narrow the gap between groups. We will increase the intensity and speed of the transformation from providing for the aged to inclusive old-age care, vigorously develop inclusive old-age services, and provide convenient, affordable, and quality guaranteed old-age services for the people.

(4) To improve the development level of pension services

Due to the limitations of self-care ability, information awareness and educational level, many elderly people are difficult to obtain basic old-age services in time, which directly affects the implementation effect of the basic old-age service system. Therefore, improving the development level of specialization, standardization, informationization and industrialization of pension services is the core to improve the development level of pension services. The first is to raise the level of professional development. It is necessary to improve vocational training programs, strengthen the training of professionals in pension services, put an end to the phenomenon of "formality" in training, and make training scientific and standardized. The second is to raise the level of standardized development. The state and the government should attach importance to the management of old-age caregivers. They should combine our national conditions and the current situation of the development of the old-age nursing industry, learn from the mature experience of developed countries, explore and formulate relevant laws and regulations for old-age nurses, standardize training programs, protect economic income, enhance professional identity, and promote the team construction and standardized management of old-age nurses. The third is to improve the level of informatization development. Innovate the intelligent pension model, such as "Internet + providing for the aged", let the basic old-age service policy on the wall online media, enter the home into the hospital into the community. Encourage internet enterprises to innovate pension service models, customize health monitoring systems for various activity scenarios for the elderly, and use big data to facilitate home travel, health management and emergency disposal for the elderly to build a "quarter of an hour" home pension service circle to increase the supply of services for the elderly in concentrated areas. The fourth is to raise the level of industrialization. Great efforts should be made to develop daily necessities for the elderly, such as the needs of institutional care for the elderly, day care, door-to-door care and other forms of care for the elderly to develop advanced products of cleaning and sanitation, diet and daily life care, life care and monitoring of the elderly.

Typical case

Wuxi Railway Station opened a channel without health code to warm the heart.

October 6, 2020, a netizen posted a picture with only three words and two punctuation marks: "Wuxi. Good." Unexpectedly, there were more than 30, 000 retweets and 180, 000 likes. Netizens posted pictures saying that for passengers who used old machines, no Wechat or mobile phones, that is, those who can't show their health codes. Wuxi, Jiangsu Province, has opened up a service channel to solve the problem. Many netizens said in the post that "the same style" warms the heart in many places. The netizens posted that the photo was taken at Wuxi Railway Station, and this was his first visit to Wuxi and was moved by the city's acts of kindness. The reporter contacted Wuxi Railway Station, and the other party said that as long as they entered the special channel, there would be special personnel to provide services for the elderly to help them get in and out of the station smoothly.

The health code that contributes to the prevention and control of the epidemic is simple for young people, but it is an insurmountable technological gap for many older people. In addition to the airport and railway station, the hospital is also a place where the elderly are concentrated. At the entrance to the Drum Tower Hospital in Nanjing, Mr. Wu, a citizen, said that he had to show Sukang code before entering the hospital, and it took him a day to teach his mother. "The elderly are weaker than us in this respect. I just teach them step by step. Now they need it all. It's hard to use if you don't teach them." Mr. Wu said.

According to"the 46th Statistical Report on the Development of the Internet in China", by June 2020, the number of Internet users in China had reached 940 million, and the Internet penetration rate had reached 67%, but only 10.3% of them were over the age of 60. At present, all kinds of intelligent devices and applications seldom take into account the needs of special groups such as the elderly when they are designed. At the same time, due to the weak learning ability of the elderly, their ability to accept new things and new technologies is very weak, which can easily lead to problems in the participation and integration of the elderly with social development.

(Source: https://baijiahao.baidu.com/s?id=1680030822529535071&wfr=spider&for=pc)

Operation process and steps

Social participation is an important way for the elderly at the city and county level and aging. The participation of the elderly in public welfare activities and political activities are the main aspects of social participation of the elderly. However, the physical movement of the elderly is inconvenient with the increase of age after retirement, which leads to a gradual disconnection with the society, which has a great adverse impact on the physical and mental development of the elderly. Therefore, by improving the service quality of care for the elderly, creating conditions for the elderly to cultivate interests, learning and even finding a job to play the remaining heat, also effectively reduce the burden of the family and society.

Knowledge and skill development

"Internet +" comprehensively improves the quality of Endowment Service

In recent years, Anqing City, Anhui Province has made great efforts to expand the application of Internet and big data technology in the field of old-age services, investing 12 million yuan to build a municipal information platform for old-age services (hereinafter referred to as the information platform). we will effectively give full play to the positive role of informatization in serving government decision-making, linking service resources, and strengthening service supervision, and continuously optimize the supply of pension services.

"Internet + data collection" fully supports scientific decision-making. The municipal old-age service information platform has achieved interconnection with the "urban brain" and regularly pushes cross-departmental and multi-business data. The platform has gathered 1.5 million pieces of information about the registered population over 55 years old, 980,000 pieces of information about the elderly registered in household registration, and 40,000 pieces of information about poor support personnel, providing data support for the formulation of pension service policies.

"Internet + Service scheduling", make every effort to optimize home pension services. Through the command and scheduling of the information platform, arrange service providers nearby for the elderly at home, provide meals, baths, cleaning, material distribution, spiritual comfort and other services, and automatically generate work orders. Since 2021, it has dispatched more than 200, 000 people of all kinds of home-to-home service, realizing the management and control of the whole service process.

"Internet + video inspection", improve the efficiency of supervision. Building the "video patrol inspection module of pension institutions", 47 pension institutions in the city are linked to the information platform synchronously. The key parts of the institutions are fully covered by video surveillance, and the civil affairs department can understand the management status of pension institutions by " staying at home ", effectively improve the efficiency of supervision.

Combined with materials, how to improve the quality of care for the elderly in the new journey?

Project 2
Historical origin of the value and ethics of care for the elderly

Content summary

This project is divided into three parts: the first part traces the source of care for the elderly, and explores the origin and development of care for the elderly from the perspectives of group care for the elderly, intergenerational care for the elderly, salvage care for the elderly and welfare care for the elderly. The second part takes the historical process as the context and the filial piety culture as the main content. It explains the value and ethics of care for the elderly in Chinese traditional culture, and explores the value and ethics of care for the elderly in Chinese traditional Confucianism, Taoism and Mohism. Taking the Book of songs, Tang Poetry, Song Dynasty poems of persuading filial piety, Ming and Qing novels, Beijing Opera and other traditional Chinese literature and art as the carrier, this paper explains the development of the value and ethics of care for the elderly in ancient China. The third part takes the economic and social development as the background and combines it with the development of current social values. It discusses the new characteristics of modern care values for the elderly.

Project guidance

Filial piety culture is not only an important part of Chinese traditional culture, but also an important guiding ideology of care for the elderly in our country. Providing for the aged can be traced back to primitive society at first. In the later period of the primitive society, people had a feeling of love and gratitude towards their elders, and gradually produced the consciousness of taking care of the aged. This project unit traces the source of care for the elderly, explores the origin and development of care for the elderly, takes the historical process as the context, excavates the value and ethics of care for the elderly from the perspective of Chinese traditional thought and Chinese traditional literature and art, and combines the current social values. To explore the new development of modern care values for the elderly.

Learning objectives

a. Understand the origin and development of care for the elderly.

b. Understand the culture of filial piety and the value ethics of care for the elderly in Chinese traditional ideology and culture.

c. Mastering the new development of modern values of care for the elderly

Task 1 To understand the origin and development of care for the elderly

Task situation

On the evening of January 2, 2019, a large-scale evening party called "Guarding the Sunset-The Honor Ceremony of the Nursing Profession for the Aged" was broadcast on the CCTV Social and Legal Channel of the Central Radio and Television Station. Through the program, viewers and netizens learned comprehensively, deeply and vividly about the working conditions and real situation of old-age care practitioners in China. It was the first time, their professional accomplishment and professional standard, and their respect and love for the elderly were showcased.

Task requirements

a. Do you know the origin of care for the elderly in China?

b. How do you think we should arouse the attention and respect of the whole society to the old-age nursing profession and improve the social status and professional glory of the old-age nursing practitioners?

Necessary knowledge

1 The origin and development of the care model for the elderly

In a broad sense, care for the elderly originated with the beginning of human society. In the stage of primitive society, the main way of care mainly depended on the ethnic group's care. The productivity of primitive human society is very low, so it is difficult for an individual to resist various survival risks in nature independently. From the point of view of their own security, human beings in primitive society established ethnic tribes linked by blood relations, and became a life community based on clans and tribes, carrying out collective labor and distribution. In a tribe or gens, property and kinship are communal. In such cases, the risk of old age in the tribe or clan becomes a group obligation, and the care of the elderly members is jointly responsible for by all members of the unit.

Group labor and risk-sharing ethnic care produced the initial embryonic form of intergenerational care for the elderly, and also built the foundation for family intergenerational care in traditional societies. After family intergenerational care has become the main mode of care for the elderly in traditional society, ethnic care has not withdrawn from the historical stage, and mutual-aid ethnic care between neighbors or within clans has been running among the people. For example, during the Warring States period, Qi Guozhong Ion and Ye Yangzi were famous for relieving the widowed and lonely elderly in the countryside. With the development of rural clan power, successive governments also intended to make use of the rising mode of folk rural autonomy to encourage people to maintain ethnic care. It is recorded in the Tang Dynasty order: "those who are widowed, lonely, poor and ill who cannot take care of themselves will be adopted by close relatives. If they have no close relatives, they will be taken care of by the countryside. "In ancient Chinese society where the patriarchal clan system was integrated into the traditional society, the clan became another grass roots organizational unit with blood relationships on top of the family. with the rise of the rural covenant, the clan increasingly assumed the responsibility of grassroots social assistance. Most of the rural covenants in past dynasties had detailed agreements on respect, illness, and care for the lonely elderly. In the special case of a lack of family support, successive governments hope to provide care for special elderly groups through ethnic support.

2 The origin and development of the intergenerational care model in elderly families

With the development of society, after the Warring States period, the small-scale peasant economy has become the country's economic foundation of the country, and the family has become the basic unit of social composition and care for the elderly. The family plays a basic role in the care for the elderly, forming an intergenerational care with family members as the main body of care, basic life care as the basic content, and meeting the basic needs of the elderly as the basic goal of family intergenerational care. Family intergenerational care is the main component of the traditional care model for the elderly in China, which plays an important role in the history of care for the elderly in China, and still has a far-reaching impact.

The long-term implementation of intergenerational care for elderly families in China is mainly due to the following reasons. First of all, the family private ownership economy provides the material basis for family care. In the family intergenerational care mode, the human and financial resources needed to care for the elderly are all or basically borne by the family itself, so ensuring the private ownership of the property of the caregiver is the premise and important guarantee of the family intergenerational care. Chinese traditional agricultural society is mainly self-sufficient farming economy, in more than 2000 years, especially after the Song Dynasty, on the basis of the continuous development of rural autonomy, the social production unit and wealth distribution unit with the family as the basic unit and the clan as the link have been formed, the private ownership of family property has been gradually improved and consolidated, and the mode of intergenerational care for the elderly has become mature.

Secondly, China's values with filial piety as the core provide a cultural basis for family intergenerational care. The culture of filial piety is an excellent traditional culture inherited by the Chinese nation for five thousand years, "respect for relatives, care, illness, and good death" has become an important part of the duty of supporting children in the traditional culture of filial piety.

Thirdly, the family structure in traditional society provides a human basis for care for the elderly. Before the Ming Dynasty, the family structure of Chinese traditional society was mainly compound family, that is, three generations of families composed of more than two generations of couples, their children, and relatives. Therefore, the elderly can easily have more children and relative caregivers.

Finally, the division of labor and social ethics in traditional society provide the basis of knowledge and skills for care for the elderly. In traditional society, the division of labor in the family is generally a pattern of male farming and female weaving, male and female interweaving, which also gives housewives a long time at home to take care of the elderly, husband and child. Under the Confucian ethics that men are superior to women, in thousands of years of family care, through intergenerational words and deeds, housewives have summed up a lot of knowledge and skills in caring for the elderly and improved the quality of life of the elderly. Therefore, the economic form, social ethics and family structure of the traditional society ensure the supply of resources and services for family care, and family care has become the pillar of care for the elderly in traditional societies.

Family intergenerational care is a naturally selected care mode for the elderly under the economic model of China's traditional society, which ensures the quality of life of the elderly, stabilizes the social order, improves the stability of social and cultural inheritance, and saves the cost of national governance. It has always been supported and protected by successive governments.

For example, during the Northern Wei Dynasty, the government of the Northern Wei Dynasty pioneered a judicial probation system, that was, the system of "serving and supporting relatives": if there were immediate elderly people in the families of death row prisoners and exiled prisoners who needed to take care of them, death row prisoners were allowed to "serve their relatives on probation" at home, and exiled prisoners are allowed to "stay and support their relatives" at home, and then serve their sentences after the death of the elderly in the family. This system lasted until the Qing Dynasty, when the Qing government stipulated that prisoners approved by the court should be exempted from the original sentence, but they would still be punished by staff responsibility and shackles. The prisoners on death row were sentenced to be banished from the army with a staff of one hundred days and shackles for 60 days. If the exiled prisoners stay to support their relatives, they will be punished with a lighter punishment of canes and shackles. The system of "retention and maintenance of relatives" ensures the human support of care for the elderly and the maintenance of family care in the form of national law. In the Ming Dynasty, for example, in order to make it easier for officials to serve their parents nearby, the court allowed officials to be transferred to places closer to their parents. For example, due to various reasons, officials who were unable to receive their parents to serve or be transferred to places close to home, the Ming Dynasty's government allowed them to divide their wages into two parts, one of which was received by themselves. The other was issued by the government near where the parents lived for the care of their parents' families.

After modern times, with the disintegration of small farmers' family mode of production, the function of family care tends to decline. First of all, the transformation of the mode of production has intensified the career differentiation and production specialization, changed the basic production and life style of the traditional society, and made the original family property inheritance and family support function unable to be maintained. It impacts the material basis of family intergenerational care. Secondly, the change of the family structure has an impact on the intergenerational support function of the traditional family, and the function of the family as a life community begins to weaken, shaking the human foundation of family care and reducing the family's role of the family in providing care for the elderly. In addition, the changes of the social trend of thought since modern times have impacted the social thought with Confucianism as the core, and shaken the ideological foundation of family intergenerational care. However, the value of providing care for the elderly based on the culture of filial piety formed in the traditional society for thousands of years is still an important part of the mainstream values in today's society, and the family is still the basic unit of social relations. Intergenerational care for the elderly is still one of the main modes of providing care for the elderly.

3 The origin and development of salvage care for the elderly

In the traditional agricultural society, there are also salvage care for the elderly based on moral values and social ethics. The state is the main body of ambulatory care for the elderly. "The Book of Rites King" system records: "those who are young without a father are called lonely, those who are old without children are called alone, those who are old without a wife are called proud, and those who are old without a husband are called widows." Countries should provide assistance to the above four categories of people on a regular and timely basis. "Guanzi" records that the state gives 40 times as much grain to the widowed. In"Zhou Li", it is stipulated that special funds should be set up to help the uncared for the elderly. The main measure of government salvage care for the elderly is to set up special salvage care institutions for the elderly. During the Southern Dynasty, Emperor Xiao Yan of Liang Wu set up the "Lonely Park", the first government-run care institution for the elderly in the capital Jiankang (present-day Nanjing) in the second year of the Southern Dynasty and aimed to adopt orphans and unsupported widowed elders. The state adopted the helpless and widowed elderly, responsible for their clothing, food and medical treatment. During the Tang Dynasty, the government sent officials to take charge of matters related to care for the elderly, and set up care institutions for the elderly, such as "Beitian Nursing Hospital" and "General Rescue Workshop", to take in the unsupported elderly, and the care for the elderly was further guaranteed. During the Song Dynasty, in order to adopt the widowed and lonely, Song Shenzong began to promote centralized care, adopting the uncared for elderly in the "Four Futian House", and then opened "nursing homes" "workhouses" "Anji Fang" and other charitable care institutions for the elderly, and the age of hospitalized elderly people was also relaxed to more than 50 years old. At the same time, the folk care institutions for the elderly also sprang up in the Song Dynasty, and the social model of rescue care for the elderly developed rapidly. The Yuan government also attached importance to salvage care for the elderly. Kublai Khan, the founder of the Yuan Dynasty, adopted the suggestion of Liu Bingzhong, the Han minister, and gradually established and improved the adoption and assistance system of the Yuan Dynasty.

During the Ming Dynasty, the government attached great importance to the salvage care of the elderly, and continued to set up charitable institutions for the elderly in the capital, such as the "workhouse", such as the 16th year of Chenghua of the Ming Dynasty (1480). There were more than 7,000 widowed and lonely elderly people in the capital alone over the years. In the sixth year of Jiajing (1527), the court ordered all the five cities of Beijing to set up workhouses to adopt all the poor elderly. The Ming's government also promoted this kind of charitable care institutions for the elderly throughout the country by means of administrative orders, instructing all prefectures and counties to set up. The work of the grassroots government in the adoption of orphan elders was strictly supervised and inspected by the imperial court, and compassion towards orphans was an important content in the assessment of the term of office of local officials. Officials who were well evaluated in this regard shall be recorded in the archives as an important basis for promotion. If the officials failed to fully report the situation of the lonely people in the territory, then the responsible officials at all levels from the first chief to the top willed be punished. The Ming's government also used the form of law to ensure the effective implementation of national salvage care, such as "the DamingLaw": "All widowers, loners and people with severe diseases are poor and have no relatives to rely on and cannot keep themselves. those whose officials and private persons should be adopted but not adopted shall have a staff of sixty; if they should be given food and clothing, and those who are derogated by officials, they will be regarded as self-theft."

During the Qing Dynasty, salvage care for the elderly continued to develop, and the government continued to open "nursing homes" "coffin bureaus" and other salvage care institutions for the elderly and vigorously promoted private charitable care for the elderly. With the development of capitalism in the late Qing Dynasty, private capital also donated rescue care institutions for the elderly and participated in the management and operation of all kinds of care institutions for the elderly. Such as "Pujitang porridge factory" "Gongdelin porridge factory" "Chaoyang Pavilion porridge factory" and so on.

After modern times, Zhang Jian, a famous industrialist, established the first private nursing home set up by charitable modern Chinese in his hometown of Nantong. This nursing home provided which provided shelter, food, and clothing for the elderly displaced by war and disasters, so that they could spend their twilight years in peace. In addition, religious organizations such as the Church of Jesus at that time also set up homes for the elderly in Shanghai and other cities. The emergence and development of modern charitable nursing homes is not only the continuous development of the traditional salvage care for the elderly, but also the result of the spread of the idea of mutual assistance and care for the elderly in modern society.

4 The origin and development of welfare care for the elderly

Ancient Chinese society produced rich social welfare thoughts a long time ago. In line with the concept of governing the country based on people-oriented principle and the practical need of stabilizing social order, successive governments mostly implemented a series of welfare policies for social vulnerable groups, including welfare care for the elderly.

In terms of medical welfare security for elderly care, successive governments mostly had welfare policies aimed at medical consultation for the elderly. For example, during the Spring and Autumn period, Guan Zhong put forward the policy of "asking the disease", that is, the state set up an official in charge of the disease to regularly carry out consultation and medical treatment for the elderly in the area, and the monarch had to inquire in person for the critically ill. Through the medical welfare policy for the elderly, the state protected the physical and mental health of the elderly.

In terms of economic welfare security of care for the elderly, successive governments have formulated welfare policies for tax exemption for the elderly. However, the definition of the elderly is different according to different times. For example, the Han Dynasty stipulated that people who had reached the age of 56 could be exempted from tax, and widowers who have reached the age of 60 do business in the market and do not have to collect rent and tax.

For example, in the Ming Dynasty, Xu Yiding, who was over 70 years old, was exempted from miscellaneous duties. In addition, in some periods, the government regularly distributed daily necessities to the elderly for care. For example, the Ming Dynasty stipulated that "poor people over the age of 80 shall be provided with five buckets of rice, three beers of wine and five jin of meat every month." These policies provide human and financial support for the care of the elderly and protect the physical and mental health of the elderly.

In terms of labor welfare and security of care for the elderly, successive governments have also formulated a series of welfare policies to ensure that the elderly who retire have the welfare policy of reworking. For example, in the pre-Qin period, the state stipulated that government officials should retire and return power to the monarch at the age of 70. However, retired public officials had the right to remain in office, and the state had also formulated a corresponding preferential policy to protect the welfare of the remaining elderly. For example, China has been implementing a policy of combining elderly care with school education since the pre-Qin period. This policy allows the elderly to teach in schools, spread cultural knowledge and life experience, obtain salaries and income through labor, and satisfy the labor rights of the elderly. It is a welfare care policy for the elderly, which has been used in future dynasties.

With the development of society, the content of welfare care for the elderly in ancient China has become more and more abundant, such as the welfare policy of remission and reduction of penalty for the elderly after breaking the law. For example, the Tang Dynasty clearly stipulated in the law that the penalty for the elderly should be reduced. The continuation and implementation of these welfare policies needed a series of legal protection. For example, the Han Dynasty formulated the earliest law on the protection of the rights and interests of the elderly in Chinese history, known as the "Old Age order", which was used to protect the lives of the elderly. Since then, this kind of law has become a necessary part of the laws and decrees of previous dynasties, and the concept of care for the elderly as the basic social welfare rights and interests of the elderly has gradually been widely recognized by the society, and has become an important part of social security.

Typical case

Chen married his wife in 1952 and had two sons and one daughter. The wife has died. Now, Chen lives with his daughter. Chen is old and frail. He hopes that his sons will often go home to visit and take care of himself. Because his sons does not agree to bear Chen's medical expenses and alimony, he has filed a lawsuit with the court, ordering his eldest son and second son to visit him at least once a month. During the illness, three children must take turns to nurse him, share the responsibility of paying Chen's medical expenses and alimony.

a. Can the elderly be exempted from the care responsibility of their eldest and second sons after they are effectively cared for by others?

b. What other aspects do we need to pay attention to in addition to daily care for the elderly?

Operation procedures and steps

Children have the obligation to support their parents. When children fail to perform their maintenance obligations, parents who do not have the ability to work or have difficulties in living have the right to require their children to pay alimony. Children should not completely ignore their parents because their parents have retirement income or a certain source of income, which is not only against the law, but also not in line with the traditional virtue of "giving priority to filial piety" in the Chinese nation. For parents who do not live together, children shall pay a certain amount of support according to their actual living needs, actual affordability, and local general living standards. In this case, Chen is old and suffering from illness, and the three children, as dependants, should fulfill their obligations of financial support, daily care, and spiritual comfort. Therefore, it is ordered that the eldest son and second son visit Chen not less than once a month, and pay Chen alimony, and three children jointly bears Chen's medical expenses.

Knowledge and skill development

The Honor guarantee system and measures for the elderly in Ancient China

In ancient China, the government not only paid attention to the life needs of the elderly, but also paid attention to the psychological needs. Successive governments generally had two ways to guarantee the honor of the elderly.

One was to implement a series of measures to recognize or canonize some of the elderly, by giving a certain social status or social honor, to achieve the purpose of strengthening social ethical values and stabilizing social order. For example, the scepter system is an honorary welfare policy for the elderly implemented in our traditional society. The royal scepter is a very noble ceremonial vessel, and the given scepter is a symbol of status and dignity, which is recorded in detail in the document "imperial order book of the royal scepter. Through the scepter system, the knighthood system and the plaque system, successive governments have given lofty honors and welfare to the elderly, ensured the social status and personal safety of the vulnerable groups of the elderly, and solved the social psychology of loneliness and inferiority of the elderly to a certain extent, played a role in the care of the elderly. The poem of Cha Shenxing, a poet of the Qing Dynasty, said, "give me a stick as well as a stick to boast to the posterity. "

It reflects the psychological satisfaction of the elderly to the national honorary welfare care at that time.

The other is through some ceremonial activities, through the practice of etiquette to highlight the social status of the elderly. There are mainly the following forms in this way: first, patrolling. In "the Book of Rites", it is recorded that when the emperor toured the vassal states, he did not see the princes first but the local elderly, as a way to show the state's respect for the elderly. The second is inspection. In "the Book of Rites", King Wen Shizi recorded that the emperor inspected the Imperial College, and immediately held a grand pension ceremony after offering sacrifices to the first teacher, playing music to entertain the long-lived elderly people all over the place. in the course of the banquet, the emperor had to personally cut a toast to the elderly who attended. This system developed to the Qing Dynasty and evolved into a "banquet for thousands of people", which was held by the Qing government four times. All people over the age of 60 could attend a banquet in the capital. The largest number of people at a time gathered more than 5, 900 elderly people, and more than a dozen people were over 100 years old.

Attending the "banquet for thousands of people" held by the emperor was a great honor for the old folk at that time, which greatly satisfied the vanity of the elderly.

The third is the ceremony of drinking wine in the countryside. The ritual of drinking wine in the countryside is an etiquette of respecting the elderly, which originated in the pre-Qin Dynasty and inherited and developed in all previous dynasties. In the annual December season, the countryside in the form of archery competition, summoning the local elderly to visit and hold a banquet. In all aspects of holding the rural drinking ceremony, it reflects the respect and concern for the elderly, and completes the psychological care for the elderly in the way of social welfare activities to satisfy vanity and other aspects.

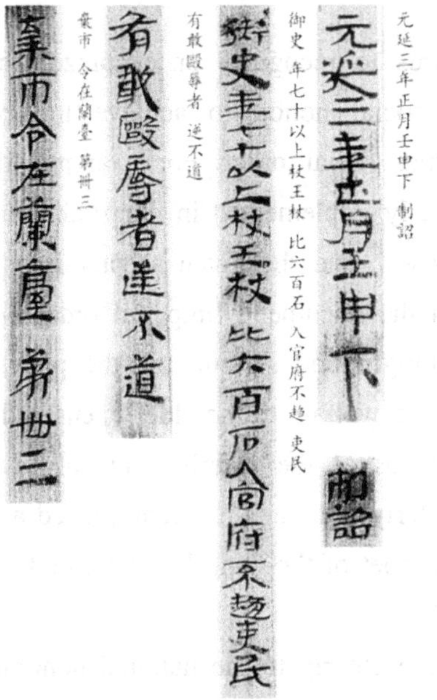

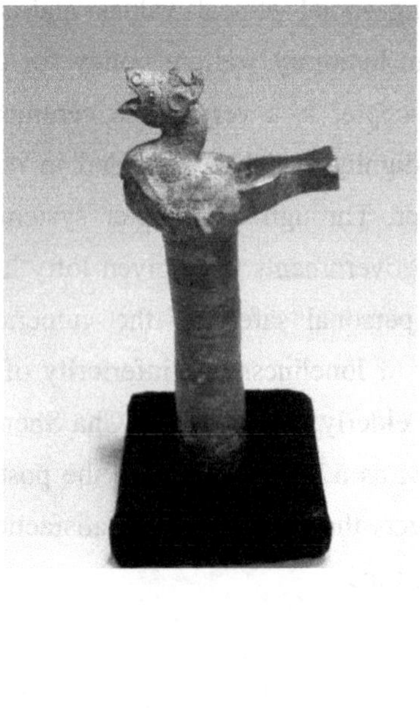

Task 2 To understand the value and ethics of care for the elderly in Chinese traditional culture

Task situation

Lao Laizi, a hermit of the State of Chu in the Spring and Autumn period, ploughed himself at the southern foot of Mengshan to avoid the chaos of the world. He was filial to his parents and offered delicious food to his parents. he was not old at the age of 70. he often wore colorful clothes and gestures to play like a child with a rattle in his hand to amuse his parents. Once he brought water to his parents and fell when he entered the house. In order not to let the two elders worry, he imitated the "whining" sound of the children's crying and his parents laughed.

Task requirements

Talk about the value and thought of care for the elderly in traditional Chinese culture.

Necessary knowledge

Traditional Chinese culture has a long history, broad and profound. In the five thousand years of historical development, the value and ethics of care for the elderly with filial piety culture as the core have been gradually formed, which has become an important part of the excellent traditional Chinese culture.

1 The origin of filial piety culture

As a value generally acknowledged by the society, filial piety can be traced back to the early period of the legendary five emperors, that is, the period of the Yellow Emperor and the Emperor. During this period, the conditions for the emergence of the concept of filial piety have been met, that is, the affection of kinship based on blood relationship and the establishment of individual marriage system. The Shang Dynasty and the Western Zhou Dynasty were keen on ancestor worship. Ancestor worship is a kind of primitive belief with the core content of offering sacrifices to dead ancestors and praying for asylum. Its root is that in the era when words are not yet popular, and the accumulation of knowledge, skills and experience is often positively related to age. The valuable experience and skills accumulated by the elderly in the process of production are of decisive significance to the survival of human beings. Therefore, the early ancestor worship in ancient China is a kind of emotion and values formed according to the actual survival needs on the basis of kinship, and expressed in the form of filial piety. The Shang Dynasty combined ancestral gods and gods into one, religion and ethics into one, at this time the concept of filial piety still had a strong primitive religious color.

In the Western Zhou Dynasty, the people of Zhou separated their ancestors' gods from God, respected heaven with virtue and respected their ancestors with filial piety. The Western Zhou Dynasty implemented a strict patriarchal hierarchy, from the son of Heaven to the common people, and established a family-state system with the integration of patriarchal power and political power, which combined the concept of ancestor worship with the concept of caring for parents, and the key to its integration was filial piety. As a new value concept, "treating parents well" was in line with the concept of filial piety since the five emperors. It is the inevitable outcome of social and economic development to a certain stage, and the result of the emergence and development of individual family economy in the Western Zhou Dynasty. During this period, there appeared a large number of poems with the theme of filial piety, reflecting the concept generally accepted by the society. At this time, the concept of filial piety with the theme of good care for parents had really become a kind of culture and values, began to influence and guide all aspects of the care behavior of the elderly.

The formation of filial piety culture was inseparable from the formulation and implementation of the policy of respecting the elderly and providing for the aged in the Western Zhou Dynasty. Although the government of the Western Zhou Dynasty held the policy of respecting the elderly and providing for the aged, its purpose was political needs and valued its moral function, it did popularize the social atmosphere of respecting the elderly and taking good care of their parents in the whole society. It had formed the national values of the Chinese nation giving priority to filial piety, which had deeply affected the national character of the Chinese nation and the development direction of the value and ethics of care for the elderly.

2 Filial piety culture and value ethics of care for the elderly in chinese traditional ideology and culture

(1) The culture of filial piety in Confucianism and the value ethics of care for the elderly

① The culture of filial piety and the value ethics of care for the elderly in pre-Qin Confucianism. During the Spring and Autumn and warring States period, scholars represented by Confucius and Mencius, took the restoration of the ethical principles of the Western Zhou Dynasty as their duty, wrote books and founded the most far-reaching traditional school of thought in China-Confucianism. Among the components of Confucian scholars in the pre-Qin period, the culture of filial piety also formed a relatively complete ideological system, ethical and moral concepts and basic norms, including filial piety, filial piety and filial rule.

a. Confucius' value and ethical thought of filial piety.

Confucius is not only the founder of Confucian school, but also the founder of Confucian filial piety theory. Confucius was born in the Spring and Autumn period of the collapse of etiquette and music. Starting from the current social situation, he regards filial piety as a personal and family virtue, highlights its moral value orientation in filial piety, and starts from the connotation of "doing good to parents". The filial piety of the Western Zhou Dynasty is reformed from the perspective of personal moral cultivation and family ethics.

First of all, from "doing good to parents" to "filial piety to parents", Confucius first put forward the idea of "filial piety" to parents. Confucius believes that it is not enough to care for parents materially, but it is more important to "respect" parents, that is, respect for parents' personality and spiritual love. Confucius highlights his spiritual and psychological respect in answering his disciples' questions about what filial piety is. Confucius also proposes to worry more and work harder to take care of sick parents, and to practice filial piety to their elderly parents in a timely manner.

Secondly, Confucius emphasizes that filial piety comes from emotion, and filial piety requires benevolence. Confucius believes that parents who give birth to their children are painstaking and painstaking until they are at least three years old, and their love for their children is always full of love. While children take care of their parents with filial piety, they should also have the same feelings, "benevolent people, lovers" and repay their parents with love. We should be "benevolent" in every aspect of taking care of parents, and put forward the view that filial piety is the foundation of benevolence.

Thirdly, in the daily life of caring for parents, Confucius advocates the principle of "several remonstrations" and "father and son hiding from each other" if they are found to be wrong in their actions or propositions. "Several remonstrations" means that when parents make mistakes, as children can not sit idly by and thus bring injustice to their parents, so they should be dissuaded in time, that is,"a few remonstrations with parents". In the process of dissuasion, children should be respectful to their parents and should not show disrespect in words and attitudes just because they are on the right side. If parents do not take advice, their children must not resent it. After dissuasion to no avail, children should retain their own opinions, follow their parents' opinions, act in accordance with their parents' wishes, and bear the responsibility together, that is, the principle of "father and son conceal each other". This proposition of Confucius reflects that Confucius raised the life of his parents to a very high position in his heart. In Confucius' view, the value ethics of filial piety is higher than that of personal values such as benevolence, righteousness, propriety, wisdom and trust, which provides a basis for later generations to help them enter the law. It has also formed a tradition of taboo for relatives.

Finally, Confucius also put forward the viewpoint of inheriting his father's will. In the view of Confucius, in the family, children inheriting family style and family business is an important guarantee for the orderly development of society. Therefore, Confucius includes the inheritance of the son or the will of the father into the connotation of filial piety. Confucius believes that children are not only the continuation of their parents' life, but also the continuation of their parents' spirit, but also the continuation of their parents' aspirations. Therefore, as children who respect their parents, they should try their best to meet the expectations of the continuation of their parents' spirit and aspirations and strive to carry them forward.

These understandings of Confucius perfected the connotation of Chinese traditional filial piety, establishs a humanized philosophical basis for filial piety, internalizes it into a code of conduct that everyone should consciously abide by, and establishs the norms of traditional filial piety. It provides ways, methods and ethical values for intergenerational care for the elderly in ancient Chinese families.

b. The value and ethical thought of filial piety between Zengzi and Mencius

Zengzi was a disciple of Confucius who was famous for his filial piety, and Mencius was a disciple of the disciple of Zeng Zi. Zengzi was the aggregator of the pre-Qin Confucian theory of filial piety. Mencius highly respected Zengzi's filial piety and further enriched and developed his theory of filial piety.

First of all, Zengzi raised the philosophical status of filial piety and materialized filial piety. Zengzi said, "filial piety is the sutra of the world. " Zengzi attached great importance to filial piety and believed that filial piety existed beyond the category of Confucius' "benevolence", and it was a code of value and ethics of universal significance. Zengzi also expanded the connotation of "filial piety" and regarded "filial piety" as the origin of all values and ethics, and could dominate all moral categories. Zengzi believed that filial piety was the fundamental education of the people, and filial piety was the highest moral category applicable all over the world. In his view, the "benevolence, righteousness, propriety, wisdom and faith" put forward by Confucius were all produced by filial piety and were are the were values and ethics of children under the command of filial piety. Mencius inherited the thought of Zengzi's theory of filial piety, and he regarded filial piety as the core content of all values and ethics. When filial piety clashed with loyalty, Mencius thought that there was the relationship between father and son, followed by loyalty and righteousness, and firmly safeguarded filial piety. The theory of filial piety had developed to Zengzi and Mencius, which had reached an immeasurable degree in terms of its connotation and extension. Zengzi's thought was later inherited by the Book of filial piety, a masterpiece of Confucian filial piety.

Secondly, Zengzi divided the degree of difficulty of filial piety, that was, family intergenerational care for the elderly. The lowest level of care for the elderly was external behavior, to support parents with physical strength, to take care of parents' bodies, so that parents could enjoy their twilight years in good health. The middle level of care for the elderly was sincere in the heart, to support parents through hard work and filial piety, not to tarnish the reputation of parents, to respect parents from the heart, and to make parents feel happy from the heart. Starting from the theory of goodness of nature, Mencius held that filial piety was the natural virtue of human beings and the fundamental difference that everyone should have from animals. Therefore, Mencius believed that in the process of caring for elderly parents, we should be kind-hearted and sincerely take care of their parents. The highest level of care for the elderly was lasting filial piety and long-term companionship. Zengzi's hierarchical division of filial piety strengthened the inherent requirements for people to fulfill filial piety, and made the norms of filial piety more specific, and also had important reference significance for the improvement of the modern long-term care system for the elderly.

The thoughts of Zengzi and Mencius promoted the popularization of filial piety, promoted the perfection of the theory of value ethics of care for the elderly, and played a vital role in the development of Chinese traditional value ethics of filial piety.

② The culture of filial piety and the value ethics of care for the elderly in Confucianism after Emperor Wu of the Han Dynasty

In the first year of Emperor Yuanguang of the Han Dynasty (134 BC), Emperor Wu of Han began to implement his national policy of "ousting a hundred schools and respecting Confucianism only". Since then, the ancient dynasties in 2, 000 had regarded Confucianism as a national policy, and the value of filial piety, as an important part of Confucian ethics, had also become the object of praise and study in previous dynasties, including famous Confucian scholars such as Dong Zhongshu, Zhu Xi and Wang Yangming. It had made outstanding contributions to the development of filial piety culture and the value ethics of care for the elderly.

a. Dong Zhongshu's value and ethics thought of filial piety.

Dong Zhongshu, as a Confucian scholar who played a key role in the national policy of Confucianism by Emperor Wu of the Han Dynasty, established a set of governance theory based on filial piety and five behaviors of Yin and Yang in the early Western Han Dynasty.

First of all, Dong Zhongshu endowed the value and ethics of filial piety with sacred status. Dong Zhongshu believed that it was only natural for parents to have children, children to take care of their parents, and to take care of them. Dong Zhongshu endowed the simple culture of filial piety with sacred connotation and determined that the value ethics of filial piety was an unavoidable responsibility under the way of heaven. Secondly, Dong Zhongshu used the theory of the five elements to explain that filial piety was a kind of giving sexual behavior. Dong Zhongshu believed that fire was responsible for the growth of all things, fire gived birth to the earth, and the earth was responsible for nurturing all things in the world. Fire could match the summer of the four seasons, but the middle of the earth could not correspond to any season of the four seasons, which was equivalent to futility and filial piety for the son of man. He should also have the same moral character as the earth, "he who is a son of man, regards the fire of the earth", and does not compete with his parents for fame and wealth in the process of dedicated care. Finally, Dong Zhongshu also put forward the "three classes" as the general principle of filial piety ethics. Dong Zhongshu believes that everything in the objective world and all kinds of ethical relations in human society are in line with the road of Yin and Yang of heaven and earth. Dong Zhongshu put forward that "the righteousness of monarch and minister, father and son, and husband and wife are all related to the ways of Yin and Yang", in which the father is yang and the son is yin. Therefore, filial piety in social value ethics is the obedience of the will of the son of yin to the father of yang. Also serving Yang with Yin, filial piety and adoptive father has a strong value orientation like a minister loyal to the monarch, which strengthens the value color of this ethical concept, and has a far-reaching impact on the development of Chinese traditional social value ethics.

b. Zhu Xi's value and Ethics thought of filial piety.

Zhu Xi is the thinker who has the greatest influence on Confucianism in the later period of Chinese traditional society. Zhu Xi clearly explains the meaning of "filial piety": "those who are filial piety, respect their ancestors and love their relatives, and never forget where they were born." Zhu Xi's greatest contribution to the value ethics of filial piety lies in how to fulfill filial piety, some principles in the process of care for the elderly. Zhu Xi believes that the core idea of filial piety is "no violation". Zhu Xi believes that in the process of taking care of parents, people can always follow the objective law of birth, aging, sickness and death, follow the etiquette regulations established by the society, and be able to deal with all kinds of problems encountered in the process of care. Zhu Xi also emphasizes the principle of "etiquette in the middle". The so-called "etiquette in the middle" is to deal with the relationship between "propriety" and "power" in the process of filial piety. Although Zhu Xi attaches importance to the principle of "propriety", everything in the world is developing and changing all the time, and people must be upright in order to discern the truth in the changing things, so Zhu Xi emphasizes "power". That is, judge the hour and size up the situation, keep pace with the times, and find the balance of "middle" in "no less than". This principle is carried out in the practice of daily care for the elderly, which is mainly reflected in that in dealing with the specific situations and problems of care for the elderly, people should weigh it again and again and think about it from the perspective of the cared for. How to care in order to achieve the most satisfactory goal of the cared for. This is also what Zhu Xi means to achieve "proper care" through the festival of "warm weather in winter and cool fan mats in summer".

c. Wang Yangming's value and ethics thought of filial piety.

Wang Yangming is the most influential thinker in the later period of Chinese traditional society, advocating the integration of the three religions. Wang Yangming's main contributions to the value and ethics of filial piety are as follows: first of all, Wang Yangming returned the theory of filial piety sanctified since Dong Zhongshu in the Western Han Dynasty to human nature. No matter Dong Zhongshu's way of Heaven or Zhu Xi's principle of Heaven, people's theory of filial piety has risen to an objective and mysterious will for a long time, thus strengthening the function of judging the moral values of this ethical thought. However, the concept of filial piety is originally based on the worship of reproduction and ancestors in the period of the five emperors, a kind of feedback expression of meritorious service and gratitude in human society, and the expression of kinship based on blood relationship. Therefore, starting from the heart, Wang Yangming re-emphasizes the emotional factor of "filial piety" and points out that as long as he returns to his original heart, it is filial piety. Secondly, it is proposed that filial piety should be "sincere". Thirdly, Wang Yangming also provides a method of psychological introspection on how to achieve filial piety. In Biography, Wang Yangming mentions that one should always reflect on whether one has achieved filial piety for a period of time. Finally, Wang Yangming also proposes that the unity of knowledge and practice is the real implementation of filial piety. In Wang Yangming's view, only knowing the knowledge of filial piety without filial piety is not filial piety. On the contrary, only blind filial piety and do not know what filial piety is, is stupid filial piety. Only the unity of knowledge and practice is the true filial piety.

(2) The culture of filial piety and the value ethics of care for the elderly in Taoism

Pre-Qin Taoism advocated returning to nature and advocates that people should transcend and abandon morality and return to nature. Laozi believes that filial piety caused by "discord among the six relatives" restricts people's pure natural nature and is not worth advocating at all. Although the pre-Qin Taoists opposes the "filial piety" in morality and ethics, they doesn't oppose the natural and simple "filial piety" of kinship. Zhuangzi believes that "it is easy to respect filial piety, but difficult to love filial piety". "Respect" needs to be expressed in a certain form, the most prominent of which is the Confucian "etiquette". Zhuangzi opposes filial piety with propriety and believes that human feelings and care for parents and elders are caused by nature, the expression of true feelings and the expression of "love". Taoist thinkers' attitude towards care for the elderly opposes the use of various artificial rules and systems to restrict care for the elderly, opposes the stylization of care for the elderly, and advocates using their own love and true feelings to break through all the shackles of education to take care of their parents. The "Taishang True Sutra of parents", which appeares in the Sui and Tang dynasties, is a Taoist classic specially aimed at children to repay their parents with filial piety. In the scripture, parents list the hardships of carrying and raising their children for ten months in the process of raising their children, which reveals that parents all over the world "prefer to harm their own body and want their children to be at peace." It is points out that "the kindness of parents is difficult to report and difficult to measure. " The scripture hopes that when their parents are suffering from illness, bad luck, old age and poor health, they can think more about "to give birth to me", do more good deeds, and do their best to take care of their parents, so that their parents can be happy in their old age. From the point of view of religious belief, Taoist classics, represented by Taishang True Sutra of parents, plays an important role in the formation of traditional values of filial piety for the elderly in a certain period.

(3) The culture of filial piety and the value ethics of care for the elderly in Mohist thought

Mohist thought is a very popular social value and ethics thought in the warring States period, and its values in care for the elderly are mainly reflected in its founder Mozi's thoughts of "universal love" and "intercourse of interests". Mozi believes that filial piety is the basic element of maintaining social order and morality, and regards unfilial piety and father's unkindness, monarch's unkindness and minister's unfaithfulness as the harm of the world, and advocates that "filial piety is necessary for the son of man". However, the filial piety advocates by Mozi is not only the care of his parents and elders in the traditional Confucian sense, but the care of all people according to his principle of "universal love". Mozi advocates that everyone can love each other, love others as much as oneself, love other people's parents like their own parents, and take care of other people's parents as if they were their own parents. After Mozi's death, Mohist thought is further developed in the later period. For the late Mohist thinkers, the so-called filial piety, the purpose is "benefit relatives", filial piety must be based on benefit. Love parents can get filial piety, but benefit parents can have the actual effect, the true filial piety should be based on the love of parents, and in order to benefit their own parents, we should first benefit other people's parents.

The value of care for the elderly advocated by Mohism based on the principle of universal love is seriously contrary to that advocated by Confucianism, so Mozi's theory of "universal love" is strongly criticized by the Confucian school headed by Mencius at that time. It is considered to be the path of animals. After Emperor Wu of the Han Dynasty, with the implementation of the policy of exclusive respect for Confucianism, Mohism as a school basically disappeared, and its ethical values have been criticized by the mainstream values. However, its value ethics of care for the elderly based on the principle of "universal love" provides a theoretical basis for the care of ethnic groups within the clans of later generations and the mode of social spontaneous rescue care for the elderly. The welfare long-term care model for the elderly put forward since modern times can also be found in Mohist thought. In addition, the Mohist concept of filial piety, neglecting the form and emphasizing the actual effect, also provides a theoretical basis for the development of care for the elderly today.

3 Filial piety Culture and value Ethics of Care for the elderly in Chinese traditional Literature, Art and Culture

Literature is a way and means to express the objective world and subjective knowledge by using spoken or written language as a medium. It is an important form of social culture in a certain period and the embodiment of values and beauty in a certain period. Chinese literature has a long history of thousands of years, which constitutes its own characteristics with special content, form and style. I its own aesthetic ideal, and has its own dominant ideological, cultural tradition and theoretical criticism system. For thousands of years, numerous writers have left behind a large number of excellent literary works, preserving the vivid social appearance and value ethics of the author's life, which enables us to more intuitively understand the traditional Chinese culture of filial piety and the value ethics of care for the elderly.

(1) The Culture of filial piety and the value ethics of care for the elderly in "The Book of Poetry"

"The Book of Poetry"is the first collection of poems in China, which designs all aspects of people's production and life in the pre-Qin period, and it truly reflects the cultural concept and value ethics of filial piety at that time. In "The Book of Poetry", there are a large number of poems about the affection between parents and children, which clearly embodies the culture of filial piety. According to the different ways of writing, these poems that embody the culture of filial piety can be divided into three categories: first, the word "filial piety" appears directly, second, it is interpreted as "filial piety" by later scholars, and third, the value and ethics of "filial piety" can be profoundly realized through poems.

Serving relatives is an important theme of filial piety in "The Book of Poetry". First of all, the culture of filial piety and the value and ethics of care for the elderly in "The Book of Poetry" are reflected in the care of parents. There is no positive description of the poems of caring for parents in "The Book of Poetry", but there are many poems that are sad that they are unable to support their parents because of national affairs. Secondly, the culture of filial piety and the value and ethics of care for the elderly in "The Book of Poetry" are reflected in the respect and care of parents. "Respect" is an important part of Chinese traditional value ethics of care for the elderly, which is mainly reflected in the spiritual care of parents, which is reflected in three specific requirements in "The Book of Poetry". First of all, the value and ethics of care for the elderly in this period requires people to fully respect their parents' opinions in their daily life. For example, the woman in love in "Zheng Feng Zhongzi" advises men that although they miss you very much, they should not be emotional and fully respect their parents' opinions. For example, in "Qi Feng Nanshan", it is emphasized that parents' opinions must be respected in matters of marriage. Secondly, the value ethics of elderly care in this period requires people not only to take care of their parents materially, but also to take care of their parents' mood spiritually. For example, in the poem "Yifeng Kaifeng", the mother worked hard all her life and raised seven sons. As a son, he felt very guilty because he could not comfort her mother. Finally, the value ethics of care for the elderly in this period requires people to pay attention to their words and deeds in their daily life, and not to humiliate their parents because of their personal actions. For example, in the poem "Xiao Ya Xiao Wan", the two fallen aristocratic brothers are about to travel separately and encourage each other, not because of their own actions causing trouble and humiliating the upbringing of their parents.

The filial piety culture with the connotation of serving relatives in "The Book of Poetry" is reflected not only in the material level, but also in spirit, emotion and values, which plays an irreplaceable role in maintaining family harmony. It has laid the foundation for the value and ethics of care for the elderly in Chinese literature and culture.

(2) Filial piety culture and value ethics of care for the elderly in Tang Poetry

Tang poetry is a bright pearl in the treasure house of Chinese culture, and the classical representative of Chinese traditional literary poetry culture, which embodies the life outlook and spiritual pursuit of the Chinese people in the past three hundred years of the Tang Dynasty. The content of Tang poetry covers all aspects of politics, economy, society and culture, and one of the important themes is to praise family affection and advocate filial piety.

Tang poetry reflects that people's understanding of filial piety at that time is in line with "The Book of Poetry". The first thing that ordinary people should do in filial piety is to serve their parents materially and take good care of their parents' clothing, food, housing, transportation and daily life. In Tang poetry, people also specify this requirement as meeting the problem of food and clothing for their parents through diligent farming. The Tang poem "the opposite of neighbors" reflects this theme. In the poem, with two neighbors as the protagonists, one of the two families asked their son to farm and cultivate land at home to support his parents, while the other let their son study hard in order to gain fame and honor his ancestors. The author expresses people's value and ethics of care for the elderly by praising the owner's ridicule of the family which let their son to gain fame. Du Fu's "Meng Shi" also depicts a pair of brothers who work hard to take care of their parents. Secondly, the value and ethics of protecting parents in Tang poetry is also reflected in the requirement of long-term companionship of filial sons. "Parents are there, do not travel" is an important requirement of filial piety put forward by Confucius. Because according to the value and ethics of care for the elderly in traditional Chinese society, children cannot take care of their parents when they go to other places, and their parents have to worry day and night. There are a large number of poems in Tang poems depicting wandering children's feelings of missing and feeling guilty because they are unable to support their parents outside. Meng Jiao's "Youzi Yin", which wrote "The kind mother held a needle and thread in her hand to make new clothes for the children who traveled far away. Before leaving, she was so busy sewing up that she was worried that her child would rarely return. Who can say that filial piety like grass can repay the kindness of Chunhui-like mother." This poem expresses a wandering son's yearning for his mother incisively and vividly.

Finally, the value and ethics of comparing the care of parents in Tang poetry is also reflected in the spiritual care of parents. The most basic content of filial piety is to "do good to parents." People in the Tang Dynasty believed that in order to "do good to parents", first of all, they should provide parents with material living conditions as much as possible, and secondly, they should take good care of their parents' daily life. At the highest level, parents should also be mentally happy. Bai Juyi's "filial piety in one day" is a concentrated portrayal of the culture of filial piety and the value and ethics of care for the elderly. This poem, in the order of 12 hours, makes meticulous arrangements for filial piety. The poem requires that in the process of caring for the elderly, filial sons should provide adequate and comfortable material living conditions and take good care of their parents' daily life at ordinary times. But also always pay attention to the spiritual needs of parents to make them feel good. The poem also requires children to honor their parents sincerely, not to forget their own career while caring for their parents, and to make their parents glorified through efforts to show their relatives and fame. All these show the culture of filial piety and the values of care for the elderly in this period.

(3) The culture of filial piety and the value ethics of care for the elderly in the poems of persuading filial piety in the Song Dynasty

The Song Dynasty was a period of great prosperity of citizen culture. With the development of printing, the poems of persuading filial piety with the culture of filial piety as the core content were widely spread in the society, such as the poem of persuading filial piety by Zhao Yumi, and so on, which reflected the prominent position of the concept of filial piety in social values and ethics in this period. During this period, there emerged a large number of poets who took the poems of persuading filial piety as the main writing style, among which Lin Tong was the most famous.

Lin Tong was a famous poem of filial piety in the late Song Dynasty. He wrote a volume of filial piety. In the time span from ancient times to the Sui and Tang dynasties, from emperors to ordinary people, from Confucianism to Taoism, Buddhism, and even animals and insects, the author praised and celebrated the advocacy and practice of filial piety. Eulogizing the filial piety of saints, as in "Confucius of filial piety of saints"; eulogizing Confucius' respectful filial piety to his parents; eulogizing women's filial piety as in "Mulan of filial piety", eulogizing the women of Mulan, sharing sorrows for their fathers, and women inheriting their father's deeds. As another example, "Women's filial piety, Beigong Girl" celebrated the filial piety that women in the Beigong Palace were willing to take care of their parents for a long time: the Chinese traditional culture of filial piety and the values of care for the elderly come down in a continuous line. Lin Tong's "poem of filial piety" also emphasized filial piety first of all. For example, Zilu told the story of Zilu eating in the magnificent home of a friend, looking at the delicacies in front of him, and feeling very guilty when he thought of his parents who ate poorly in the past. Zilu would rather eat these shoddy meals by himself, and let the parents eat good food. In the poem of filial piety, there were such poems as keeping food for the mother, Kong Fen offering delicacies to the mother, Mao Rong killing chickens to feed the mother, Xu Xiaoke keeping food for the mother, Lu Ji bringing food for the mother, and so on. What they all have in common was to see delicious food, thought of their parents first, and hoped to kept the food back to take care of their parents. The poems on these themes can reflect the author's strong advocacy of the values of caring for parents for the elderly.

The emergence and wide spread of the poems of persuading filial piety in the Song Dynasty represented by Lin Tong's Poems of filial piety is the inevitable result that the culture of filial piety became the dominant culture of political rule and social stability in the Song Dynasty. The widespread singing of the poems of persuading filial piety in the Song Dynasty also directly influenced the formation of the Chinese folk tradition of "24 filial piety".

(4) The culture of filial piety and the value ethics of care for the elderly in the novels of Ming and Qing Dynasties

The novel is a literary theme loved by the common people and the main carrier of the prosperity of citizen literature in the Ming and Qing dynasties. More than six hundred years of Ming and Qing dynasties is the late stage of Chinese traditional society. With the development of society, the individual consciousness of ordinary people is enhanced, and the culture of filial piety also has more vivid and flexible characteristics, which are mainly reflected in the novels handed down. Because the theme of the novel is lively and closer to life, its content can better reflect the social atmosphere at that time. Because the theme of the novel is easy to understand and has a wide audience, the filial piety culture and the value ethics of care for the elderly are also more able to go deep into the folk and have a more universal and far-reaching impact on the development of social values.

"The Water Margin"is a novel about the peasant uprising in the Northern Song Dynasty. As the theme of the novel armed against the government, its content is originally the resistance and return to the "loyalty" in the traditional politics, but throughout the novel, the culture of filial piety and its values are particularly rich in the novel. The author of the novel opposes the behavior and values of foolish loyalty to the imperial court with the image of a hero who is filial to his parents and loyal to the organization. The embodiment of filial piety culture and the value and ethics of care for the elderly in the Outlaws of the Marsh mainly embodies the following aspects. First of all, it was necessary to personally serve the parents, such as Wang Jin, who fled with his mother, Gong Sun Sheng, who repeatedly resigned to serve his mother, Song Qing, who worked as a farmer at home and served his father, Wang Dingliu, who supported his father by selling wine, and the three Nguyen brothers who supported their mother by fishing. The second was to respect parents, such as Lin Chong, who respected his father-in-law, Zhang, Yang Xiong, who honored his father-in-law Pan Gong, and so on; finally, Yang Zhi, who was determined to honor his ancestors, such as Yang Zhi, who "fights for his ancestors". Song Jiang, who wanted to "leave a good name for the history of youth" and so on. Song Jiang was not only the most important role in the Water margin, but also the leader of Liangshan uprising. In depicting the role of Song Jiang, the author did not highlight Song Jiang's skills in terms of martial arts, financial resources and connections, but made an in-depth study of him in filial piety, and was recognized and followed by the heroes of Kanto in the name of "XiaoyiHeisaburo". Song Jiang lost his mother at an early age and lived with his father from an early age. Song Jiang's process of falling grass into bandits was very tortuous, and the reason was that his filial piety is too heavy. First of all, the author wrote about true filial piety with false unfilial piety at the beginning of the Songjiang storyline, and described Song Jiang in order not to disturb his father and let his father pretend to do the real thing, suing Song Jiang for unfilial piety and severing the relationship between father and son. After that, as soon as Song Jiang went up Liangshan, he cried to death by his father's deceased lies. After going home to visit his father, he was rescued by Liangshan heroes. When he was persuaded to go up the mountain to join the gang, Song Jiang dared not involve his father because of his own behavior and refused to die.

"The Water Margin" portrays the uprising leader Song Jiang as a filial son with a delicate and affectionate style, which is undoubtedly influenced by the culture and values of filial piety at that time. It also reflects the social value status of "filial piety" in the later period of Chinese traditional society when traditional values and ethics such as "loyalty, filial piety and righteousness" conflict.

"The Romance of the Three Kingdoms" is a historical novel compiled by Luo Guanzhong in the Ming Dynasty with the time background from the end of the Eastern Han Dynasty to the unification of the Western Jin Dynasty. The novel depicts classic images such as Guan Yu's faith and righteousness, Liu Bei's combination of benevolence and righteousness, Lv Bu and so on. Some of the characters are portrayed as filial piety by the author. "Promoting filial piety and lianness" is the main standard of the central election officials in the Han Dynasty. In the novel, Cao Cao, Dong Zhao, Wei Hong and Liu Bei's father, Liu Hong, were all recommended as officials by being good at practicing filial piety. In the 36th "the Romance of the Three Kingdoms", it vividly depicts the image of Xu Shu's filial son: in order to buy off Xu Shu, Cao Cao wrote a letter to Xu Shu in imitation of his mother's handwriting to trick Xu Shu into defecting. When Xu Shu saw his mother's "letter from home", he "burst into tears" and said to Liu Bei, "my mother wrote and called, but Shu had to go." Later, when he saw his mother, he "wept and worshiped under the class". Readers are all moved by this situation.

"A Dream of Red Mansions" is written by Cao Xueqin in the Qing Dynasty, takes the rise and fall of Jia, Shi, Wang and Xue as the background, take the rich son Jia Baoyu as the perspective, and takes the love and marriage tragedies of Jia Baoyu, Lin Daiyu and Xue Baochai as the main line. An epic work showing the various patterns of ancient Chinese society. It is precisely because the main content of the novel itself is to record daily life, so in "A Dream of Red Mansions", we can more vividly observe the social atmosphere and value ethics of the Ming and Qing dynasties. As a novel with family life as the background, the culture of filial piety has also become an important clue and values throughout the novel. In the novel, it is Jia Zheng who can best lead by example and embody the complete filial piety and the value and ethics of care for the elderly in our traditional society. Jia Zheng, as the head of Rong Guofu, was the second son of his mother, but in order to take care of his mother every day, he brought her to live with him, while the eldest son Jia Amnesty had another place to live. Jia Zheng, who worked in Chaozhong, greeted his mother when he gone in and out sooner or later. In the daily life of taking care of Lady Jia, he always arranged according to the highest standard, and tried every means to keep his mother satisfied in her diet: for example, he prepared her meal in Jia's kitchen, wrote all the delicacies in the world with a water card, and turned to eat every day to ensure that she would not be the same, so as to satisfy her appetite. Jia Zheng also achieved the spiritual pleasure of his mother, for example, for the sake of Mother Jia's peace of mind, he hurriedly hastened to appreciate Jia Baoyu's entry into the park on the Daguan Garden Road. Jia's mother was "happy in her heart" when he saw it. For example, in the activities of guessing lantern riddles, in order to make Jia Mu happy, Jia Zheng deliberately guessed wrong when she knew the answer to the riddle, fined a lot of things, and won the favor of Jia Mu. Jia Zheng was familiar with Confucian filial piety, and when dealing with issues that disagree with his mother, he also kept in mind Confucius' teachings of "remonstrance with his parents, disobedience, respected and no resentment from hard work." For example, when dealing with the accident in which Jin Jing threw himself into a well, on the one hand, he made a clear distinction between public and private affairs and destroyed his relatives, beating Jia Baoyu to the skin; on the other hand, in order to appease Mother Jia's feelings of affection for her grandson, he kowtowed to Mother Jia and confessed to his guilt and defused his mother's resentment. Baoyu presented flowers in the book 37 times: "the fresh flowers in my garden dared not be stubborn first. Baba took down the pair of bottles, filled them with water himself, and asked someone to take them and personally send one to the old lady." and another bottle with his wife. These vivid little things all reflect the rich cultural atmosphere of filial piety and the strong value orientation of care for the elderly described in "A Dream of Red Mansions".

(5) Filial piety culture and value ethics of care for the elderly in Beijing Opera

Drama is the most vivid art form in Chinese traditional art culture, which occupies a unique position in the long river of Chinese culture. Drama can vividly reproduce to the audience the events that have happened or stories made up by writers through exaggeration or realism, through unique singing and performance. So the audience can feel the thoughts to be expressed in the work as if it were immersive. Feel the culture and values advocated by the work. Beijing Opera is a kind of opera which appeared after the Huizhou class entered Beijing in the middle of Qing Dynasty. It is the most popular traditional drama form now. In Beijing Opera, the theme of filial piety is everywhere. They either show the correct values of filial piety to the audience from the front, or attack the audience against various unfilial acts from the negative.

Typical case

Mrs. Zhang, 81, lives in a remote village. The old woman lost her husband in her early years and her son in her later years, and she experienced the pain of life. What pains her most is that now she is lying in a hospital bed with no one to serve tea and water. None of the daughter and grandsons asked, and the old woman was chilled.

Seeing that three meals a day became a problem, the old woman took his daughter and grandsons to court. Recently, the judge came to Aunt Zhang's house for a trial and took this opportunity to publicize the law to the villagers on the case of support.

Aunt Zhang's daughter think, the old woman's land and homestead were all taken over by his grandson. She didn't touch any light, and she was reluctant to support her mother.

a. Do you think what the daughter said in the case is in line with mainstream values?

b. How do you persuade both parties if you are a community worker?

Operation procedures and steps

Reference opinions, the judge of the case explained: "regardless of whether he has received the property of the elderly or not, he should fulfill his obligation to support the elderly." Supporting the elderly is the duty of the children, which is the basic truth. Under the auspices of the judge, the parties finally reached an agreement that the daughter and grandson took turns to take care of the elderly's daily life.

Task 3 To master the new development of modern values of care for the elderly

Task situation

We used to hear people say that "a thousand miles away mother worries, when we were young. Now that the parents are old and white-haired, that sentence has become"the mother travels ten thousand miles and the girl is worried". One Mid-Autumn Festival, a pair of Chinese parents in their sixties went to visit their daughters and grandchildren on the other side of the world. Worried that her parents who going abroad for the first time did not know how to deal with the various procedures, the daughter used warm strokes to draw one strategy after another on matters needing attention, such as flying, facing customs, and checking luggage. All the things that need to be paid attention to are marked in red circles, only for the parents to have a smooth journey. From the security check to getting on the plane, every step is considered watertight. It seems that when we were young, our parents also used books with pictures and texts to teach us about the world. Time goes by, and now it's like a role swap. From China to the other side of the world, my daughter used hand-drawn strategies to pave the way for her parents' journey of thousands of miles. Finally, my daughter ordered a pamphlet, which is probably the most touching strategy in the world.

Task requirements

What kind of development do you think the value and ethics of care for the elderly should have in contemporary society?

Necessary knowledge

1 The social background of the formation of modern care values for the elderly

In Chinese traditional society, with the stability of natural economy and the development of agricultural civilization, China has gradually formed a care model for the elderly, which is dominated by family intergenerational care, supplemented by social rescue care, ethnic group care and welfare care. Under this model, the Confucian value ethics of filial piety has gradually become the core content of the mainstream social value ethics, profoundly affecting the trend of social development and guiding the words and deeds of the Chinese people for thousands of years.

However, with the continuous development of society and the continuous evolution of social forms, the traditional culture of filial piety, which is rooted in agricultural civilization and natural economy, is bound to change accordingly and transform to modern times. The social background of its transformation is mainly reflected in the following three aspects.

(1) The transition from natural economy to market economy

The self-sufficient natural economy in traditional Chinese society is the economic basis for the formation and maintenance of traditional values of care for the elderly. "Raising children to guard against old age" and "saving grain for a rainy day" have become the common belief of all strata of society. However, with the evolution of social form, especially after the founding of New China, China has gradually established and improved the socialist market economy and established a new form of social economy dominated by the market. Under the market economy, the new social order and organizational structure began to be established, the patriarchal society based on consanguinity in the traditional natural economy gradually disintegrated, and the civil society based on equality and rule of law began to be established. In civil society, the concept of care for the elderly, which is mainly based on the intergenerational care model of elderly families, began to be challenged in many aspects, and the development of salvage care mode and welfare care model for the elderly began to accelerate. Professional care institutions for the elderly have become the product of the social division of labor under the market economy, and begin to assume the responsibility of social care for the elderly more effectively.

(2) The transition from agricultural civilization to industrial civilization

Chinese traditional values of filial piety came into being under the social conditions of agricultural civilization, and have been continuously strengthened with the long-term prosperity of agricultural civilization. In the period of agricultural civilization, people were highly dependent on land, and diligent farming is a high evaluation of life and a sincere practice of filial piety. In the traditional society, people are attached to the land, and the scope of people's activities is limited to the limited range with the family as the center, emphasizing that "parents are here, do not travel far". This mode of production requires people to fulfill filial piety at home, which is the greatest social stability. However, with the development of society and the introduction of the western industrial revolution since modern times, the social governance model based on agriculture in China has gradually disintegrated and the industrial civilization has been gradually established. Since the new century, China's information industry is changing with each passing day, and a new information power has been established in the east of the world. Under such a social background, the shackles of land to people no longer exist in the traditional society, and the economic benefits brought by cross-regional exchanges have aroused people's yearning for a wider space. People are no longer satisfied with staying in a narrow circle centered on the family, but to realize their self-worth by moving towards the wider world. In order to adapt to the new form of social civilization, the traditional family care model for the elderly will inevitably be transformed, and the value and ethics of care for the elderly will also be transformed.

(3) The function of family providing for the aged is transformed into society

With the strengthening of social mobility and the deepening of urbanization, many people stay away from their families to make a living elsewhere, and more than half of the families have entered the empty nest period. The change of social atmosphere also affects the transformation of the family structure. Families with three generations living together have given way to small families established by a pair of parents to take care of their children, and even the"Dink" family is no longer new to the society. The function of care for the elderly in the family is gradually weakened. In the face of this situation, the traditional mode of care for the elderly is facing challenges. Under the workplace models such as "996" and "007", young people spend less and less time to accompany and care for their elderly parents, and the traditional values of filial piety are challenged more and more severely.

2 New characteristics of modern values of care for the elderly

Under the background of the new era, the traditional values of care for the elderly have been challenged by all aspects of the society. In order to adapt to the social development of the new era, we must re-examine the values of care for the elderly and establish modern family ethics in line with the new era. The values of modern care for the elderly embody the following characteristics in the process of transformation and development.

(1) The scope of filial piety is gradually expanding

That is, the scope of filial piety extends from the family to the whole society. In the traditional family intergenerational care model for the elderly, the object of filial piety must be the ethical elders represented by parents. However, under the social background of the new era, with the accelerated development of salvage care model and welfare care model for the elderly, the social recognition and recognition of the object of filial piety has extended to the elderly in the whole society. The traditional family-centered values of filial piety have become a kind of social filial piety. The values of social filial piety have a solid soil in Chinese traditional culture, such as confucianism's "caring for the elderly", such as Mohism's "and love each other" and so on. Social filial piety has two meanings: one is to extend filial piety to the elderly in the family in a broad sense, so as to take care of the elderly in the whole society; the other is to engage in or actively participate in social rescue care for the elderly and welfare care for the elderly, such as the establishment of elderly care institutions to organize professionals to provide daily care for the elderly who join the institutions, such as charitable donations for care for the elderly, love for the elderly in their twilight years, and so on. These go beyond the blood relationship and traditional family ethics of filial piety, which is the modern sense of social filial piety. Social filial piety is based on family filial piety. Only filial sons who fulfill filial piety in the family and the elderly wholeheartedly in society can form and lead the transformation of the values of care for the elderly in the whole society.

(2) The ethical values of filial piety are gradually legalized

That is, the social status of traditional filial piety has risen from ethical norms to legal regulations. Filial piety is a conventional social ethical thought extracted and summarized by some thinkers, in order to meet the needs of economic development, social stability and human emotions when human society develops to a certain stage. Its maintenance is mainly restricted by the inner belief, conscience and public opinion of the society. In the traditional society, filial piety is the standard for the ruling class to select and assess officials and the basis for local rural governance. However, for a long time, there are no strict standards for the performance of filial piety, and there are no standards of punishment for unfilial behavior. After entering the modern society, in view of the needs of the construction of socialist spiritual civilization, China has written into the Constitution the performance of filial piety as a necessary obligation of citizens, giving legal protection to care for the elderly. Article 49 of the "Constitution of the People's Republic of China" stipulates that "adult children have the obligation to support and support their parents". The state uses the law as the backing to protect the implementation of filial piety in the context of modern society and increase the punishment of unfilial piety in legislation. Through a series of ways, it gradually transformed the traditional filial piety to modernization, and gradually embarked on the road of legalization, so that people have a certain bottom line consciousness in front of the law when taking care of their parents.

(3) The status of both sides of filial piety is gradually equal

According to the needs of social rule, and in view of the importance of social experience to social development and personal growth, the traditional filial piety under the development of Confucianism in the Han Dynasty, represented by Dong Zhongshu, has formed a kind of unequal status relationship between the two sides of filial piety. In the family in the traditional society, parents have absolute control over their children, while children should obey their parents and work without complaining. The family is always in an unequal ethical relationship. As our country enters the stage of modernization, social life is changing with each passing day, and the importance of traditional social experience and life experience to personal and social development has been greatly reduced. People who master new knowledge and technology have more say in modern society. This brings inevitable contradictions and conflicts between parents who master life experience and children who are good at accepting and learning new knowledge and new technology. Therefore, mutual recognition and recognition of each other's strengths, mutual understanding, mutual care and equality in the context of modern society are the solution to this family intergenerational conflict. In our modern society, social equality, family equality and equality of all have become a basic concept. Family members have formed a new type of social relationship of equal personality in law. They live in harmony, love each other, help each other and respect eacher. While children respect, love and care their parents, parents should also recognize their children's independent, self-respecting personality and free personal development. This has also become an important feature and content of the transformation of modern care values for the elderly.

(4) The need for filial piety is gradually spiritualized

In the traditional society, the material living standard is generally low, and meeting the basic needs of food, clothing, housing and transportation has become the common pursuit of the general public. Under such a social background, the social evaluation of the value of care for the elderly is first of all whether they can care for their adoptive parents and make them worry-free about food and clothing as far as possible. After the reform and opening up, with the rapid development of China's economy and the substantial improvement of material living standards, ordinary people generally have their own spiritual pursuits. However, the principal social contradiction between the growing material and cultural needs of the people and the backward social production still exists. After entering the new era, the principal contradiction of social development has undergone a fundamental transformation, and people began to have the pursuit of a happy life, and people's growing need for a better life has become the greatest demand of ordinary people's life. In this context, the yearning of the elderly for spiritual pursuit is more common, specific and rich, and the demand for the quality of spiritual life is getting higher and higher. Therefore, the new values of care for the elderly have higher requirements, that is, to meet the spiritual and cultural needs of the elderly in terms of self-esteem, expectation and kinship, so that they can be respected in personality, satisfied in interest, reassured in achievement and comforted in emotion.

Typical case

Granny Wang, 77, suffers from severe Alzheimer's disease. There is a language barrier to communicate with her, talking to herself, always entering the wrong room, rummaging through things, sometimes grabbing things into her mouths, having no consciousness of defecation, having the phenomenon of playing with stools. She need assistance in eating, she don't know what chopsticks are, she don't know how to use them, has no seasonal awareness, and sometimes attacks caregivers. She only remembers her daughter's name, but when her daughter stands in front of her, she doesn't know who it is. She always regards the staff as a sister, a sister's child, or even a mother.

As a caregiver, what do you think the elderly should pay attention to in nursing cases?

Operation process and steps

a. The old man does not know his own room, so the old man's residence should not be changed frequently, and the items in the room should not be changed casually.

b. In daily handling, we should reasonably arrange the regular life of elderly patients, requiring them to get up on time, go to bed and eat, so as to make them life close to the normal rule.

c. Because the elderly have the phenomenon of playing stool, so the care of the elderly must pay attention to the details, the caregivers should observe at any time, and clean up in time when the elderly get dirty.

d. As the elderly are not aware of the seasons, the caregivers must check the clothes worn by the elderly at all times to avoid catching a cold.

e. Because of the old people's habit of grabbing things and putting them in their mouths, caregivers are required not to leave the elderly. They must ensure that the elderly are within their own line of sight, and that the elderly need assistance when eating to prevent them from eating or coughing.

f. As the elderly have a sense of aggression, so caregivers must have a certain degree of patience and love.

Knowledge and skill development

On August 13, 2012, the All-China Women's Federation Office for the Coordination of Work on the Elderly, the National Office for Aging, and the Organizing Committee for a series of activities of the National Heart Department jointly issued a new version of the 24 standard of filial piety.

a. Often go home with your wife and children.

b. Spend holidays with parents.

c. Parents' birthday party will be held.

d. Cook for your parents.

e. Don't forget to call your parents every week.

f. Long enough for parents to spend small change.

g. Establish a "care card" for parents.

h. Listen to your parents' past.

i. Teach parents to surf the Internet.

j. Often take pictures for your parents.

k. Love your parents and say it.

l. Communicate with parents and support your parents' hobbies.

m. It is better for a single parent to remarry. Parents have regular physical check-ups.

n. Buy parental insurance.

o. Frequent exchanges of news and current events.

p. Take your parents to the activity.

q. Take your parents to visit the workplace.

r. To accompany you on a trip.

s. Be able to exercise with your parents.

t. Parents' activities also show your face.

u. Accompany parents to visit old friends.

v. Provide books, newspapers, old movies.

Project 3
Value and practice of care for the elderly

Content summary

This project unit starts with the basis and connotation of the philosophy of care for the elderly, and discusses the guiding significance of the practice of care for the elderly: the diversity and richness of life, the sense of holiness and awe of life, the uncertainty of the length of life, and the intentionality of pain and suffering. Then it introduces the core content of the values of care for the elderly from three aspects: the individual, the profession and the social values. Finally, focusing on the application of the value of care for the elderly in the real society, the paper discusses the objectives and principles of care for the elderly, in order to help people better understand the value and meaning of care for the elderly, with a view to providing better professional services for clients in professional practice.

Project guidance

With the rapid arrival of the aging society, China has become the country with the largest elderly population in the world. The contradiction between the huge demand for old-age services and the lack of professional services has become increasingly prominent. How to alleviate this contradiction has become a common problem for families and society. The elderly deserve the respect and love of the whole society, but also need the care and help of the whole society. It is the common wish of whole society to actively deal with the aging population and provide dignified professional care services for the elderly, so as to improve the living standards and quality of life of the elderly. Care for the elderly is a discipline that deals with the elderly, which requires practitioners not only to have solid professional knowledge and practical skills, but also to have higher moral literacy and abide by the corresponding values and ethics. Therefore, caregivers with philosophical literacy and humanistic spirit can better understand the value of the elderly and life, can face the problem of value choice more calmly, and provide better professional care services for the elderly.

This project unit starts with the connotation of philosophy, and discusses the guidance of philosophy to the practice of care for the elderly. It introduces the core contents of the values of care for the elderly from the personal, professional and social levels, and discusses the application of the value of care for the elderly in the real world, in order to help people better understand the value of care for the elderly and its meaning.

Learning objectives

a. Understanding the philosophical accomplishment of the values of care for the elderly.

b. Understand the core content of the values of care for the elderly.

c. Master the connotation and function of care value for the elderly.

Task 1 Philosophical literacy and care practice for the elderly

Task situation

Xiao Wang, a junior majoring in geriatric care, has been working as an intern in a pension institution in the city for less than three months. Recently, Xiao Wang's trainee teacher found that Xiao Wang's state was quite different from that at the beginning of his internship. He was listless, often sighed and he was often inattentive at work. As a result, the trainee teacher interviewed Xiao Wang alone to understand the situation. In the interview, Xiao Wang said that he used to think that care for the elderly was a very meaningful job, but during his internship, he experienced the death of several old people and saw that many old people suffering from illness. He couldn't help thinking about the topic of aging, sickness and death. The more he thought about it, the more pessimistic he was, he felt that people lived and suffered all their lives. The trainee teacher realized that Xiao Wang had not yet graduated, had little experience at a young age, and suddenly and frequently felt death and illness during his internship, which brought him unbearable psychological pressure. So he decided to give Xiao Wang psychological intervention to help him out of his psychological predicament.

Task requirements

a. What do you think is death? what do you think of death?

b. What do you think is the value or meaning of life?

c. How do we treat birth, old age, sickness and death in our culture?

Necessary knowledge

1 The basis and connotation of philosophy of care for the elderly

The word philosophy comes from the Greek word philosophia, which is a combination of philien and sophia, and the former meaning love and the latter meaning wisdom. Philosophy is to love wisdom. Philosophy is the thinking and exploration of human being, the basic understanding of the world put forward by human beings based on their own experience, and the wisdom of exploring people and the world. In a sense, philosophy is a kind of connection between people's hearts. Philosophy makes people realize that people in the world are inseparable and interrelated. Philosophy is the discipline that solves the most basic problems of human beings, such as who I am, where I come from, where I am going, what I am going to do in this life, and so on.

Philosophy is not only the product of the culture of an era, but also the summary of the culture of an era. Philosophy always comes from a culture, and the nature of philosophy varies with the development of the times. The naturalistic philosophers in ancient Greece are considered to be the earliest philosophers in the West. Socrates, Plato and Aristotle discussed the research category of philosophy and raised questions about metaphysics, epistemology and ethics. Unlike Greek philosophy, which is the product of city-state life, Chinese city is not a city-state in the sense of ancient Greece. It is not an autonomous entity that can be contracted with other States.

Chinese cities are part of a centralized administration. Generally speaking, Chinese civilization is oriented by the norm of human behavior. It is a kind of traditional scripture culture, not a kind of public discourse culture. Greek is interested in speculative and systematic philosophy, Indian is interested in liberation and salvation, while Chinese civilization is more practical. Such as Confucius (551-479 BC), his work has not been handed down; but the core aspect of his thought is recorded in "the Analects of Confucius", a collection of dialogues (questions and answers) between Confucius and his students. The theme of these dialogues is social and ethical issues, and the core of which is the right behavior, and it is proposed that by carefully studying traditions, and individuals can understand what their responsibilities are. The study of classical texts plays a central role in Confucius' theory. Confucius' dominant attitude was to adapt to the world, rather than fleeing the world as in Indian philosophy. Confucius defended a direct classification of social hierarchy, believing that individual obligations were therefore linked to their social status. In the view of Confucius, a good life is realized in the "five ethics": monarch and courtier, father and son, husband and wife, young and old, and friends. Each party has its own obligations.

Confucius did not put forward a systematic philosophy. The most important thing was that he put forward some useful suggestions about human relations and put forward a unique wisdom theory. He attracted a large number of students in his life. Until today, this practical orientation of "Confucianism" plays an important role in Chinese culture and society. Even in modern China, it is not uncommon to put forward practical philosophy in the form of sentences, maxims and essays. Confucius' ethical thought was developed by Mencius (circa 371—289 BC). Like Confucius, he believed that people are good in nature, and this goodness can be further developed through education. The philosophy put forward by Confucianism had realistic foundation and political foundation, while Taoism is characterized by mysticism and holism. Daojing is regarded as the main classic of Taoist philosophy. For Laozi, the most fundamental concept is "Tao". Tao is regarded as "shapeless" "image of nothing" "independent without change" "walking around but not perilous". Laozi held that Tao is born before heaven and earth, and Tao is the origin and return of all things. He used a metaphor to illustrate that Tao could be regarded as the "mother of heaven and earth" and the starting point of all things in the world. We may be able to understand Tao as the being of all things, the invisible primitive force that is the basis of everything that exists. Laozi's view of cosmic justice is quite similar to that of early Greek philosophy. He seems to believe that there is a basic principle of justice in our existence: things go to extremes. Misfortune is where good fortune depends, and happiness is where misfortune lies. When something is pushed to the extreme, it becomes the opposite of it. Too much happiness will turn to misfortune. Extreme misfortune turns to happiness. Therefore, when something crosses its limit, when arrogance occurs, there seems to be some force intervening to restore the order that should or will occur. Understanding the philosophical thoughts of Confucianism and Taoism can help people better understand the basis of Chinese culture and philosophy, and then understand the care of the elderly under the background of Chinese culture, but the connotation of Chinese philosophy is by no means just these two. The content of Chinese philosophy is not here. In addition to Chinese philosophy, care for the elderly is also deeply influenced by the philosophy of medicine.

Medical philosophy is an important basic discipline and category in contemporary medical humanities, which is a science about the nature of medical subject and object and their interaction, general methods and medical development concept. It is a summary of the achievements of medical science from the point of view of dialectical materialism and the exploration of the regularity of its overall development. It is an open theoretical system that is constantly enriched and developed with the practice of medical science and human health care. Medical philosophy is a systematic reflection on the understanding and methods of medical science, so as to make medicine, a unique way of human existence, more reliable, reasonable and appropriate. The development of modern medicine not only constitutes a huge discipline system, but also becomes a complex social practice. It is no longer a single knowledge system of biomedical disciplines, but a huge subject group composed of many disciplines. This situation is the realistic scientific basis of medical philosophy. Medical philosophy is a summary of medical knowledge and practice. What it explores is not the specific knowledge and specific laws of various disciplines of medicine. It explore the general laws of the subject and object, cognition and practice and even the overall development of medicine in the medical field, through the research of medical science from the perspective of world out look and methodology. Generally speaking, medical philosophy focuses on the spiritual confusion of the medical profession, which is manifested in the ultimate concern of medicine and the fate of doctors. In the big family of philosophy, as an academic vein in the pedigree of applied philosophy, medical philosophy has topics and fields related to life, health, suffering and treatment. Such as body philosophy, life and death philosophy, suffering philosophy, medical technology philosophy, medical moral philosophy, feminist medicine and philosophy, evolution (evolution) theory medicine and so on. The excavation of medical philosophy provides a unique viewpoint and wisdom for meta-philosophy. For example, the care of life and death should be attributed to the ultimate essence and ultimate concern of human beings. Under the circumstances that the topic pedigree and academic path of modern philosophy show a professional (formal) tendency, and are getting farther and farther away from concrete life and real life, the research purpose of medical philosophy is very close to life and life. It has distinct theoretical value.

In a word, the original intention of philosophy is to love wisdom. In fact, love itself is also a kind of wisdom. Medical philosophy is about love and care in the predicament of life (life and death, suffering), and life wisdom in health, suffering, treatment, care, prevention and rehabilitation activities. In a pure sense, philosophy is a maverick way of life, not just a profound theory or knowledge. Therefore, caregivers do not study philosophy to become philosophers, but to study or try to think about life and medical propositions philosophically, and then achieve an open-minded and transparent, awe-inspiring and lofty spiritual personality. The advantage of learning philosophy is not that it can provide any definite answers to the questions raised, but that they can expand our understanding of all possible matters and enrich our mental imagination. Philosophers pursue the cognitive strategy of "close observation, long-distance thinking", often jumping out of the existence of facts, right and wrong, true or false, and further expand to the causal progression of the law, extending cognition to the advantages and disadvantages of value, good and evil, superior and inferior, clear and turbid. Therefore, medical philosophy expands the original knowledge boundary of geriatric care, not only paying attention to the elderly, but also paying attention to the subtle interaction between health view, disease view, life and death view and care behavior.

2 The guidance of philosophical literacy to care for the elderly

Geriatric care, which originates from gerontology, is an interdisciplinary, multidisciplinary and comprehensive discipline with its unique characteristics. It is closely related to gerontology and geriatrics. Geriatric care mainly studies, diagnoses and deals with the responses of the elderly to their own existing and potential health problems, and provides care services for the health of the elderly. It is not only a branch of nursing, but also a branch of gerontology. The health of the elderly is closely related to many factors, such as physiology, psychology, spirit, society, culture and so on. It content covers a wide range of fields, including natural sciences, social sciences and humanities. The study of medical philosophy is based on the unique human life circumstances such as life and death, suffering, health, treatment, prevention and rehabilitation, which must be closely related to the establishment of value ethics and practical principles of care for the elderly. and it has important guiding significance for the practice of care for the elderly.

a. The diversity and richness of life. The truth that life diversity is different from biodiversity is that every life is unique, and each individual has his or her own fingerprint, genetic map, brain map, psychological characteristics, behavioral preference and spiritual awareness. So, modern medicine, which believes in the principle of universality, must learn to be humble and awe, and each patient needs to tailor a diagnosis and treatment plan instead of drawing a gourd according to a guide. One trick for every man. By the same token, although every elderly person receiving care is in the second half of their life journey. But have different diseases, different life trajectories, different behavior patterns and different needs. Caregivers should learn to appreciate and respect individual differences.

b. A sense of sanctity and awe of life. It is not difficult to accept the diversity and richness of life, but it is not easy to accept the sanctity of life in front of modern diagnosis and treatment equipment, and then to accept the sanctity of medicine. What is sacred? That is the mystery, magic, spirit, avatar, holiness and holiness based on the diversity and richness of life. It firmly believes that there is an unreachable black hole in the depths of life, and human beings must remain humble. Only by maintaining this sense of holiness will we not expand excessively under the catalysis of modern technology, and will always maintain awe, compassion, empathy and care in medical exploration and diagnosis and treatment practice.

c. The uncertainty of life. It includes the complexity in the process of service, the contingency of life and death, the subject-object relationship between caregivers, the elderly, and the infinite extension of medical cognition. There is always an unknown blind spot in life, and the other shore of truth cannot be reached in the end. Medicine is always flawed, and it is impossible to achieve omniscience. This awareness of life is the theoretical cornerstone of awe.

d. The intentionality of suffering feeling. Human suffering is not only a mirror image, but also a situation (encounter), with distinct subjectivity, personal experience, experience and tacit understanding, while the experience of suffering often varies from person to person and is not captured by physical and chemical tests. Pain can not be developed, nor can it be described. It is often described with vague words such as "affliction". The insight of the other can not replace the suffering and suffering of the subject, so it is impossible to describe it. Only sympathy for suffering is not enough, it also need empathy.

The nature of care for the elderly is to help others. Caregivers should first make clear why to help the elderly, what is the goal of helping the elderly, how to help the elderly and a series of problems before practice. These problems involve a series of discussions on the nature of life, human needs, human and social relations, in addition to medical philosophy, even including life philosophy, social philosophy and welfare philosophy. Therefore, caregivers should learn philosophy and have certain philosophical literacy, which can help them to apply it at three levels in practice.

a. The level of analysis: philosophy can cultivate people's reasoning ability and cognitive ability. Caregivers can apply philosophical analytical thinking to deal with complex situations in practice. The method of philosophical analysis can also help caregivers to establish a clear and logical value system.

b. Critical level: it mainly plays a role in testing various basic hypotheses and their theoretical basis in the knowledge system of geriatric nursing.

c. The level of standardization: the philosophical basis is an important part of the knowledge system of geriatric nursing and the logical starting point for the study of its theory. The philosophical basis of care for the elderly explores fundamental theoretical issues, including epistemology, methodology, value basis and so on.

Medical philosophy not only provides the above guidance for the practice of care for the elderly, but also aims to seek the understanding of life things as the ultimate goal, to provide a philosophical basis for the value of care for the elderly. The value of care for the elderly can include two aspects: theoretical value and practical value.

a. Theoretical value. For any discipline, the theoretical value of philosophy lies in the ability to explore affairs with critical analysis, to construct principles, to determine the basis of each discipline, to clarify the significance and value of the discipline, to explore its nature, and to identify the domain boundaries of the major. In other words, according to the rational nature of philosophy in seeking knowledge of cosmic affairs, all disciplines should contribute not only to the identification of the fields and essence of various disciplines, but also to the identification and understanding of things Noumenon. Under the influence of modern philosophical epistemology, in terms of care for the elderly, the use of professional knowledge and skills is an important basis for caregivers to provide professional services. However, with the development of society and the progress of science and technology, the situation of care for the elderly is becoming more and more complex, such as euthanasia, heritage disposal, organ donation and so on, which require caregivers to evaluate and analyze the needs and problems of the victims from a diversified perspective.

b. Actual value. Philosophy deals with why people survive, how to survive? The practical value of the philosophy of care for the elderly lies in the significance and value that can be sublimated and clarified in the latter half of life. In particular, it has an important influence on the individual's spiritual life and social and cultural life. In a sense, philosophy is a group of beliefs, attitudes, ideals, aspirations, goals, values and ethical principles. Care for the elderly determines that practitioners often encounter problems such as death, illness, and so on, and often think about and question our professional value and ethics. So it is especially necessary for elderly caregivers to establish a high sense of professional identity. The value of care for the elderly is the tools and guidelines needed for caregivers to establish professional identity, which is also the embodiment of the actual effectiveness of the value of care for the elderly.

Typical case

Grandpa Li, 77, underwent surgery for hypertensive intracerebral hemorrhage a year ago. But now he is conscious, and his language and motor functions have not yet recovered, he has been bedridden for a long time, unable to express his wishes. He can not take care of himself, and needs the help of caregivers. Because of the limitation of language and action, Grandpa Li was trapped in bed for a long time. Grandpa Li was depressed, and often did not cooperate with the caregivers. The caregiver, Xiao Luo, reported Grandpa Li's condition at the regular work meeting, hoping to seek help from colleagues.

If you were the caregiver, Xiao Luo, what would you do?

Operation process and steps

Reference Opinions. Blindly persuading can not really open Grandpa Li's psychological defense, and the empathy of the caregivers can become the starting point to change Grandpa Li. Caregivers can try to empathize with Grandpa Li's plight, first guide Grandpa Li to express negative emotions, and they can let Grandpa Li feel the inner understanding and love of the caregivers, and then stimulate Grandpa Li's fighting spirit for life and actively cooperate with the care work.

If you were Xiao Luo, what would you do?

Knowledge and skill development

Practical methods of self-care for elderly caregivers.

a. Sanitary. Take a little time to clean yourself every day, clean from the inside to the outside, and if you reveal a little bit of perfume, it will bring unexpected pleasure.

b. Nutrition. Replenish your nutrition and make yourself healthier.

c. Make-up. Put on a light makeup for yourself every day, show your elegant demeanor, make yourself refreshed, and maintain a relaxed and happy mood.

d. Appreciate. Old-age caregivers should show their most beautiful side to the society, learn to appreciate their own beauty and kindness, enjoy the bright sunshine, appreciate the ever-changing street scenery, appreciate beautiful and elegant pictures, and enjoy pleasant music, so that the spirit is relaxed and relaxed.

e. Communication. Old-age caregivers should learn to appreciate others while appreciating themselves. Communicate more with the people around you and discover the strengths of all the people around you.

f. Faith. The life goal of old-age caregivers is to "serve the people" and "offer love to the elderly". If you work with this belief, you will have a full spiritual world.

g. Study. Learning makes people more knowledgeable, intelligent, knowledgeable and open-minded. Old-age caregivers should continue to learn and improve, and when they find that new knowledge is constantly increasing, they will feel that they have increased their wisdom.

h. Rule out bad emotions. In the face of hardship, old-age caregivers can maintain positive thinking, bravely overcoming difficulties and having optimistic quality.

i. Different role shifts. In order to make work and life stable, old-age caregivers should learn to play different roles in different environments. In the unit, love your job, abide by the rules and regulations, be a good worker; go back to your family, abide by family responsibilities, be a good wife, husband, and children; go to society, abide by the law, abide by social morality, and be a good citizen. Only on the premise of maintaining a stable working and living environment, can old-age caregivers give full play to themselves with a more relaxed mood and more energy.

Task 2 Basic values of care for the elderly

Task situation

Xiao Li graduated from higher vocational care major. After he got "the Certificate of Care skills for the Elderly", he was successfully employed in a large old-age center in the city and engaged in care for the elderly. Xiao Li found that at the regular meeting before carrying out nursing work every day, teacher Wang, the group leader, had to emphasize after assigning the task objects, work contents, and matters needing attention of each caregiver: "everyone must keep in mind their own values and missions. We must abide by the professional ethics of nursing work."

Task requirements

a. Please think about what are the values of care for the elderly?

b. Please think about the professional qualities that elderly caregivers should possess.

Necessary knowledge

Care for the elderly, also known as care for the elderly, refers to professional care personnel who have undergone on-the-job skills training at all levels and obtained relevant workers ability certificates. They provide care services such as full-time pension institutions, community service institutions, home disabled or semi-disabled elderly to provide diet, excretion, cleaning, sleep, travel and other life care services and professional care services. In essence, care for the elderly embodies respect for life and for human dignity and rights. Therefore, elderly caregivers should not only have certain professional theoretical knowledge and care skills, but also have higher moral standards, and must strictly comply with professional ethics and practice standards. The values of care for the elderly are the basis for caregivers to practice the code of professional ethics, and also affect the level of professional services of caregivers. For example, can you accept gifts from clients? What would you do if the client wanted to take his own life? How do you understand and view aging? All of these issues are related to values. The value of care for the elderly also occupies an important position in the professional framework of care for the elderly. It not only defines the goal and significance of care for the elderly, but also defines the skills and methods of care for the elderly, the behavior and attitude of caregivers, and the goals of the organization. Generally speaking, the values of care for the elderly refer to a set of philosophical beliefs that support caregivers to carry out professional practice. This paper discusses the value concept of care for the elderly from the perspective of humanistic psychology, and there are three value prerequisites for care for the elderly, that is, caregivers regard doing a good job in professional work as the realization of their own life value; caregivers should treat each work object with an equal attitude; caregivers admit that each worker has the potential ability to give full play to their own advantages and realize their own value. Therefore, values are like the heart to professional care services for the elderly. This task will explain the core content of the values of care for the elderly from three aspects: the person, the profession and the society.

1 The values of people

(1) People oriented; people foremost

Care for the elderly is a service to people, and "people" should always be put in the most important position in the process of practice. Guanzi in the pre-Qin period of our country had put forward the idea of "people-oriented". Guanzi said, "the beginning of the overlord of the husband is people-oriented, and the principle is the consolidation of the country." Confucius once said, "the nature of heaven and earth, man is precious." The core of Confucius' theory of benevolence is man. It can be said that the humanistic spirit in traditional Chinese culture is, first, how to behave and pay attention to people's moral cultivation; second, how to respect people and how to get along with each other. At the same time, traditional Chinese culture also pays attention to the realization of personal values, which is also an embodiment of the spirit of "people-oriented". As the highest value orientation of development, "people-oriented" is to respect, understand and care for people, and to continuously meet people's all-round needs and promote people's all-round development as the fundamental starting point of development. The world in which human beings live is composed of three parts: nature, human and society. Fundamentally speaking, the new concept of human-oriented development is to seek the overall and harmonious development of the relationship between man and nature, between man and society, and between people. The state of old age is the later stage of a person's life trajectory. Because of its physiological, psychological and social particularity, it is also a special, sensitive and fragile stage in life. This also reflects that care for the elderly is a kind of work with more social value and humanitarian spirit. In the care service for the elderly, only by adhering to the value concept of people-oriented can care not only delay the life span of the elderly, but also promote their physical, psychological and social adaptation, and it provide the quality of life. It reflect the meaning and value of the future course of life, so that the elderly live a long life on the basis of health, and they can live a long life and enjoy life better.

(2) Respect for human uniqueness

Aging is a systemic, multifaceted and complex degradation process, and the degree of aging varies from person to person. The factors that affect aging and health are also complex, especially after pathological changes. The status of elderly individuals varies greatly, and may vary according to their age, gander, illness, family, economy and other aspects. Therefore, in the professional services of care for the elderly, caregivers should respect the unique value and dignity of each elderly person, regardless of anyone's family background, gender, sexual orientation, age, belief, social and economic status, or contribution to society. We should not only follow the general principle of care, but also pay attention to the principle of personalized care, so as to achieve targeted and effective care.

(3) Enthusiastic service and equal treatment

Enthusiastic service is the concrete manifestation that the caregivers meet the needs of the clients. In professional services, we should pay attention to the illness and emotional changes of the elderly, and always adhere to the principle of "five hearts" (sincerity, carefulness, patience, love, filial piety). We should try our best to meet the requirements and ensure their safety and comfort. Elderly patients should be treated equally, regardless of position, severity of illness, rich or poor, near or far, self-care ability. They should be honest, respect personality, reflect the principle of fairness and justice, and we should be able to provide personalized care.

2 The values of the profession

(1) Highly responsible for love and dedication

The elderly are insensitive, easy to cover up the signs of many diseases, coupled with the rapid development of the disease. The elderly are not good at expressing their feelings. It is easy to delay the disease. This not only requires caregivers to have a high level of specialist care, but also to have a strong sense of responsibility. Therefore, in professional services, caregivers should be careful, prudent and careful, and do everything possible to reduce and avoid sequelae and complications. In any case, you should be loyal to the health interests of patients and do nothing harmful to patients' health.

(2) Technical refinement and due diligence

Superb care technology is an important guarantee of service effect. Only by assiduously studying the business of taking care of the elderly, constantly expanding and perfecting the knowledge structure, and mastering the operation of various care techniques, can we timely and accurately detect and judge the changes of the disease, carefully and thoughtfully deal with various responsible problems, can we also achieve speed, efficiency and minimize the suffering of patients in professional services. At the same time, they should quality professional services to the elderly. The development of care for the elderly usually involves multifaceted relationships and teamwork, which requires an equal attitude towards colleagues, respect for their views and experience, and collective wisdom to achieve the desired goals. When there is a conflict of opinion with colleagues at work, it should be objectively analyzed and discussed fairly based on the goal of accomplishing the work mission. When a colleague interrupts the relationship with the client due to illness, emergency or conflict with the values of the client, they should obey the arrangement of the organization to ensure that the interests of the elderly will not be infringed.

3 The values of society

(1) Respect the elderly, love the elderly, help the sick and solve difficulties

The Chinese nation has always pursued the virtue of respecting the elderly and providing for the aged, and this fine tradition has become one of the main contents of our cultural tradition. The elderly have special care needs. Especially for daily life care, spiritual comfort and health care services, it will become more urgent. Elderly caregivers should devote themselves to this and try their best to do their best. No matter in hospitals, communities, families and elderly service institutions, they should put into practice the work of respecting and helping the elderly, so as to solve the worries and difficulties of the elderly.

(2) Social harmony

The "prosperity, democracy, civility and harmony" advocated by core socialist values is not only the goal of building a modern socialist country in China, but also the condensing of the basic ideas of core socialist values from the level of value goals. It occupies the highest level in the core socialist values and plays a leading role in the values of other levels. Among them, "harmony" is the basic concept of traditional chinese culture, which embodies the vivid situation of learning and teaching, income from labor, treatment for illness, security for the elderly and housing. It is the value demand of socialist modern countries in the field of social construction, and an important guarantee for the harmonious, stable, sustained and healthy development of economy and society. Based on the highest requirements of the above-mentioned socialist core values, the values of care for the elderly, when emphasizing the principle of individual value and dignity, should be based on equal respect and mutual support in the process of people's common development. It should be reflected in close social relations, based on cultural traditions and social and political systems, and we should put more emphasis on social harmony. At the same time, the embodiment of harmony also lies in emphasizing the mutual support and interdependence among family members.

Typical case

Granny Wang, 88 years old, can take care of herself and lives in a private room in an apartment for the elderly. Two days ago, because of a sudden drop in temperature, during the rounds of Xiao Wang, the night care worker, Grandma Wang proposed that a warm water bag with hot water should be placed in the quilt when the weather was cold. Xiao Wang, the caregiver, politely persuaded the elderly to use hot water bags to prone to scalding. If she felt cold, they could help them turn on air conditioning. The old woman thought that using air conditioning to warm the room was too dry and uncomfortable, she insisted on using hot water bags, and told them that they had their own responsibility. Xiao Wang, the caregiver, did not know what to do for a moment.

If you were Xiao Wang, the caregiver, what would you do? Will you provide Granny Wang with a hot water bag?

Operation process and steps

Reference opinions. As an elderly person, Grandma Wang is sensitive to temperature and her sleep is affected by cooling. According to the needs of Grandma Wang and the values of care for the elderly, caregivers should respect them and take appropriate measures to solve them. Using hot water bags filled with water can easily lead to burns of the elderly. You should patiently explain to Grandma Wang that in view of the dryness of the air-conditioned room, you can consider installing a humidifier or choosing other safe heating devices.

Knowledge and skill development

Code of service etiquette for old-age care personnel

Etiquette refers to the simplest basic moral code of conduct that people follow in social activities, and it is the external expression of a person's cultural accomplishment and mental outlook. If a person wants to get in touch with others in social life, the performance of his etiquette will make others have a strong perceptual response and leave a deep impression. Good etiquette cultivation can strengthen interpersonal communication and establish good interpersonal relationships; on the contrary, it will not only damage their own image, but also affect interpersonal relationships. Old-age caregivers must abide by the following etiquette requirements.

① Neatly dressed and dignified

Most of the old-age caregivers are the elderly who have rich social experience, they are well-informed and generally have a good aesthetic, so old-age caregivers must pay attention to dress, grooming, behavior and personal hygiene in their work.

a. Clothes should be clean and tidy. Work clothes should be worn in pension institutions, and clothes should be dignified, generous and fit if they work in the families of the elderly. Clothes should not be exposed too much in summer, and clothes should be washed and dried frequently to keep them clean and tidy.

b. The hair should be above the neck when the old-age caregivers combing short hair, and the old-age caregivers with long hair should comb their hair into braids when working.

c. Regular manicure, no long nails and colored nails, overlong nails and brightly colored nails will not only hide bacteria, but also bring adverse irritation to the elderly, and even damage the skin of the elderly inadvertently at work.

d. Should be light makeup on duty, must not wear heavy makeup or wear a ring on the post, in case the ring causes cross-infection or physical damage to the elderly.

② Appropriate behavior

Behavior refers to a person's movements and expressions. Every move, frown and smile in daily life can be called behavior. Old-age caregivers should behave appropriately.

a. The posture of standing should be straight.

b. The posture and gait should be brisk and steady.

c. Sitting posture should be upright.

d. Dress neatly and cleanly.

e. Be polite to others.

f. The attitude should be sincere and kind.

Task 3 Value and application of care for the elderly

Task situation

Granny Wang, 75, was sent to a rehabilitation center by her family three years ago because of Alzheimer's disease. Because Xiao Zhao, the caregiver of Grandma Wang, was promoted to team leader, Xiao Li took care of Grandma Wang. When team leader Zhao introduced Xiao Li to Grandma Wang and left after explaining the task, no matter how Xiao Li tried to communicate, Grandma Wang just ignored it, so Xiao Li had to leave after quietly completing the care. The next morning, Xiao Li was ready to chat with Grandma Wang and accompany her for outdoor activities, but Grandma Wang did not recognize Xiao Li and refused to enter the room. No matter how Xiao Li explained, Grandma Wang just didn't want to accept Xiao Li's care. She even can't remember Xiao Zhao, who took care of her before. Grandma Wang called her son and said, "There's a thief in the house! Hurry back and catch the thief! "

Task requirements

a. What do you think is the main purpose of care for the elderly?

b. What principles should be followed in the practice of care for the elderly?

Necessary knowledge

The values of care for the elderly are profound and rich, and have a strong application. An excellent caregiver must first be familiar with the concept of professional values in order to guide himself to accurately play a professional role, define responsibilities and show ability. The values of care for the elderly are widely used in a wide range of fields, running through all aspects of care practice. For example, when applying professional values to resolve disputes between the elderly and caring for the elderly, it should be noted that there is no distinction between the high and low in the elderly. The status of any elderly person is equal, so caregivers should treat them equally. When providing professional services for the elderly, we should not only pay attention to fairness, but also reflect personalization, because the needs of each elderly person are different, and so on. It can be said that the value of care for the elderly is everywhere. The following further explains the application of the values of care for the elderly from three aspects: the goals and principles of care for the elderly and the quality requirements of caregivers. Although they are different from the values of care for the elderly, they are all based on the value of care for the elderly.

1 The goal of care for the elderly

(1) Enhance the ability of self-care

Take health education as an intervention means, be good at using the resources of the elderly, eliminate or reduce the limitations of self-care, enhance their self-care ability, maintain their self-care ability as far as possible, as well as consolidate and strengthen their self-care ability. At the same time, take different measures to enhance the sense of self-worth of the elderly, improve life satisfaction, and promote the successful aging of the elderly.

(2) Delay deterioration and decline

Extensive health education should be carried out to improve the self-protection awareness of the elderly, change their bad lifestyles and behaviors, and improve their health. Manage the elderly through three-level prevention strategy; avoid and reduce the impact of health risk factors to achieve early detection, early diagnosis, early treatment and early recovery; carry out predictive intervention to prevent the deterioration of the disease, the occurrence of complications and disability.

(3) Improve the quality of life

The goal of care is not only the outcome of the disease and the extension of life span, but also to promote its perfect state in physical, psychological and social adaptation, improve the quality of life, and reflect the meaning and value of life. Through all aspects of education and intervention, maintaining and promoting the best functional state making the elderly live longer on the basis of health, achieving longevity and enjoying life better, is the ultimate goal of elderly care.

(4) Do well in hospice care

To deal with the dying elderly, caregivers should provide care services for them from the physical, psychological and social aspects.

Help the dying elderly and their families to face death peacefully, have a deeper understanding and respect for life, no longer do the "rescue" of prolonging death, and give comfort to their families; let the dying elderly feel the concern of their families, medical personnel and the people around them, and spend the last days of their lives with dignity. This is also one of the highest goals of care for the elderly.

2 Principles of care for the elderly

Care for the elderly has its special rules and professional requirements. In order to achieve the goal of care, the following care principles should be followed in care practice.

(1) Meet the demand.

The degree of satisfaction of people's needs is directly proportional to their health. Therefore, the basic health needs of the elderly should be met first. Caregivers should enhance their understanding of the aging process, combine physiological aging, pathological aging and the unique psychosocial characteristics of the elderly with general care knowledge, and discover the existing and potential health problems and needs of the elderly in a timely manner. So that care activities can meet the various needs of the elderly, which is really conducive to their healthy development.

(2) Facing the society

The object of care for the elderly is not only the elderly patients, but also the healthy elderly and their family members. Therefore, care for the elderly must dovetail hospitals, families and communities, that is, care not only in wards, but also in the community and society as a whole. In a sense, family and social care is of greater importance because it not only benefits itself, but also reduces the burden on the family and society to a great extent.

(3) Holistic care

Because the elderly have particularity compared with other groups in terms of physical, psychological and social adaptability, especially elderly patients often have a variety of diseases co-exist and influencing each other. Therefore, caregivers must establish the concept of holistic care, study the impact of various factors on the health of the elderly, and provide multi-level and omni-directional care. We should not only pay attention to the unity of patients' physical and mental health, but also cooperate in all aspects of care to ensure the overall improvement of the level of care.

(4) Personalized care

Aging is a systemic, multifaceted and complex degradation process, and the degree of aging varies from person to person. The factors that affect aging and health are also complex, especially after pathological changes, the status of elderly individuals varies greatly, which can vary with their age, gender, illness, family, economy and other aspects. Therefore, we should not only follow the general principle of care, but also pay attention to nursing according to different people and implement the principle of personalized care, so as to achieve targeted and effective care.

(5) Early protection

There is no final conclusion on when aging begins. Therefore, primary prevention should be carried out as soon as possible, and the implementation of care for the elderly should start from the middle-aged and young people. It is necessary to understand the etiology, risk factors and protective factors of common diseases in the elderly, and take effective preventive measures to prevent the occurrence and development of geriatric diseases. For patients with chronic diseases and the elderly with disabilities, the earlier the start of rehabilitation medicine and care, the better.

(6) Long-term care

With aging, coupled with the characteristics of long course of senile disease, many complications, and many sequelae, the self-care ability of most elderly patients decreases, and some even have serious physiological dysfunction, which makes them dependent on care. Therefore, the elderly need continuous long-term care and social support to alleviate their suffering from disease and disability, and shorten the period of terminal dependence.

3 Quality requirements of elderly caregivers

(1) Some basic knowledge

Elderly caregivers must master the following basic knowledge.

a. Basic basic knowledge of care for the elderly, it includes the physical and psychological characteristics of the elderly, the care characteristics of the elderly, the common diseases of the elderly, the nutritional needs of the elderly, and the professional work of old-age caregivers.

b. Knowledge of laws and regulations related to care for the elderly, it includes the relevant knowledge of the law on the protection of the rights and interests of the elderly, the relevant knowledge of the labor law, and other relevant laws and regulations.

(2) Healthy psychological quality

Having good psychological quality is the guarantee to do a good job of nursing work.

a. Observation ability. Observation ability is one of the important psychological qualities of excellent caregivers. Caregivers need to understand the characteristics of the disease of the elderly through their own sensory organs and knowledge, and can not only obtain information according to physiological indexes such as respiration, pulse, body temperature, blood pressure, skin color, etc. , but also from the expression and behavior of the elderly (patients) to find their inner activities and forebode their pain and needs.

b. Independent thinking ability. Most of the work of caregivers needs to be completed independently, which requires caregivers to have a strong ability of independent thinking, to be able to know the occurrence and development of patients' illness, to deal with it calmly, and to be busy without confusion.

(3) Good interpersonal communication skills

Nursing work needs to deal with society and family members of the elderly (patients), which requires caregivers to constantly enhance their language expression ability, learn to get along well with clients and other personnel, and be honest with each other at work. Be good at cooperating with others to complete tasks. In the process of care, the caregivers have the longest contact with the elderly. If they can establish a good interpersonal relationship with the elderly, it will not only be conducive to the smooth progress of the care work, but also conducive to the physical and mental health of the elderly.

(4) A healthy lifestyle

A qualified caregiver must have a healthy lifestyle, be able to consciously regulate his behavior and emotions, be able to work in a good psychological state, and the elderly can be infected and keep a positive state of mind, which is good for their physical and mental health.

Typical case

Grandma Zhang, 82, her spouses has passed away, and her children are working in other places and she was sent to the rehabilitation center. Xiao Li, the main caregiver, is responsible for assisting her daily life. Xiao Li likes dressing herself up in her life, especially wearing high heels, heavy makeup, shoulder-length hair and miniskirts; she wears work clothes more casually and sometimes her work clothes are not changed and washed in time, and she doesn't like to listen to nagging. Grandma Zhang is more traditional, likes to be clean and chat with people, and treats Xiao Li, who is the same age as her granddaughter, as her own granddaughter. If she is not used to it, she asks Xiao Li to correct it. One morning, Grandma Zhang said that Xiao Li should not wear miniskirts, bright red lipstick and thick black eye shadow, and the stains from yesterday's overalls had not been washed off. Xiao Li didn't like listen to it. Grandma Zhang always talks about her, so she said angrily to Grandma Zhang, "what's the relationship between you and me, so it would be nice to be able to take care of you!" Grandma Zhang burst into tears, and ate very little breakfast. After understanding the situation, Mr. Liu, the group leader, had an in-depth exchange with Xiao Li and made a serious criticism that Xiao Li also recognized the mistake and was determined to correct it.

a. Is Xiao Li's behavior in the process of service with Grandma Zhang appropriate?

b. What etiquette should caregivers have in the practice of care for the elderly?

c. What should be paid attention to in the process of communicating with the elderly?

Operation process and steps

Reference opinions

Elderly caregivers not only directly undertake the life care and basic care of the elderly, but also shoulder the care of the country, society and families of the elderly. In order to successfully complete the social task and mission, elderly caregivers need to understand their professional nature, professional values, service etiquette, and master the skills of communication with the elderly.

Knowledge and skill development

The development of care for the elderly in China

Care for the elderly in China has long been classified as the scope of adult care, coupled with the stagnation of higher care education, which has seriously affected the development of care for the elderly. The first hospice hospital was established in Tianjin in 1985 and the first geriatric care hospital in China was established in Shanghai in 1988. Since the 1990s, with the establishment of the Chinese Geriatrics Association and the development of geriatrics, a series of problems brought about by aging have aroused our government's great attention to the cause of the elderly.

The Ministry of Health, the Ministry of Civil Affairs, the State Science and Technology Commission, and governments at all levels have given concern and support in strengthening leadership, policy guidance, institutional development, domestic and foreign exchanges, personnel training and scientific research. A series of relevant policies such as "the decision on strengthening work for the elderly" "the outline of the Development Plan for the cause of the elderly in China" have been issued successively, which have effectively promoted the development of the cause of the elderly; successively established gerontology and geriatrics research institutions, and the corresponding geriatric care has also been valued and developed as a new discipline. In May 1996, the Chinese Nursing Association proposed to develop and improve community care for the elderly in China; in 1997, a care home for the elderly was established in Shanghai; in 1999, the Elderly Care Professional Committee was established. The embryonic form of China's geriatric care system is the care of elderly patients in hospitals, such as the establishment of geriatrics department in general hospitals, the establishment of geriatric outpatient clinics and wards, and the treatment and management of patients according to specialties. Entering the 21st century, the cause of care for the elderly in China has been highly valued by the government, and considerable development has been made on the basis of foreign experience. Various types and forms of long-term care institutions for the elderly have been set up in various places, such as care centers for the elderly, apartments for the elderly, nursing homes, etc., to provide door-to-door medical services and life care for the elderly, the disabled, the lonely and widowed elderly in the community. Establish files for seriously ill elderly patients and conduct regular itinerant medical consultations, and give priority to hospitalization, care and hospice care for the elderly.

Care education for the elderly in China started relatively late, its development lags behind, and there is a large gap compared with Europe and the United States. In the past 20 years, with the rapid development of social aging and the high concern of the government and society, care education for the elderly has developed rapidly. In 1998, the course of geriatric care was set up one after another in higher nursing college, and the undergraduate textbook "Geriatric Care"was officially published in December 2000. Since then, the Science of Care for the elderly has been listed as a compulsory course by many nursing institutions of higher across the country, monographs, teaching materials and popular science books on care for the elderly have been published one after another, essays and experience summary articles on care for the elderly in various magazines have been published one after another, and the research on care for the elderly has begun. At present, more and more nursing colleges offer geriatric care majors, and nursing postgraduate education has also set up geriatric care research directions. In addition, academic exchanges on care for the elderly at home and abroad have been gradually carried out, some colleges and universities have established scientific research cooperation with foreign nursing counterparts, and some are conducting international exchanges, joint schools, personnel training, and so on.

Project 4
Localization of values of geriatric care

Content summary

This project is divided into three parts: the first part mainly introduces the key and basic principles of the localization of care values for the elderly. Through the study of this section, students can realize the key to the localization of geriatric care and master the basic principles of the localization of care values for the elderly. The second part mainly introduces the cultural basis of the localization of care values for the elderly. The third part mainly introduces the core concepts of the localization of values of Geriatric care. Through the study of the basic cultural differences between China and the West, this paper explores the integration of care values for the elderly and Chinese local culture, and finds out the necessity and inevitability of the localization of care values for the elderly. Through the above study, it is helpful for readers to understand how the values of geriatric care are localized and applied in practical work, which is of forward-looking and practical significance to the practical work of geriatric care.

Project guidance

Population aging has become a prominent social problem in the world today, which has attracted the attention of the international community. In the process of moving towards a high-level socialist market economic system in China, in the face of a rapidly changing society, it is necessary and inevitable to develop professional geriatric care. For today's China, the localization of geriatric care should consider not only Chinese traditional culture, but also whether the mode of operation of geriatric care is in line with our social system and cultural characteristics, what kind of impact it will have on people's mentality, and so on. These are the institutional, cultural and psychological background of the localization of geriatric care. Geriatric caregivers should seriously study the care behavior of the elderly under the intertwined influence of these factors, and find and develop the geriatric care that meets the needs of our society.

In this project unit, we will start with the localization of values, which is the key to the localization of geriatric care, analyze the impact of the localization of values, and then clarify the core of the localization of values.

Learning objectives (theoretical and practical training)

a. Master the key and basic principles of the localization of care values for the elderly.
b. Grasp the cultural basis for the localization of care values for the elderly.
c. Understand the importance of values and ethics to the geriatric care profession.

Task 1 Grasp the key and basic principles of the localization of care values for the elderly

Task situation

what preparations do you need to make in advance when you have to live in a completely different country? First of all, whether you should know the language spoken by the local people. Secondly, you will think of more questions: which time zone is it? What kind of clothes can people wear here? What are people's eating habits? Can credit cards be widely accepted? For geriatric care, which originated in the United States in 1987, it entered China, and the same is true. Adopt the concept of import to meet local needs, clarify the context of Chinese culture and maximize the function of geriatric care is the idea of localization geriatric care.

Task requirements

a. What do you think of localization, what do you think of localization, and why do you need localization of geriatric care?
b. What do you think is the key to the localization of geriatric care?
c. What do you think is the localization of geriatric care?

Necessary knowledge

1 The key to the localization of geriatric care: the localization of values

"Local" is a concept that is rich in connotation and difficult to grasp. It not only has the meaning of geography, referring to the place where people originally lived, but also has the meaning of society and culture, referring to the culture and social system infiltrated in that place. Since the native land is related to a certain region, localization has different social and cultural backgrounds.

Localization is not only a global trend in the field of social science research in the sixties and seventies of last century, but also a phenomenon of widespread concern in academic circles. In the discussion of social science localization, scholars use the concepts of localization, indigenization, nationalization, contextualization and so on. The meanings of these concepts are different. According to the above-mentioned "local" understanding, "localization" refers to the process in which foreign things enter a certain social and cultural region and cooperate with the original social system to support the common life of the people in the region. Localization is a process of cultural adaptation for foreign things, and a process of cultural choice, integration and acceptance for "local". It reflects the interaction between the two modes of behavior and the way of dealing with problems. To put it simply, the concept of import is adopted to meet local needs and maximize the function of geriatric care.

China officially opened the geriatric care hospital in the 1980s, which started relatively late in this field. However, only after the local practical work experience has been summarized and popularized and the professional values was accepted and followed by most local geriatric caregivers, which can really illuminate the road of the elderly care industry in our country and achieve the role of "function maximization" under the local current situation. Therefore, the localization of geriatric care should focus on the localization of values, and we can also say that the key to the localization of geriatric care lies in the localization of values.

2 The basic principles of the localization of care values for the elderly

"Geriatric Care" originated in the United States. It emphasizes maintaining and restoring, promoting health, preventing and controlling disabilities caused by acute and chronic diseases, giving full play to the ability of daily life of the elderly, realizing the best function of the body of the elderly, and maintaining the dignity and comfort of the elderly until death. But in fact, the pension philanthropy in China can be traced back to the "Six Diseases Museum" and "Lonely Park" in the Northern and Southern Dynasties, which were specially established to relieve the poor elderly. Many ideas and cultural values between countries are not completely consistent, so if they are used directly, which can lead to exclusion in practical work. This also determines the necessity of localization and innovation of care values for the elderly.

In the process of the localization of care values for the elderly, we must follow the principle of giving priority to the internal development of the system, supplemented by "extraction" or "external introduction". Although the theory of geriatric care is a foreign product, it is transplanted and carried out locally because it coincides with the traditional cultural concepts such as filial piety, the unity of family and country and the spirit of mutual assistance in Chinese society. Although geriatric care has not been promoted basically, and only a few people in the industry know it, the practice and exploration of geriatric care are being carried out in various places, analyzing the current situation of the development of geriatric care in cities, drawing lessons from the useful experience among them, pointing out the shortcomings, and making a preliminary exploration on the construction of urban care model for the elderly, so as to provide reference for the study of care model for the elderly in the current process of pension socialization.

Throughout the traditional history and culture, China attaches great importance to the functions of the collective and the family, and believes that the energy of the individual is attached to the original interpersonal relationship, or even based on the blood relationship. At any time, family and relative groups are regarded as the last haven by the Chinese. In contrast, many concepts and values of geriatric care, which originated in the West, have obvious individualism and humanism. The strength and needs of individuals are difficult to demonstrate the traditional Chinese attention to the family and the collective, which hinders the introduction of humanistic values of geriatric care. At the same time, the humanistic atmosphere of Chinese traditional culture also happens to be the cornerstone of the introduction and localization of humanistic geriatric care.

The formation of more idealized localization of care values for the elderly is a process of continuous localization of foreign factors, a process of growing more and more dependent on endogenous factors, rather than a process of one-sided emphasis on "integration" and "reference". This does not mean that external factors should be shut out, but that different emphasis will lead to great differences in products. We should integrate and reorganize external factors, not only to form our own, new and modern value belief system and mode of operation, but also to retain the appropriate part of tradition and make innovative transformation. Therefore, the value of geriatric care is a choice bias made according to the specific historical and cultural soft environment of the Chinese nation.

Typical case

What should Xiao Wang, the geriatric caregiver, do

Grandpa Cheng, 82, widowed, lives alone in a middle-level house with his pet dog in the center of the city. His only son has settled in the UK. Recently, Grandpa Cheng was left uncared for because of a small stroke. Xiao Wang is the caregiver of Grandpa Cheng. Since staying in the institution for a week, Grandpa Cheng has shown signs of malaise: loss of appetite, poor sleep, reticence, lack of communication, and tears at pictures of his deceased wife every day. Xiao Wang approached Grandpa Cheng and said, "I know you must miss your wife very much at the moment. You must be very happy together. Can you tell me about your wife?" Grandpa Cheng stroked the picture while telling the story of the past. Under the patient guidance and communication of Xiao Wang, Grandpa Cheng slowly adapted to the life of the elderly care institution and began to participate in institutional activities, with more smiles on his face. When his son learned that his father's change were due to Xiao Wang's patient and careful care, he mailed a valuable gift from England to Xiao Wang, but Xiao Wang couldn't push it away.

If you were Xiao Wang in this case, how would you deal with the valuable gifts given by grandpa Cheng's son?

Operation process and steps

Value requirements

Geriatric caregivers in the actual work process should be in line with the local culture and customs without violating professional values and ethics, of course, there is no absolute only correct answer to this incident, and caregivers must be assessed based on the situation at that time.

Reference opinions

First, caregivers need to explain to Grandpa Cheng and his son again. It is the duty of caregivers to serve the elderly. Second, they politely decline to accept such an expensive gift. And tell Grandpa Cheng's son that even if they do not accept the gift, their caregivers would still take good care of Grandpa Cheng, and hope that he could rest assured.

Knowledge and skill development

Three Major Care Service Models For The Elderly In China

At present, the care service system for the elderly in China is still in the form of "home-based, community-based, institutional supplement and medical care combined". It can be divided into three modes: home care, community care and institutional care for the aged.

① Home geriatric care service model

At present, home geriatric care service is the most important mode of elderly care in our country, which refers to the socialized service that takes the family as the core, relies on professional services, and provides the elderly living at home with solving the difficulties of daily life as the main content. The services include life care, medical services as well as spiritual care services. There are two main forms: the door-to-door care services for the elderly by professionally trained service personnel; the establishment of day service centers in the community to provide day care services for the elderly. Caregivers can be assigned to enter the family, provide home care services and guide and train family members of the elderly to learn basic care knowledge and skills. In addition, community volunteers can be organized and trained to provide temporary day geriatric care; for the elderly who are in basic health and can take care of themselves, home care services should focus on health education, health advice, diet or medication guidance, so that they can form a correct lifestyle, consciously prevent diseases and improve their quality of life.

② Community geriatric care service model

Community geriatric care refers to the family as the core, community as the support, day geriatric care, life care, domestic service and spiritual comfort as the main content, community day care as the main form, and professional services for the aged institutions of home-based pension service system are introduced. The main contents are to set up welfare institutions for respecting and caring the elderly, set up shopping and service centers for the elderly, set up canteens for the elderly, establish health care institutions and activity centers for the elderly, set up matchmaking agencies for the elderly, set up schools for the elderly, set up a market for talents for the elderly, and carry out legal aid and asylum services for the elderly. Perfect community care can also integrate relatives, friends, neighbors, various voluntary organizations, government public service departments, professional old-age service institutions and other resources, so that the elderly do not leave the community, get professional care in a familiar environment. On the basis of home care service, community care service can make full use of community resources for health assessment, life care, hospital continuous nursing, rehabilitation care and so on.

③ Institutional geriatric care service model

Institutional geriatric care service refers to the provision of care services for the elderly by professional elderly care personnel through centralized residential care institutions for the elderly, including diet, hygiene, life care, health management and sports and entertainment activities and other comprehensive services. At present, China's pension institutions mainly include welfare homes, homes for the elderly, nursing homes, apartments for the elderly and other forms. Compared with the traditional home pension, institutional pension can share the family's pension function by providing social pension services; compared with community pension, institutional pension can provide more professional care services for the elderly, especially those who are limited in self-care.

Task 2 To master the cultural basis of the localization of care values for the elderly

Task situation

Since ancient times, in China, whether in rural or urban areas, pension benefits and systems have not been sufficiently improved. In people's traditional concept, the concept of raising children to prevent old age is deep-rooted. The essence of the so-called "raising children to prevent old age" is the reverse feedback on the kindness of parents' upbringing. If the child fails to fulfill this obligation, it is not only morally unacceptable, but also legally impossible. In daily life, the vast majority of parents dote on their children and pay for their children's "food, clothing, housing and transportation" in obscurity. When parents are old, they also yearn for the care of their children. When they are young, they strive for their careers. They seldom want to provide important security for their old age in the future. More often, they just want to love their children and provide them with better material security. Just as on the economic front, Chinese people focus on saving money, but do not dare to spend too much, leaving a fortune for their children, in case they do not have enough ability to support their families. But with the continuous progress of the social, people's ideas are also changing with each passing day.

Task requirements

a. Please briefly talk about the basic culture of the values of geriatric care in our country.

b. Please consider what difficulties will be encountered in the process of localization of care values for the elderly.

c. Please think about how to integrate the values of geriatric care in Chinese local culture.

Necessary knowledge

1 The differences between Chinese and Western basic cultures

It is a kind of professional value concept formed by the joint action of western Christian philosophy, humanism, democracy, social welfare and other cultural thoughts. There are some differences between Chinese and Western cultures, and the basis of cultural existence is also different, which makes some values of geriatric care different from the traditional values of Chinese society. It is mainly reflected in the different thoughts of social welfare, the different understanding of human and social relations, the conflict between interpersonal communication and the mode of geriatric care, and so on. Although there are differences, the core values in the West have something in common with the traditional Chinese thoughts of "fraternity" and "benevolence", which provides conditions for the integration of the localization of geriatric care. There are two main elements of geriatric care in China and the West: the elderly and care. The elderly are the core and the fundamental starting point. Like everyone else, the elderly should enjoy an equal environment for survival and development, enjoy human value and dignity, and enjoy love and care. Geriatric caregivers should deal with the physical, psychological and life problems of the elderly, and help them improve their quality of life, give full play to their social functions and enjoy their old age with dignity.

2 The integration of the values of geriatric care and Chinese native culture

Although geriatric care originated in the West, its core values are not completely separated from Chinese traditional culture, and they also have conditions for mutual integration. The specific performance is as follows.

(1) The integration of the cultural environment

Our country has a tradition of respecting the elderly, and the culture of filial piety is deeply rooted in the hearts of the people. Some of these ideas still have a great impact on modern people, such as "falling leaves return to their roots", "raising children to prevent old age" and so on, especially on people in rural areas. Under the influence of these ideas, many elderly people are unwilling to live in social pension institutions such as nursing homes and welfare homes, thinking that only abandoned elderly people have to choose these social pension institutions. At the same time, most children also think that sending their parents to institutions for retirement is a sign of "unfilial piety" and is afraid of being laughed at or criticized by others. The culture of filial piety determines that the service mode of home care for the aged is difficult to change completely in a short time. Although today, with the intensification of social urbanization and industrialization and the shrinking family size, relying entirely on the home care service model is no longer enough to solve the problem of providing for the aged in our country. However, the hope of the elderly to spend their twilight years in their familiar environment is still the main mode of geriatric care for a long time in the future. Therefore, we need to respect Chinese traditional culture and values, proceed from the reality of geriatric care in our country, formulate care measures for the elderly that are suitable for the situation of our country on the basis of scientific research, and actively explore the care service model for the elderly that suits the situation of our country. At the same time, increase the publicity of geriatric care in our country.

(2) Integration of policies, regulations and guarantee work

Policies and regulations have the characteristics of stability and continuity, which are difficult to change in a short period of time once they are formulated, so as to ensure that the work can be carried out continuously and steadily in one direction. For example, since 2000, various policies and regulations issued by the government have clearly defined the focus and strategic objectives of the work of geriatric care, and promoted the exploration of a pension model that is"focusing on home geriatric care, assisted by community geriatric care and based on institutional geriatric care". During the 14th Five-Year Plan period, China began a new journey of building a modern socialist country in an all-round way. The Central Committee has made it a national strategy to actively deal with the aging of the population, announced the "14th Five-Year Plan for the Development of National Elderly Care and the Elderly Care System", and strengthened the implementation guarantee of geriatric care. Under the protection of a number of policies and regulations, local governments' understanding of the importance of developing geriatric care has been continuously improved, thus actively carrying out practical work and exploring many effective pension models, such as the "Xingguang Home for the elderly" project, the "hand-in-hand geriatric care" project in Jing'an District of Shanghai, the Le Ling Cooperative in Beijing, the "Virtual Nursing Home" in Jiangsu, and so on.

(3) The integration of multiple subjects

Since the founding of New China, the government has been responsible for welfare undertakings for a long time in China, but as China has entered an aging society, the government alone can not completely solve the problem of old-age geriatric care. In the course of the development of China's elderly care service policy, governments at all levels have emphasized the role of the family in the elderly care service to varying degrees. At the same time, the market is also a force that can not be ignored in the development of the elderly care service industry. However, in the face of the problems such as "market failure" and "family failure" in elderly care services, it is particularly necessary and important for the government, community and elderly care institutions to supplement them in a timely manner. Therefore, the socialization of care services for the elderly should not only avoid "arranged by the government", but also not be "over-market-oriented". The government should actively undertake the responsibilities of policy formulation, financial assistance, supervision and management and resource integration.

(4) The integration of professionalism in elderly care services and addressing the diverse needs of the elderly

In China, the work of geriatric care is generally responsible for the Civil Affairs Department at first, and the content of the work is mainly aimed at poverty relief, and the professional requirements for services are not high. However, with the development of China's economy, the needs of the elderly are also changing and diversified day by day. The emergence of these problems is not only the inevitable result of social development, but also the key problems that need to be solved in social progress. Therefore, only by continuously improving the professionalism of services, for example, through the introduction of professional psychological counsellors, social workers and home care workers to provide specialized services for the elderly, can we keep pace with the times and meet various needs. To lay a solid foundation for dealing with the aging society in the future.

There are still many things about the integration of the values of geriatric care and Chinese local culture. From the above, it is not difficult to see that Chinese traditional culture does not completely ignore personal values, and Chinese and Western cultures also have a lot in common. Therefore, it is feasible, necessary and inevitable to promote the integration of the values of geriatric care with Chinese traditional culture and to establish a value system of geriatric care with Chinese cultural characteristics.

Typical case

How to prevent and deal with the mental health problems of the elderly in institutions under the epidemic

During the epidemic of COVID-19, the care institution for the elderly where Grandma Zhao lived was quarantined. Family members were restricted from daily visits, and the elderly were unable to enter and leave freely, making Grandma Zhao particularly anxious and worried all day.

If you are Xiao Li, the head of the organization, how to deal with the emotional problems of the elderly under the epidemic, and how to prevent them in the face of similar situations in the future?

Operation process and steps

Reference opinions

Take the initiative to talk to Grandma Zhao, timely evaluate the emotional and psychological state of the elderly, stabilize the mood of the elderly, work with the elderly to find out the most concerned, troubled, and urgent problems to be solved, and take appropriate solutions.

With the increase of age, the social network relationship of the elderly gradually becomes single, especially in the special period of epidemic prevention and control, the social isolation of the elderly is intensified, and they are more prone to mental health problems such as loneliness and depression. Society and families should attach great importance to it and strengthen mental health support for the elderly. In the elderly care institutions with quarantined management, caregivers can provide opportunities for the elderly to participate together and promote and maintain the connection between the elderly and the society by organizing activities or offering health education training courses. As family members play an irreplaceable role in the psychological comfort of the elderly, the caregivers of the elderly in institutions should contact the family members of the elderly online, encourage them to always care about the mental health problems of the elderly, increase the frequency of communication with the elderly by means of telephone or video, and expand the emotional support network and promote the mental health level of the elderly through the mutual cooperation between the family and the caregivers.

Knowledge and skill development

Professional Skills Requirements For geriatric care

1. Classification of vocational skills

The professional skill level of geriatric care is divided into three levels: primary, intermediate and advanced, the three levels are progressive in turn, and the high-level covers the low-level vocational skill requirements.

Geriatric care (primary): the main responsibility is to complete life care, daily rehabilitation applications and common ambulances according to the requirements of the care plan.

Geriatric care(intermediate): the main responsibility is to complete the assessment of the ability of the elderly, the formulation of a care grading plan, as well as medication care, psychological care, disability care, cognitive impairment care, hospice care and emergency care according to the care needs of the elderly.

Geriatric care (advanced): the main responsibility is to complete the assessment of functional and cognitive impairment of the elderly, the formulation of long-term care plans, as well as institutional quality control, training, application of care information, care performance assessment, application research of care technology according to the care needs of the elderly and institutional quality management requirements.

2. Description of vocational skill level requirements

Table 4 – 1　Professional skill level requirements for geriatric care (primary)

Work areas	Work tasks	Professional skills required
Career awareness	Positioning	Be able to classify jobs
		Be able to develop individual job requirements
	Ethical and legal perceptions	Be able to identify common ethical issues
		Be able to apply preventive measures for common ethical risks
		Be able to identify common older people's rights protection issues
		Be able to apply common older people's rights protection measures
	Perception of quality requirements	Be able to practise hygiene and dress code etiquette in care services
		Be able to perform the usual etiquette in care services
		Be able to apply common methods of communication with older people
Safety protection	Safety protection application	Be able to identify common safety risk factors for older people
		Be able to apply common methods of safety and security
	Occupational protection and stress coping	Be able to apply occupational protection methods
		Be able to apply occupational stress coping methods

(Continued)

Work areas	Work tasks	Professional skills required
Dietary care	General feeding and water helps	Be able to help older people to access water
		Be able to help older people to eat
	Special feeding assistance	Be able to perform nasal feeding tube care
		Be able to perform therapeutic dietary care
		Be able to help older people change bodies when they vomit
Excretion care	Toileting assistance	Be able to assist older people to toileting normally
		Be able to help bedridden older person defecate using a toilet
		Be able to perform manual stool collection
	Diaper pads, nappy changes	Be able to change diaper pads and nappies for older adults
		Be able to perform a change of urine bag
		Be able to change faecal bags for older people with enterostomies
Sleep care	Sleeping environment set-up	Be able to set up a soft environment for older people
		Be able to set up a hard environment for older people
	Sleep disorder care	Be able to observe and record abnormal sleep in older people
		Be able to identify the causes of abnormal sleep in older people
Clean care	Bedding change	Be able to perform linen changes
		Be able to perform linen making
	Body cleansing	Be able to carry out mouth rinsing and tooth brushing for older people
		Be able to carry out morning grooming and seated hair washing
		Be able to perform showers and bed scrubs
	Grooming	Be able to assist older people with shaving and grooming
		Be able to carry out tasks to help older people to change their cardigans, put on and take off pullover tops and other operations
		Be able to help older people to match their clothing
	Pressuresore prevention	Be able to carry out the turning of bedridden older people
		Be able to perform skin observation
		Be able to carry out end-of-life disinfection operations
Hot and cold applications	Hot water bags and the use of moist heat packs	Be able to assist older people with hot water bags
		Be able to assist older people in using moist heat packs
	Body temperature measurement	Be able to use a mercury thermometer to measure body temperature
		Be able to use an electronic thermometer to measure body temperature
	Physical cooling	Be able to assist older people to use ice packs
		Be able to carry out operations to assist older people with warm baths

(Continued)

Work areas	Work tasks	Professional skills required
Transit care	Use of mobility aids	Be able to assist older people with the use of a walking stick
		Be able to assist older people with the use of crutches
		Be able to assist older people to use walking aids
	Wheelchair and flatbed transfers	Be able to use a wheelchair to transport older people
		Be able to use a flatbed to carry older people
Emergency care	Responding to Cardiac Arrest	Be able to perform pulse and blood pressure procedures
		Be able to perform cardiopulmonary resuscitation
	Daily Ambulance	Be able to perform post-fall management of older people
		Be able to carry out management of foreign body trapping and aspiration in the elderly
		Be able to perform the management of burns in the elderly

Table 4 – 2 Perfessional skills level requirements for geriatric care (intermediate)

Work areas	Work tasks	Professional skills required
Care service organisations	Care Needs Survey	Be able to carry out surveys and analysis of the needs of older people
		Be able to select a service model based on a needs survey
	Care organisation design	Be able to develop job responsibilities
		Be able to develop job workflows
	Management system development	Be able to develop a system for the management of care services
		Be able to develop a safety management system for care services
	Use of management tools	Be able to apply quality management tools for care services
		Be able to use the care service information system
Care service delivery	Capacity assessment	Be able to assist in the allocation of a capacity assessment room for older people
		Be able to conduct capacity assessments for older people
	Care service management	Be able to determine the level of care based on assessment of effectiveness
		Be able to develop a care service plan based on level of care
		Be able to organise and implement a care service plan
		Be able to evaluate the effectiveness of care services
Medication care	Internal drug use	Be able to perform operations to assist in the administration of medication to older people
		Be able to perform nebulized inhalation
	External drug use	Be able to assist older people with nasal drops
		Be able to assist older people with eye drops
		Be able to assist older people with ear drops

(Continued)

Work areas	Work tasks	Professional skills required
Psychological care	Psychological problem identification	Be able to identify common psychological problems
		Be able to analyse the causes of psychological problems
	Coping with psychological problems	Be able to develop measures to promote mental health
		Be able to carry out psychological counselling and persuasion
Functional impairment care	Perception of dysfunction	Be able to identify common functional impairments
		Be able to apply rehabilitation methods for older people with different functional impairments
	Work with professional rehabilitation staff to help with rehabilitation training	Be able to assist in the rehabilitation of older people
		Be able to detect and report abnormal conditions
Dementia Care	Dementia Recognition	Be able to assist with dementia assessment
		Be able to assist with dementia care programmes
	Dementia Care	Be able to care for older people with early dementia
		Be able to care for older people with medium dementia
		Be able to care for older people with advanced dementia
Emergency care	Management of traumatic injuries	Be able to perform the operation of bandaging
		Be able to perform the management of soft tissue injuries
		Be able to perform initial emergency haemostasis of trauma
	Oxygenation and suctioning	Be able to perform operations to assist older people to inhale oxygen
		Be able to assist the professional in the performance of suctioning
Hospice care	Hospice care	Be able to determine the behavioural and mental state of the terminally ill older person
		Be able to work with professionals to carry out stage assessments
		Be able to assist in the development of individualised hospice care plans

Table 4 – 3 Professional skill level requirements for geriatric care(advanced)

Work areas	Work tasks	Professional skills required
Environmental design and equipment applications	Environmental design	Be able to carry out age-appropriate environmental assessments
		Be able to design age-appropriate environments
	Equipment applications	Be able to use common age-appropriate aids
		Be able to use commonly used age-appropriate equipment

(Continued)

Work areas	Work tasks	Professional skills required
Care assessment	Assessment of daily care for older people	Be able to develop an assessment plan for the daily care of older people
		Be able to carry out daily care assessments for older people
	Assessment of special care for older people	Be able to develop a special care assessment programme for older people
		Be able to carry out special care assessments for older people
Care plan development	Daily care plans for older people	Be able to develop grading standards for daily care services for older people
		Be able to develop a daily care plan for older people
		Be able to organise the implementation of care standards and care service content
	Special care programmes for older people	Be able to develop a service plan for older people with cognitive impairment and organise implementation
		Be able to develop a hospice service plan for older people and organize implementation
Quality control of care	Quality management of care services	Be able to develop quality management processes for care services
		Be able to develop responsibilities for elderly care positions
	Process control of quality of care services	Be able to develop quality assessment criteria for care services for older people
		Be able to carry out quality checks on care services for older people
		Be able to develop quality improvement measures for care services for older people
	Care service errors and accident prevention	Be able to conduct care service error and incident assessments
		Be able to develop solutions to care service errors and incidents
Information technology applications for caregiving	Informatization of care services	Be able to carry out a survey on the information needs of care services
		Be able to conduct a care service information technology application needs analysis
		Be able to apply information systems for elderly care services
	Information Operations Management	Be able to perform relevant data collection
		Be able to conduct relevant data analysis and write regular service quality reports
Care performance management	Performance programme design	Be able to develop an overall framework for care performance appraisal
		Be able to design care performance appraisal implementation plans
	Caregiving performance appraisal	Be able to conduct care performance reviews
		Be able to use the results of care performance reviews

(Continued)

Work areas	Work tasks	Professional skills required
Training organisation and implementation	Training organisation	Be able to conduct training needs research
		Be able to develop a training programme for junior geriatric caregivers
		Be able to develop a training programme for intermediate level geriatric caregivers
	Training delivery	Be able to implement a training programme for geriatric caregivers
		Be able to conduct an evaluation of the effectiveness of geriatric care training
Research on the application of care technology	Care technology selection	Be able to use literature search methods
		Be able to write a literature review
	Care research practice	Be able to write a research project proposal
		Be able to carry out research into care technologies
		Be able to write research reports on care applications

Task 3 Master the core concepts of the localization of care values for the elderly

Task situation

There is an instrumental, temporary, emotional, unequal and non-mutual relationship between geriatric caregivers and care clients. When establishing such a relationship with the elderly being cared for, the geriatric caregivers usually have some social conversations at the beginning in order to get closer to each other. In this process, the geriatric caregivers will more or less reveal some private information, and even the geriatric caregivers will give them what they like, and the elderly will provide some non-professional advice in their private life. Although we find that there are often elderly care institutions around us who advocate that "we should treat the elderly as our 'friends' and 'relatives'", the reality is that this has blurred the orientation of professional relationship in the field of elderly care to a certain extent, and it even violates the professional values of geriatric care.

Task requirements

(1) Please briefly explain whether elderly carers can become "friends" or "relatives" with the elderly to be cared for in order to implement the localization of the values of geriatric care?

(2) How to deal with the above relationship and control the scale well in the work?

(3) Learn the core concept of the localization of the values of geriatric care.

Necessary knowledge

Through the study of the previous unit, we learned that the values of geriatric care can be divided into the values of people (people-oriented, respect for people's uniqueness, enthusiastic service, equal treatment), professional values (highly responsible, dedicated, technical refinement, due diligence) and social values (to respect the elderly and to love the young, to help the cause of illness, and social harmony). This chapter explores the core of the localization of care values for the elderly, which is not only a local social concept and cultural form at the macro level, but also a professional value to provide support for care services for the elderly at the operational level. From the macro level, it refers to the establishment of the concept and system of caring for the elderly and providing support for the elderly to participate in society. From the operational level, it refers to a series of institutional norms, behavioral preferences and social atmosphere that provide basic life services for the elderly based on professional division of labor and equality of personality in modern society. Therefore, the core concept of the localization of care values for the elderly can be summarized in the following two aspects:

1 Respect the value of the elderly

The so-called respect for the value of the elderly, we must first understand the value of people. Human value is often divided into two definitions: one is personal respect and satisfaction to society, which is the value to others, the other is personal responsibility and contribution to society, which is their own value. No matter the value of others, or the value of oneself, is the value of people as the object and the social value of people. The social value of man is the positive effect of the object on the society. Secondly, respect the value pursuit of the elderly. "Value pursuit" is the initial driving point of human value realization process at the level of human psychology (including social psychology and group psychology) and (individual) spirit. The basic idea of geriatric caregivers is to help the elderly meet their basic needs and improve their quality of life. The elderly as a vulnerable group, their basic healthy life security and yearning for a better life should be respected, which should become the value orientation of geriatric care. Finally, respect is an important prerequisite for treating people equally, a basic moral quality that all employees must possess, and an important standard to measure the professional moral level of employees. Geriatric caregivers should treat the elderly in an equal way, pay attention to the differences of the elderly, and fully grasp the concept of equal treatment and individualized service in the process of providing services. That is, to provide individualized services for the elderly with different genders, psychological conditions and physical conditions. Geriatric caregivers to reach and not limited to the above basic requirements to achieve respect for the value of the elderly.

2 Meet the needs of the elderly

The word "need" refers to a state of physiological scarcity of an individual, which is the reflection in the human brain of the objective conditions for an individual to survive, continue and participate in social life, and the resulting state of desire. Social psychology believes that "need"is a desired and sleepy state of mind. When people's needs are not met, they will be in a state of tension, prompting them to respond, and the end result of the reaction is to meet the needs. According to this way of thinking to define the needs of the elderly geriatric care, it can be defined as " the elderly due to changes in physical, psychological and social environment, resulting in a relative shortage of their own resources or difficulties in the stage of old age. thus it produces a variety of material and non-material needs provided by other members of society. " In the geriatric care, the needs and values of the elderly are closely linked, and we can even say that the needs of the elderly are the tools for the geriatric caregivers to implement the geriatric care. The World Health Organization (WHO) actively advocates "healthy aging", that is, (a) individual health, physical and mental health and good social adaptability of the elderly; (b) the overall health of the elderly population, the extension of healthy life expectancy and coordination with the society as a whole; (c) the human environment is healthy, the social atmosphere of the aging society is good and the development is sustained, orderly and regular.

Healthy aging, on the one hand, refers to the health of the elderly individuals and groups, on the other hand, refers to the elderly living in a good social environment. According to this life goal, before implementing specific care, geriatric caregivers should investigate the needs of care services for the elderly from three aspects: life, health and psychology of the elderly, and only with specific needs can we focus on the content of specific care work. In this process, "need and care" influence and complement each other, so as to constantly improve the life of the elderly in their old age and promote the healthy development of geriatric care.

Knowledge and skill development

Basic information table of ability assessment for the elderly

With the aging of China's population becoming more and more serious, in order to meet the needs of pension services for the elderly, this information table is compiled on the basis of referring to the elderly capacity assessment tools in the United States, Japan, Australia, the United Kingdom, Hong Kong and Taiwan.

The formulation of the information table provides a unified, standardized and operable assessment tool for the ability assessment of the elderly, and scientifically classifies the ability of the elderly, which can be used as a basis for the government to formulate pension policies and provide appropriate care services for the elderly.

Table 4 – 4 Table of basic information on assessment

A. 1. 1 Assessment number	□□□□□□□□□
A. 1. 2 Assessment base date	□□□□□ year □□ month □□ day
A. 1. 3 Reasons for assessment	1 Pre-acceptance initial assessment 2 Routineassessment after receiving services 3 Immediate assessment after a change in condition 4 Reassessment due to doubtful assessment results □

Table 4 – 5 Table of basic information about the person being assessed

A. 2. 1 Name	
A. 2. 2 Gender	1 Male 2 Female□
A. 2. 3 Date of Birth	□□□□□year □□ month □□ day
A. 2. 4 Identification number	□□□□□□□□□□□□□□□□□□□□
A. 2. 5 Social Security Card Number	□□□□□□□□□□
A. 2. 6 Ethnicity	1 Han Chinese 2 Ethnic Minority □
A. 2. 7 Literacy	1 Illiterate 2 Primary school 3 Lower secondary 4 High school/Technical school/Technical secondary school 5 University college and above 6 Not available □
A. 2. 8 Religious beliefs	0 No 1 Yes □
A. 2. 9 Marital status	1 Unmarried 2 Married 3 Widowed 4 Divorced 5 Unspecified marital status □
A. 2. 10 Housing	1 Living alone 2 Living with spouse/partner 3 Living with children 4 Living with parents 5 Living with siblings 6 Living with other relatives 7 Living with a person who is not related 8 Living in an institution for the elderly □
A. 2. 11 Method of payment of medical expenses	1 Basic medical insurance for urban employees 2 Basic medical insurance for urban residents 3 New rural cooperative medical insurance 4 Poverty relief 5 Commercial medical insurance 6 Fully publicly funded 7 Fully self-funded 8 Other ______ □/□/□/□
A. 2. 12 Economic sources	1 Retirement/Pension 2 Children's allowance 3 Financial support from family and friends 4 Other allowances ______ □/□/□/□/□

(Continued)

A. 2. 13 Disease diagnosis	A. 2. 13. 1 Dementia	0 None 1 Mild 2 Moderat 3 Severe □
	A. 2. 13. 2 Mental illness	0 None 1 Schizophrenia 2 Bipolar disorder 3 Paranoid psychotic disorder 4 Dissociative affective disorder 5 Mental disorder due to epilepsy 6 Mental retardation with mental disorder □
	A. 2. 13. 3 Chronic diseases	
A. 2. 14 Incidents in the last 30 days	A. 2. 14. 1 Falling	0 None 1 Occurred 1 time 2 Occurred 2 times 3 Occurred 3 times or more 3 or more times □
	A. 2. 14. 2 Lost and Found	0 None 1 Occurred 1 time 2 Occurred 2 times 3 Occurred 3 times or more 3 or more times □
	A. 2. 14. 3 Choking on food	0 None 1 Occurred 1 time 2 Occurred 2 times 3 Occurred 3 times or more 3 or more times □
	A. 2. 14. 4 Suicide	0 None 1 Occurred 1 time 2 Occurred 2 times 3 Occurred 3 times or more 3 or more times □
	A. 2. 14. 5 Other	

Table 4 – 6 Table of information providers and contact information

A. 3. 1 The information provider's Name	
A. 3. 2 The information providers and relationships for the elderly	1 Spouse 2 Children 3 Other relatives 4 Employed carer 5 Other ______ □
A. 3. 3 Name of contact person	
A. 3. 4 Contact telephone numbers	

Ministry of Civil Affairs of the People's Republic of China (issued in August 2013)

Project 5
Basic topics of care ethics for the elderly

Content summary

This project first introduces the basic concepts of morality, ethics, professional ethics, care professional ethics, care ethics, etc. , and expounds the research objects and contents of care ethics for the elderly, as well as the significance and methods of learning care ethics. Through the study of this project, students can talk about the concepts of morality, ethics, professional ethics, care professional ethics and care ethics, master the basic values and principles of care for the elderly, and retell the research objects and contents of care ethics for the elderly. Secondly, it introduces in detail the development history of traditional medical morality at home and abroad and its excellent traditional medical moral thought, and puts forward the principles of medical moral construction in the new era. Through study, students should be able to briefly describe the main contents of Chinese traditional medical ethics; master the basic categories of care ethics for the elderly; understand the application and principles of care ethics for the elderly; master the connotation and relationship of ethics, morality and value; correctly use the principles of care ethics for the elderly to guide nursing behavior; be able to strengthen their own literacy under the guidance of the ethical principles of care for the elderly.

Project guidance

Only when geriatric caregivers grasp the essence of the basic issues of care ethics for the elderly, can they effectively get rid of the misunderstandings and chaos existing in their current practical work, and make the elderly really have a sense of achievement, happiness and security with scientific and reasonable high-quality care services.

Learning objectives

Knowledge objectives

a. Basic concepts such as morality, professional ethics and ethics.

b. The study of care ethics.

c. The main representative figures and main thoughts in the history of the development of medical ethics at home and abroad.

Competency objectives

a. Guidance and adjustment of nursing behavior in contrast with care morality.

b. Choose the appropriate ethics learning method according to the specific ethics learning requirements.

Quality objectives

a. The humanism of care and its correlation with care morality.

b. New concept of health and new requirements of care morality in holistic care.

c. The development and interrelationship of medical ethics, care ethics and bioethics.

Task 1 Grasp the connotation and relationship between values, ethics and morality

Task situation

Xiao Li is a nurse in the emergency department of a hospital, when she took the bus to the night shift one night, there were so many people in the bus. Xiao Li felt that a young man squeezed her and hurried to get off. She found that the wallet she had just left was suddenly missing. It must have been that guy! Xiao Li grabbed him and questioned the whereabouts of her wallet, but the young man broke free and ran away. After arriving at the hospital, Xiao Li sorted out her anger and started her busy night shift. In the middle of the night, an ambulance sent a patient whose face was covered with blood and was in a hemorrhagic coma. Xiao Li and other medical staff started the treatment of the patient. When moving the patient's body, Xiao Li found that the patient's wallet had fallen off. When she picked up the wallet, she found that it was the one she had just been stolen a few hours ago! After careful discrimination, she found that the patient was the thief who ran away! Xiao Li said nothing and continued to treat the patient. When the patient woke up and recognized Xiao Li who was busy taking care of himself, he blushed. When the patient sheepishly asked Xiao Li why she didn't retaliate against the person who stole her things, Xiao Li replied proudly: "In line with my own professional conscience!"

Task requirements

Do you agree with the way nurse Xiao Li handled it? What thoughts can this case make you think about the nursing industry?

Essential knowledge

1 Morality

(1) The meaning of morality

Morality is the summation of the code of conduct of regulating the relationship between man and man, man and nature, which is formed by people in the practice of social life, determined by the economic basis, evaluated by the standard of good and evil, and maintained by public opinion, inner beliefs and traditional customs. Morality is everywhere in people's social life. People often talk about morality, but also can not do without morality. To understand the meaning of morality mentioned above, we should pay attention to the following main points: (a) The origin of morality. Morality is a social phenomenon formed and developed by people in the practice of social life, and it is a form of social connection between man and man, man and nature that changes with history. (b) the essence of morality. Morality belongs to the superstructure and is determined by the economic base. The special essence of morality is its special normative regulation form and practical spirit. The basic problem of morality arises from the general nature of morality, that is, the relationship between morality and interests. (c) moral evaluation criteria. The standard of moral evaluation is good and evil. "good" is the behavior that is beneficial to others and social happiness, also known as moral behavior, and "evil" is the behavior that endangers others and social happiness, also known as immoral behavior. Therefore, moral evaluation is different from the evaluation criteria of politics and law, which is bounded on nobility or despicability. (d) the way of moral evaluation. The way of moral evaluation is different from that of politics and law, it depends on the non-compulsory power of social public opinion, inner beliefs and traditional customs. (e) the function of morality. Morality is not only the standard of being a man and the condition of promoting self-development and perfect personality, but also a tool for the ruling class to maintain social order, promote the development of productive forces and protect the interests of social members.

(2) The structure of morality

Morality is a social phenomenon with complex structure.

① Analyze it from the perspective of ethics

Morality is an organic whole composed of three factors that are interrelated, mutual restriction, mutual infiltration and interaction, that is, moral consciousness, moral relationship and moral practice.

a. Moral consciousness is the understanding of the moral inevitability of a certain society, which is composed of two factors: moral standard consciousness and moral ideology consciousness. In essence, the moral standard consciousness is the moral consciousness of social groups, and once formed, it becomes an objective social force that restricts and influences people's thoughts and behavior. Moral ideology consciousness is the moral realm reached by the individual's understanding and practice of social morality, including personal moral concept, emotion, belief, will, ideal and moral theory system, and it is the internal mechanism of individual behavior choice.

b. Moral relationship refers to a special and relatively stable system of social relations which is formed under the domination of certain moral consciousness, principles and norms, and exists in a unique way of activity. As a kind of social relationship, moral relationship is a righteousness relationship, which is represented by three levels: individual and group, individual and individual, group and group.

c. Moral practice refers to all kinds of actions with good and evil meaning carried out by people according to certain moral concepts, principles and norms, including moral behavior choice, moral evaluation, moral education, moral cultivation and so on.

Among the moral consciousness, moral relationship and moral practice, moral relationship is the core, because moral relationship is the objective basis for the formation of moral consciousness and moral code of conduct, the system of moral norms is the reflection and generalization of moral relations, while the systems of moral norms and moral consciousness serve for the establishment, improvement and consolidation of good moral relations; moral consciousness is the reflection of moral relations and moral practice, at the same time, moral consciousness is the reason for the emergence and formation of moral relations and moral practice. Moral practice is a behavior dominated by a certain moral consciousness. Moral activity is not only the embodiment of moral consciousness, but also the embodiment of moral relationship.

② Analyze it from the perspective of sociology

The structure of morality includes personal morality, marriage and family morality, social morality and natural morality. Personal morality mainly refers to personal moral consciousness, emotion and quality. Marriage and family morality are mainly the relationships that should be established between husband and wife and family members, and the moral code of conduct that reflects these relationships. Social morality is the relationship and code of conduct between people in social public life and various professional activities. Natural morality is environmental morality or ecological morality, that is, how to deal with the relationship between man and nature and how to adjust the relationship between man and nature in the process of transformation and utilization of nature.

③ Analyze it from the perspective of psychology

The structure of morality includes moral knowledge, moral emotion, moral will and so on. If people want to have morality, they should first understand what morality is, that is, they should have moral knowledge. Morality also includes emotional factors, that is, from moral consciousness to moral relationship, and then to moral behavior, all express a kind of emotion of good or evil. Will is the center of morality. If there are only moral knowledge and emotional factors, but without will factors, morality will not be reflected in behavior.

(3) The function of morality

The function (or ability) of morality is multifaceted, mainly including adjustment function, educational function and cognitive function.

① Adjustment function

The adjustment function of morality is to correct and guide individual or collective behavior and actual activities by means of evaluation, dissuasion and demonstration, so as to promote the transformation from existing behavior and activities to due behavior and activities improve the relationship between individual and others, individual and society, human and nature, so as to coordinate personal interests with the interests of others and the interests of society as a whole, and maintain the dynamic balance of human living environment. As a code of conduct, the adjustment function of morality is obviously different from that of law.

First of all, moral regulation can only work if it is accepted or partially accepted by people, and legal regulation is obviously externally mandatory; second, the scope of moral regulation involves all aspects of society, and the law regulates only the behavior regulated by national legislation; third, morality exists in all strata of society and reflects the will of various social groups, while the law only reflects and represents the will of the state; fourth, morality shows "should" when it plays a regulatory function, and it plays a leading role, while the law shows "must", which is the bottom line of people's code of conduct. When moral norms become social consensus and are widely accepted, morality is solidified in the form of law.

② Educational function.

The educational function of morality refers to the guidance of public opinion, the formation of social fashion, the establishment of moral models, the shaping of ideal personality, the cultivation of people's moral consciousness, moral behavior and quality, so as to improve people's moral realm by means of moral evaluation and motivation, so that the educated can become a moral person.

③ Cognitive function.

The cognitive function of morality means that through the unique forms of moral judgment, moral standards and moral ideals, people can correctly understand their relationship with others and society, know their own responsibilities and obligations to the family, society, nation and country, correctly understand the moral principles and norms in social life, so as to correctly choose their own behavior and way of life, and be moral people.

2 Professional ethics

Occupation is a kind of social labor that people have been engaged in for a long time, which has specialized business and specific responsibilities, and takes it as the main source of income.

Professional ethics (professional morality) refers to the sum total of codes of conduct that should be followed by people who are engaged in a proper profession in their professional life and in the course of their own work. It is a special expression of social morality in professional life. The need for moral quality in professional life is the basis of professional ethics, and the special requirements of each specific industry make its professional ethics show its own particularity, but it does not deny that various professions also include some common contents.

(1) The characteristics of professional ethics

In terms of scope, professional ethics is specialized. Professional ethics is formed in a specific professional life, and plays a regulatory role in a certain range. Each kind of professional ethics can only regulate and restrain the people who are engaged in this profession, and it often can not regulate and restrain the behavior activities of people who do not belong to this profession, no profession or this profession outside the profession. Therefore, the scope of application of professional ethics is not universal and infinite, but special and limited. In terms of content, professional ethics is stable.

With the combination of professional ethics, the requirements of the corresponding profession and professional life, a relatively stable professional psychology and professional habits are formed in professional practice, and the corresponding professional moral quality is formed. At the same time, professional ethics in different social forms, also contains relatively stable factors, and has been inherited and improved from generation to generation. All the above show that the content of professional ethics is stable.

In terms of form, professional ethics is diverse. Professional ethics adapts to the contents of various professional activities, the requirements of forms of communication, as well as the environment and specific conditions of professional activities to form principled provisions or specific requirements, manifested in the system, rules, conventions, notes, vows, regulations, etc., in various forms, concise, lively, specific and flexible, and making it easy for employees to accept, implement and form habits.

In terms of efficacy, professional ethics is applicable. Because of the specific stipulation of the scope of application of professional ethics, it adapts to the specific tasks of the industry and people's actual situation, thus widely applies and acts on people's thoughts and behaviors, and shapes generation after generation of professional newcomers.

(2) The basic elements of professional ethics

Professional ethics is mainly manifested in workers' pursuit, attitude, sense of responsibility and self-requirements in professional activities. It includes eight aspects: professional ideal, professional attitude, professional responsibility, professional skills, professional discipline, professional conscience, professional honor and professional style.

Professional ideal refers to the assumption and pursuit of the achievements expected to be achieved in the future career or the career that is being engaged in. The professional ideal we advocate means that workers in various industries focus on social interests, give full play to their intelligence and creativity to do their job well, and serve the people wholeheartedly. Professional ideal is the soul of professional ethics.

Professional attitude, in essence, is labor attitude. It reveals the objective situation, mode and subjective attitude of workers in the process of production. Labor attitude is the basis for professional workers to fulfill all kinds of labor obligations to others and society, and is of great significance to the construction of professional ethics. Professional responsibility includes two aspects: enterprise responsibility and laborer responsibility. There is a relationship of responsibility, right and interest between the state and enterprises, enterprises and labourers, which should be unified under the guidance of responsibility. How to turn professional responsibility into a moral obligation that labourers consciously fulfill is an important part of the construction of professional ethics.

Professional skills are the ability of a person to master and apply certain specialized skills. Production and construction needs not only a large number of professionals of all kinds, but also workers with certain scientific and cultural knowledge and skills. Therefore, good professional skills have inherent moral significance.

Professional discipline, generally speaking, is a code of conduct. Professional discipline is not only the unity of law and morality, but also an important aspect of professional ethics.

Professional conscience is the conscious understanding of professional workers' professional responsibility. In professional life, professional conscience often affects all aspects of people's professional ethics and becomes an important spiritual pillar of the thoughts and sentiments of professional workers.

Professional honor is the measure of the value of professional responsibility and professional conscience, including the recognized objective evaluation and correct subjective understanding of the social value of professional behavior. The reason why professional ethics emphasizes professional honor is to transform the objective evaluation of professional ethics into the self-evaluation of workers, so as to better fulfill the objective requirements of socialist professional ethics.

Professional style refers to the consistent attitude of professional workers in their professional practice and professional life. It is the habitual expression of professional ethics in the actual actions of professional workers, so it has profound professional moral significance.

3 Ethics and morality

Ethics refers to the principle of getting along with others or the rules that adjust the relationship between people. In essence, ethics refers to a series of concepts that guide behavior, and it is a philosophical reflection on moral phenomena from a conceptual point of view, which is used to guide people's thoughts and behaviors.

4 Characteristics of professional ethics in nursing

Nursing professional ethics is the special embodiment of general social morality in the field of nursing practice, and the reflection of all kinds of moral relations in the nursing field, which involves human life, disease and health. It is the professional consciousness and code of conduct for nurses to deal with all kinds of moral relations in the field of nursing. The purpose is to promote nurses to better serve human health. The particularity of nursing work determines that it not only has the common characteristics of general professional ethics, but also has its own unique characteristics.

(1) Universality and sociality

With the change of modern medical model, the purpose of medicine has developed from restoring human health, prolonging life and reducing mortality to improving the quality of life of the population. This determines the universality and sociality of nursing work, which also determines the universality and sociality of nursing professional ethics.

Nurses should not only face the patients in the hospital, but also face the people of different levels, different ages, different educational levels, different occupations and different health conditions of the whole society; not only to fulfill the health responsibility to the patients, but also to bear the health responsibility to other people and society; not only to consider the partical and local interests of patients, but also to consider the interests of others, society and future generations; not only to look at the benefits that the nursing effect brings to the society, but also to consider the possible impact of the measures taken in the nursing process.

(2) Human nature and humanity

Morality has a class nature, but medicine and nursing themselves do not have a class nature, and the harm of disease to human beings is regardless of class, so the human nature and humanity of nursing professional ethics are more abundant than other moral fields. Article 2 of the Code for Nurses clearly stipulates that "nurses should treat patients equally, respect patients and safeguard their health rights and interests." This requires humanitarianism as an important part of nursing professional ethics, caring for patients' health, paying attention to patients' lives, respecting patients' personality and rights, safeguarding patients' interests and happiness, giving humane treatment equally, and providing humanized nursing services.

(3) Practicality and coordination

Nursing work puts special emphasis on practical operation ability and strong practicality. Nurses are in a complicated interpersonal relationship. In the process of nursing practice, they should not only coordinate and deal with the relationship of responsibilities and interests between themselves and patients, doctors and medical technicians, but also as the spokesman of patients' rights and interests to coordinate the relationship between patients and relevant medical personnel and institutions, so as to establish and maintain an effective communication network, so that diagnosis, treatment and nursing can coordinate and cooperate with each other. To ensure that the nursing object gets the most appropriate holistic medical care.

5 The theoretical basis of care theory

(1) The content of the theory of holiness of life

The theory of holiness of life holds that if there is no human life, there will be nothing in human society, human life is precious and sacred, and the right to life should be the most basic human right. When life is attacked or threatened by disease, anyone should maintain and prolong life at all costs, and any thought or act of terminating life is immoral. As guardians of human life, medical staff should take the maintenance of patients' lives as their primary responsibility, and take preserving patients' lives as the first priority under any circumstances; it is the bounden duty of medical staff to prolong patients' lives. Giving up, interrupting or stopping treatment for patients for any reason should be absolutely prohibited.

(2) The value of the theory of holiness of life

The most simple traditional ethical and moral thought, the theory of holiness of life, will affect the ethical and moral orientation of nurses in the past, at present and in the future.

① Promote the survival and reproduction of human beings

The living environment of early human beings was bad, and their lives were threatened by natural disasters, tigers, leopards, snakes and insects at any time. The theory of holiness of life of cherishing life, caring for and helping the sick, injured and disabled has become an important ideological basis for the survival and reproduction of human race.

② Promote the development and progress of health care discipline

The theory of holiness of life, which attaches importance to and cherishes life, on the one hand, strengthens the medical purpose of "saving lives and healing the wounded" from a moral point of view, saving the lives of others has become a lofty duty of the medical profession, which promotes the research of medical science and the development of medical ethics. On the other hand, the theoretical requirements of the theory of holiness of life urge medical staff to give full play to their subjective initiative, constantly explore the methods and techniques to relieve patients' pain and explore the mysteries of life, which greatly promotes the development of medical science.

③ Become the theoretical basis of medical humanitarianism

The viewpoint of loving life, caring for and cherishing life required by traditional theory of holiness of life has been adopted by modern medical humanitarianism and has become its core content and basic requirement. The theory of holiness of life has become the basic theory for the formation and development of medical humanitarian theory, which has laid the foundation for the formation of medical humanitarianism.

Typical case

Case materials

A patient, male, 72 years old. Due to repeated right upper abdominal pain and radiation to the right shoulder, accompanied by vomiting and fever for 4 months. In the past 20 days, the symptoms have worsened and developed anthrax. He went to a hospital for surgical treatment. Physical examination showed that no abnormality was found except for yellow staining of sclera and skin and mild tenderness of right upper abdomen. B-ultrasound showed that extrahepatic obstructive anthrax was located in the upper segment of common bile duct (carcinoma of left and right hepatic duct), intrahepatic bile duct dilated, extrahepatic bile duct was not dilated, gallbladder was not detected, so extrahepatic obstructive anthrax and cholangiocarcinoma could be diagnosed. As a result, patients were admitted to hospital for further diagnosis and treatment. After hospitalization, the chief surgical resident thought that it was possible to diagnose cholangiocarcinoma according to the condition and the results of B-ultrasound examination, but the carcinoma of the head of pancreas or ampulla could not be completely ruled out. The result of the second B-ultrasound was extrahepatic obstructive anthrax, and the site of obstruction was considered as solid space occupying of ampulla. Although there were two B-ultrasonic examinations, the location of space-occupying lesions could not be determined, so ward rounds were discussed. During the discussion, a doctor believes that it is a typical symptom of cholangitis according to his medical history, and its inflammation is often caused by stones, and the patient is prone to stones after subtotal gastrectomy 20 years ago, so the space occupying lesions may be caused by stones; another doctor thinks that space occupying lesions can not rule out the possibility of canceration, so it is recommended that ERCP examination be performed. Because the patient had a fever, he waited for a period of time for ERCP examination, but failed. Due to the anthrax of the patient and the gradual aggravation of his condition, he had no choice but to undergo laparotomy. Surgical exploration confirmed choledocholithiasis and residual cystic duct stones.

Analysis: Clinical diagnosis mainly depends on medical history and physical examination, although sometimes auxiliary examination can play a decisive role, but must also be comprehensive medical history and physical examination to determine the diagnosis. It can be seen from the above cases that doctors tend to rely too much on auxiliary examinations, thus delaying some operation time and increasing the pain and financial burden of patients, which is not in line with the principle of beneficence and the moral requirements of auxiliary examinations. Therefore, medical staff should pay more attention to the training of clinical basic skills, and should not one-sidedly rely on tests and special examinations. At the same time, they should always bear in mind the principle of beneficence, put the best interests of patients first, and strive to relieve the suffering of patients.

Task requirements

1. What are the differences between the adjustment function of morality and the law? When moral norms are inconsistent with legal norms, what should nurses do?

2. How to understand that the new concept of health and the emergence of the new concept of holistic nursing promote the new development of nursing morality?

Operation procedures and steps

Reference opinions

This case involves the focus of moral conflict is the sanctity of life of deontology and the life value of utilitarianism.

The biggest ethical challenge faced by modern medicine is the conflict between morality and utilitarianism. Almost all bioethics problems are related to humanitarianism and utilitarianism. Such as human experiments, euthanasia, eugenics and so on.

A basic background of the rise of modern nursing ethics or medical ethics is the emergence of medical moral problems. It can be said that one of the important driving forces of the rise of this discipline is that modern medical life is facing with a large number of problems of medical ethics. We need such a discipline and such a group of people to study and find a reasonable way. As Potter, who first put forward bioethics, said, "bioethics is a prescription for better human survival."

Knowledge and skill development

Certificate subsidy of old-age caregivers in some areas of China

1. 2019 Beijing:

Front-line staff engaged in old-age care services can enjoy a monthly post allowance of 600 to 1, 500 yuan.

Fresh graduates from universities and previous graduates within one year of graduation are engaged in the front-line service of old-age nursing, according to undergraduate graduates, junior college (higher vocational) graduates and secondary vocational school graduates are given one-time entry subsidies of 60, 000 yuan, 50, 000 yuan and 40, 000 yuan respectively.

2. 2019 Nanjing:

Those who have been engaged in nursing positions for 5 years will receive a full-time undergraduate award of 50, 000 yuan, a junior college award of 40, 000 yuan, and a technical secondary school award of 30, 000 yuan. Non full-time graduates will recieve 70% of compensation for the full-time graduates.

The subsidy standard for staff who hold one of the certificates of nursing staff (including professional training), nurses, rehabilitation therapists (physiotherapists), doctors, social workers, dietitians, psychological counselors, mental health instructors, health managers, masseuses, etc., and engage in the work corresponding to the certificate: for those who have worked for one year, the monthly subsidy will be 100 yuan per person starting from the second year; for each additional year of work, the monthly post allowance will increase by 100 yuan; for those who have worked for less than 10 years, the maximum subsidy will be 500 yuan per month; for those who have worked continuously for more than 11 years will receive a monthly subsidy of 800 yuan per person.

3. 2018 Wuhan:

The old-age caregivers who have been engaged in the service for 2 years will be rewarded 500 to 5, 000 yuan at one time according to the type of certificate. If the licensed personnel have been employed in nursing posts in our city for two consecutive years, a monthly subsidy of 100 yuan will be issued for nursing posts starting from the third year.

4. 2018 Hefei:

If the old-age caregiver have been in a nursing post for 4 years but less than 10 years, they shall be given an one-time entry bonus of 3, 000 yuan; if they have completed 10 years and have not received the entry bonus mentioned in the preceding paragraph, they shall be given an one-time entry bonus of 12, 000 yuan.

5. 2017 Guangzhou:

The old-age caregiver enjoys the bonus point policy, and gives the one-time subsidy of 5, 000 yuan and 20, 000 yuan to the old-age caregiver. If the applicant has received an one-time employment subsidy of 5, 000 yuan and the highest academic qualifications are promoted to full-time graduates of institutions of higher learning and graduates of full-time advanced work classes and preparatory technician classes of technical colleges, an one-time subsidy will be given according to the standard of 5, 000 yuan.

6. 2017 Shijiazhuang:

Those who hold vocational skill level certificates of primary, intermediate and senior old-age nurses and old-age nursing technicians with cumulative working years of not less than two years shall be subsidized 100 yuan, 150 yuan, 200 yuan and 300 yuan per person per month, respectively, and 150 yuan, 200 yuan, 300 yuan and 350 yuan per person per month for those who have worked for five years.

7. 2015 Tianjin:

Employers and employees of old-age services will be given three subsidies: vocational skills training, posts and social insurance, and the average person can enjoy 1, 451 yuan per month.

(source: https://www.yxzxbj.com/ylhly/zhinan/2027.html)

Task 2 Master the professional ethics of elder care

Task situation

Li is in his eighties and lives in a nursing home. He needs medication every day because he suffers from heart disease and eye problems. In 2000, the caregiver who had been looking after the elderly left and was replaced by new caregiver. Because the new caregiver is not familiar with the situation, and the hospital on behalf of the elderly medicine and there is no standard operation, one day at noon, when giving the elderly medicine, the new caregiver took the wrong medicine, took the medication from the old man in the next bed to give to the old man Li. After the discovery of physical abnormalities, the old man was sent to the hospital, the doctor diagnosed as drug poisoning, the old man later recovered, but mentally nervous and anxious. The family asked the nursing home to pay for medical expenses and mental damage. After the two sides negotiate, the nursing home to pay 20, 000 yuan of medical expenses and mental damage.

Task requirements

a. What's your thoughts to Li's question?

b. With the diversification of values in modern society, there are more and more contradictions, as an elderly caregiver, how to deal with these contradictions?

Necessary knowledge

1 Definition of relevant concepts of vocational care for the elderly

(1) The concept of the elderly

In a physiological sense, aging is the stage of the degradation of tissues and organs and the decline of physiological functions in the process of life. Aging is gradual, and there are many factors affecting aging. Everyone's progress is not the same. Even in the same person, the aging changes of each organ system are not completely consistent. This difference is related to many factors. Therefore, "old age" can only be a general meaning, it is difficult to accurately define the individual's aging time, for the convenience of scientific research and medical care, it is often based on the change period of most people. The World Health Organization has two criteria for the age of the elderly: 65 years old is the standard for the elderly in developed countries; in economically underdeveloped areas, it is usually based on the age of 60, and over 60 years old is the elderly!

"Law of the People's Republic of China on Protection of the Rights and Interests of the Elderly" stipulates that those over the age of 60 belong to the elderly. It can be seen that in China, those who over the age of 60 have already entered the elderly stage.

(2) The concept of vocational care for the elderly

Elderly care is based on the elderly, based on the physical and mental needs of the elderly, through care methods and measures to protect the health of the elderly. On the basis of modern academic research, the main goals of vocational care for the elderly are: to delay the aging of the elderly, improve the ability of the elderly to take care of themselves, provide a more dignified lifestyle for dying patients, and improve the quality of life of the elderly. In traditional care work, the definition of high-quality care for the elderly is to serve the elderly perfectly until they die. In adult care, elderly care is a very important part. The care measures are usually the same as other patient care measures, but due to the physical differences of the elderly, many symptoms are different in different elderly people, and the consequences of the physical and mental reactions caused by these diseases are also different. At this time, the care of the elderly is different from other adults. At present, the new concept of care believes that care for the elderly should be based on the physical and mental characteristics and cultural needs of the elderly, and provide services based on the physical and psychological health needs of the elderly. Elderly care should pay attention to the implementation of the principle of self-care, pay attention to the practical ability of the elderly to take care of themselves, provide assistance under the premise of maintaining the self-esteem of the elderly, and provide help when the elderly need it. In the process of care, "improving the quality of life of the elderly" will be regarded as the final daily standard of vocational care for the elderly. The research on vocational care for the elderly should include various factors that affect the health of the elderly. At the same time, attention should be paid to the factors that restrict the development of elderly care. For the elderly, caregivers pay attention to both physical health and psychological problems, and provide a full range of consultation and care services for the elderly and their families, so that families can provide more emotional support and comfort for the elderly.

(3) Characteristics of vocational care for the elderly

① The work is difficult

Elderly patients are significantly different from patients of other ages, mainly in the characteristics of diseases of elderly patients and the uniqueness of physical and mental changes of elderly patients. Most of the diseases of elderly patients have the characteristics of multiple types of diseases, long duration, and difficult to cure or incurable, such as hyperlipidemia, hypertension, diabetes and other chronic diseases, disability, Alzheimer's disease, etc. Most of the elderly patients coexist with a variety of diseases, and the diseases are intertwined and affect each other. In addition, the course of the elderly diseases is long, and there are many complications and sequelae. Most elderly patients have a sharp decline or complete loss of ability to become disabled or semi-disabled elderly people. The physical and mental changes of elderly patients are in a multi-faceted and complex degeneration process, and most of them are repeatedly hospitalized, so the requirements for the technical level and service quality of medical staff are also relatively high. Based on the above factors, it is more difficult to care for elderly patients compared with patients in other ages. Taking the most common care technology, venous puncture as an example, due to the characteristics of the disease and physical changes of elderly patients, the venous veins of elderly patients are small, the epidermis is shallow and the subcutaneous elasticity is poor, which often leads to puncture failure.

② High occupational risk

The physique and disease of elderly patients are special. The degradational changes in the physiological function of various organs in the elderly lead to slow response, slow movement, slow feeling, loss of balance ability and vision, and large mood swings. Compared with other ages, the risk of care for patients is also relatively high, such as: (a) Elderly patients with weak constitution, slow perception response, long-term bed rest and inability to change position independently, etc. , which can cause falls, burns, skin pressure ulcers and other problems. If the nurse lacks experience, it will underestimate the care problems of elderly patients, and the care is not timely and not in place. (b) Elderly patients do not comply with the doctor's advice, mainly in the first, the patient does not understand their own disease, does not understand the relationship between the doctor's advice and the disease, or can't remember the doctor's advice clearly; the second is that the beneficiary thinks he understands, or thinks that It's an "old problem", according to their own ideas and understanding to change the doctor; third, people have preconceptions about the doctor, distrust the doctor, are not satisfied with the doctor and do not follow it. (c) Environmental factors in the ward are often direct factors that lead to falls and injuries to the elderly, such as: dim or direct light in the ward, uneven ground, accumulated water, slippery, obstacles, uncomfortable bed height, no bed block, no caller next to the bed, unstable seats, no anti-skid pads, handrails in the toilet and these will greatly increase the risk of care.

(4) The concept of care ethics for the elderly

The care ethics for the elderly refers to the sum of the codes of conduct and norms that elderly service personnel must be followed to correctly handle the relationship between individuals and others, individuals and collectives, and individuals and society in the process of performing their duties. It takes good and evil as the evaluation standard.

① The main characteristics of the for the elderly care ethics

a. Distinctive service.

Serving the elderly is the most distinctive feature of the care ethics for the elderly. Providing high-quality and efficient services to the elderly is the fundamental purpose of all elderly service activities, including the elderly service occupation and the elderly service industry.

b. Special value.

Elderly service ethics involves the ethical issues of elderly service behavior, which can provide correct value direction for the development of elderly service activities, with special value. The outstanding value of elderly service ethics is reflected in the six "old".

c. Relative stability.

The ethics care for the elderly is a moral requirement for elderly caregivers, compare with other requirements (e. g. Behavior requirements), the ethics care for the elderly is deep in people's hearts, which deeply affects the relative stability of the words and deeds of elderly caregivers.

② The significance of the care ethics for the elderly

a. It is the basic principle for adjusting the care relationship for the elderly. Elderly service ethics is a proper understanding of various social relations in elderly service work. It is a professional and industry standard recognized by people. It can adjust various relationships in elderly service work. Therefore, elderly service ethics is an important support for carrying out elderly service work, and it is also the basic principles to follow by adjusting the internal relationship of the elderly service profession.

b. It is the internal driving force for the self-improvement of elderly caregivers.

Elderly service ethics can help geriatric service workers correctly understand their obligations to others, the collective and the society in the activity, and on this basis, form a certain moral concept and moral judgment ability, play an important role in enhancing the professional and social responsibility of elderly service workers and enriching their humanistic feelings.

c. It is a powerful support for the standardized development of the elderly care industry.

The standardized development of the elderly service industry ultimately depends on the improvement of various systems, but the inherent basis for the formulation and implementation of elderly service rules is the ethics of elderly service. Therefore, the standardized development of the elderly service industry is inseparable from the ethics of elderly service, which is a strong support for the standardized development of the elderly service industry.

2 Basic principles of elderly care

"Principle", according to the interpretation of the Modern Chinese Dictionary: refers to the main rules or standards on which words or actions are based. The principle of medical ethics refers to the medical moral spirit that reflects a certain stage of medical development and a specific social background, and is used to regulate the fundamental and highest requirements of various medical moral relationships. As an important branch of medicine, nursing must also abide by the principles of ethics in the education, practice and research of nursing and in the process of the development of the nursing discipline, the principles of nursing ethics with certain disciplinary characteristics are gradually formed, which play a leading role in specific behaviors in nursing practice.

(1) Principle of beneficence

① The implication of the principle of beneficence

The principle of beneficence is adjusted to all the ethical relationships caused by the medical behavior of the whole medical field, which requires that the medical behavior of the medical field conforms to the good medical moral purpose, and is also the fundamental norm and the highest principle of nursing ethics. It has the command of comprehensive jurisdiction and implementation, while other principles are its derivation and extension.

② The inner wine of the principle of beneficence

The internal wine of the principle of beneficence is reflected in two aspects: the first is required to be really beneficial to patients, which is called the "beneficial principle"; the second is a supplement to the positive and beneficial principle, which is called the "utility principle".

a. Beneficial principle. It is the basic responsibility of nurses to require them to carry out beneficial nursing behaviors to their clients and be physically and mentally beneficial to them. The following conditions need to be met for the patient: ① The patient does need nursing help; ② The nursing behavior is directly related to the relieving the patient's suffering; ③The patient is beneficial and does not harm the interests of others.

b. Utility principle. It can also be called the principle of weighing the pros and cons, that is, in nursing practice, if the patient's interests conflict with the interests of social and others, it is necessary to apply the principle of utility to weigh. However, social interests should be higher than individual interests. For example, in nursing research, when the research interests conflict with the risks that patients may bear, the principle of utility should not be regarded as the absolute, unique and supreme principle, and the principle of autonomy, non-harm and impartiality should be considered at the same time. Because if other principles are destroyed, the principle of utility cannot be realized, and the interests of society will be more lost.

③ Realization of the principle of beneficence

The basic spirit of the principle of beneficence is to do good deeds, do not do bad things, and stop bad things. This spiritual essence requires nursing practitioners to adhere to the principle of "popularization in nursing activities, be a person who treats life, people and society well, and implement ethical behaviors to safeguard the interests of patients to the greatest extent.

(2) Principle of respect

① The meaning the principle of respect

The principle of respect means that we should sincerely respect each other when dealing with patients, and emphasize respect for patients and their families. The principle of respect is divided into narrow and broad. The narrow principle of respect requires respect for the patient's right to personality. The right to personality is a right born to enjoy and be legally affirmed and protected by morality. According to the current laws and ethical traditions of China, every citizen enjoys the following personal rights: the right to life, the right to health, the right to body, the right to name, the right to portrait, the right to reputation, the right to dignity, the right to personal freedom, the right to privacy, etc. ; with personality the property rights of symbolic specific commemorative items; people still enjoy the right to name, portrait, reputation, honor, privacy, body, etc. after death. Among them, the natural person's right to life, health, body and posthumous death belong to material personality rights, and others belong to spiritual personality rights.

The principle of respect in a broad sense requires the medical community to cherish the life and spiritual autonomy of the service object, which is of a more basic moral significance to achieve humanitarianism. Firstly, the primary requirement of the principle of respect is to cherish life. Only by loving and attaching importance to human life can we sympathize, care for and save patients who are suffering from diseases. Secondly, respect for the autonomy of patients is to respect and safeguard the independent rights of patients, and fundamentally reflect and protect the health rights and interests of patients.

② The realization of the principle of respect

The principle of respect is the inevitable requirement and embodiment of the basic spirit of medical humanitarianism, and also the inevitable requirement and embodiment of the biological-psychological-social medical model. The realization of the principle of respect is a necessary condition and reliable basis for establishing a harmonious nursing relationship, and a necessary and reliable basis for protecting the fundamental rights and interests of patients.

The key of the realization of the principle of respect is the nurse's respect for the patient and the patient's personality. But at the same time, it also requires the patient's respect for the nurse. Without the patient's due respect for the nurse, it is difficult to establish a good nurse-patient relationship and medical order.

(3) The principle of not harming

The principle of not harming means that the elderly are not harmed in the process of care, including physical damage (such as pain, complications, injury, disability and death, etc.), mental damage (such as mental pain, economic loss and stigma and discrimination, etc.) and social injuries. The obligation not to harm not only includes avoiding or reducing actual harm, but also means avoiding or reducing the risk of injury, that is, the risk should be minimized in the process of care.

① The meaning of the principle of no harming

The principle of no harming requires nurses to minimize the harm to the service object. Like the principle of beneficial, the principle of no harming is another aspect of the ethical principle of treating patients well, and it also serves as the premise and basis for other ethical principles of how patients should be treated.

② Medical injury and its classification

As an occupational injury, medical injury is the companion of medical activities, and has always been highly concerned by Chinese and foreign doctors. Therefore, do not harm the patient is the traditional medical rules, is the outstanding embodiment of the concept of medical humanity. According to the relationship between medical injury and the subjective will of medical personnel, it can be divided into intentional injury and unintentional injury, known injury and accidental injury, controllable injury and uncontrollable injury, liability injury and non-liability injury.

a. Intentional injury: refers to the extremely irresponsible medical personnel, refuse to give the patient the necessary diagnosis and treatment, or intentional injury directly caused by the indiscriminate use of unnecessary medical treatment for patients out of selfish interests such as increasing income.

b. Unintentional injury: refers to the indirect injury caused by medical personnel in the implementation of normal diagnosis and treatment.

c. Known injury: refers to the inevitable injury known by medical personnel.

d. Accidental injury: refers to the injury to the patient that can not be known in advance, such as falling accident.

e. Controllable injury: refers to the injury that medical personnel can reduce or even eliminate through their efforts.

f. Uncontrollable injury: refers to the injury beyond the control ability of medical personnel.

g. Liability injury: refers to the intentional injury, knowable although unintentional, and controllable injury without careful prevention and control.

h. Non-liability injury: refers to the injury that is known but not controllable.

The principle of no harming is mainly put forward for liability injury. Liability injury can be divided into physical injury, mental injury and economic loss according to the content and direction of injury. Physical injury refers to physical pain, functional impairment, physical disability, loss of life and other injuries caused by misdiagnosis and mistreatment. Mental injury refers to the injury of patient's psychology, personality and dignity caused by the disclosure of privacy and infringement of personality right. "The Interpretation of the Supreme People's Court on Certain Issues Concerning the Determination of Liability for Compensation for Mental Damage in Civil Infringement" promulgated on 10 March 2001 provides for the personal rights of Chinese citizens. Economic loss refers to the cost of treatment paid by patients to remedy the injury caused by the above two kinds of injuries, as well as the reduction of normal economic income.

(4) The principle of caring

Caring is the best expression of the essence of care and the core values of the profession. Caring is the core of ethical principles, which can temper professional moral consciousness, guide nursing behavior and cultivate the soul of moral sentiment.

(5) The principle of justice

Justice means no partiality, no favoritism and integrity.

Social justice, mainly refers to a kind of ethical recognition and moral evaluation ofa certain social structure, social relations and social phenomenon, is a sign of measuring social rationality and progress. Individual justice refers to a fundamental principle of individual behavior, which can strictly regulate one's behavior, be upright and do things justly according to the social laws, rules and practices at that time.

(6) The principle of sincerity

Providing services for the elderly, not only to fully respect the object of service, but also reflect the sincere principle. The principle of sincerity of the elderly service etiquette, is required in the process of service must be sincere, to treat people sincerely, not indecent words and deeds.

(7) The principle of tolerance

The basic meaning of the tolerance principle in the elderly service etiquette is that in the process of service, we should not only be strict with ourselves, but also be generous to others and understand others, and learn to carry out psychological transposition with the elderly people being served.

(8) The principle of conformity

The elderly service workers are required to have a comprehensive and accurate understanding of the etiquette culture, etiquette customs and religious taboos of the country or other places in the elderly service work, so that they can be comfortable in the service process and avoid mistakes.

(9) The principle of moderation

The meaning of the principle of moderation is appropriate, grasp the sense of proportion. Ask the geriatric caregiver to apply etiquette, in order to ensure results, must pay attention to skills, in line with the norms, especially to pay attention to hold the sense of proportion, serious and appropriate.

Typical case

The problems encountered by Xiao Li, the elderly care worker

Patient, male, 56 years old, primary education level. The patient was treated for "progressive dysphagia for 1 month". After admission, the patient was diagnosed with "esophageal cancer" by chest CT and esophageal barium meal examination. Radical resection of esophageal cancer was performed, and postoperative decompression of the gastrointestinal tract and closed drainage of thoracic cavity were performed after surgery. On the fourth day after surgery, the patient's anal exhaust resumed, and the elderly nursing staff Xiao Li followed the doctor's advice to remove the gastrointestinal decompression tube and instructed the patient to temporarily fast. On the fifth day after surgery, the patient drank a little water and did not complain of special discomfort. Xiao Li told the patient to eat a little food. The patient was so happy to know that he could eat that he drank a bowl of porridge his family had bought. Half an hour later, the patient developed symptoms of anastomotic fistula such as dyspnea and chest pain. The doctor conducted emergency treatment and inserted another closed thoracic drainage tube to increase drainage, which led to a large amount of food residue. The patient were forced to continue with fasting, anti-inflammatory, and closed thoracic drainage. Afterwards, the patient's family refused to pay the medical expenses and held Xiao Li responsible, because Xiao Li told the patient that he could eat, while Xiao Li believed that the patient did not comply with the requirement of eating a small amount of food. The two sides had no choice but to ask the health administration to coordinate the settlement.

Why does the conflict occur between Xiao Li and the patient? What ethical and moral requirements does the development trend of modern nurse-patient relationship put forward for the elderly caregivers?

Operation process and steps

Reference opinions

In the nursing work, only by making clear their respective ethical and moral norms and consciously translating them into their own beliefs and values can they coexist harmoniously and play a beautiful music forever.

Knowledge and skill development

National old-age care vocational skills competition

1. The purpose of the event

The vocational skills competition is the important path to the construction of nursing staff for the aged and a great event to strengthen the foundation, benefit the long term and increase the momentum in the construction process of nursing staff for the aged. The competition not only is conducive to display the artisan spirit and charming style of frontline nursing staff, but also effectively improves the social recognition and reputation of nursing staff. It is also conducive to the selection of highly skilled talents and the encouragement of the growth of skilled talents, so as to realize the promotion of learning, training, evaluation and construction through competition, and stimulate the enthusiasm of "learning technology, practicing ability and comparing skills" among the elderly nursing staff. Besides it is conducive to the aggregation of forces and the release of policy dividends, and forming a working pattern to jointly promote the construction of elderly care workers as soon as possible.

2. Rules for organizing

The competition is divided into three stages: prefecture-level and planned independent cities and sub-provincial city trials, provincial trials and national finals. Prefecture-level, planned independent cities and sub-provincial city trials are usually held from May to July each year, provincial trials from July to September, and national finals in November.

3. Competition requirements

The team members must be on-the-job workers who have been engaged in old-age service work for at least 2 years. The team members of provincial trials should be selected through the trials of prefecture-level cities, planned independent cities and sub-provincial cities, and the team members of national finals should be selected through the provincial trials. Each team shall be composed of 4 members from at least 2 or more work units and at least 1 college or secondary school graduate majoring in elderly service and management. Encourage employees of private institutions for the aged to participate actively.

4. Competition standards and content

The content of the competition is based on the knowledge and skill requirements of Level 3 / senior workers and above in "National Vocational Skill Standards for Elderly Care Workers (2019 Edition)", which mainly includes two parts: theoretical knowledge and operational skills assessment. The theoretical knowledge mainly assesses the understanding and mastering of the knowledge requirements of the "National Vocational Skills Standards for Nursing Staff (2019 Edition)", which accounting for 30% of the total scores; the operation skills mainly assess the practical ability of nursing staff to provide life care, basic care, rehabilitation services, psychological support and other services for the physical and mental conditions of the elderly, accounting for 70% of the total scores.

5. Award setting

There are 5 first prizes, 15 second prizes, 32 third prizes and several winning prizes. The first prize contestant can be awarded the title of "National Technical Expert", and the professional skill level of the first and second prize contestant can be improved. The National Organizing Committee will award the teams and team members certificates of "Outstanding Organization Unit", "Outstanding Contribution Unit", certificates of "Excellent Coach" and "Excellent Worker" according to the implementation of the competition.

(Note: The specific situation of each competition may be slightly different. Please refer to the official real-time release. The above content is for reference only.)

Project 6
Ethical dilemmas in elderly care practice

Content summary

This project introduces the meaning, causes and different aspects of ethical dilemmas in elderly care practice. Through the study of this program, students can understand the meaning and causes of ethical dilemmas in elderly care, and understand common ethical dilemmas and countermeasures. Secondly, this project introduces the ethical choice in the elderly care practice, the concept and influencing factors of ethical choice, the way and procedure of ethical choice, and the principles that ethical choice should follow. Through learning, students should be able to grasp the concept and meaning of choice, ethical choice, and the influencing factors of ethical choice, understand the methods of individual choice and group choice and their applicable situations in the elderly care, and be familiar with the specific procedure of ethical choice in the elderly care practice, the principles of program design and the problems that should be paid attention to in the choice process. Be able to flexibly deal with ethical dilemmas by using ethical choices in elderly care.

Project guidance

A dilemma is a confusing situation in which it is difficult to choose an action or a decision. Nursing ethical dilemma refers to the situation in which nurses find it difficult to decide or do not know what to do when dealing with some special problems in the process of nursing practice. In general, nurses can make ethically correct decisions based on ethical principles and norms. But sometimes there are difficulties: in making the right choice, you may also have to give up another obviously right choice; When trying to protect the interests of some people, it is bound to harm the interests of others; a medical behavior beneficial to patients may be contrary to some ethical cognition of the medical staff themselves.

Theoretically speaking, the dilemma of nursing ethics is first caused by the cross conflict of different nursing ethics theories and principles. When we deal with the ethical problems of patients according to one ethical principle, it may be accompanied by problems contrary to another ethical principle. For example, when taking care of a vegetative patient based on humanitarianism, it is contrary to utilitarianism, and ethical dilemmas arise accordingly. The design of ethical principle system is to solve the conflicts between different value traditions, but it still cannot avoid the existence of conflicts. The current system of ethical principles is a design of procedural justice, and cannot provide substantive and specific ethical guidance. Different people can make different understandings and interpretations of a certain principle according to their different value traditions, thus causing conflicts of opinions. Moreover, as the current ethical principles mainly draw lessons from the ethical principles system of western modernity rather than a cross-cultural theoretical system, once entering the social life of nations with different moral cultural traditions, different understandings of the connotation of principles and even the whole system will be generated.

Learning objectives

Knowledge objectives

a. Grasp the meaning of nursing ethical dilemmas.

b. Grasp the meaning of nursing ethical choices.

Capability objectives

Learn to make ethical choices in nursing and try to get rid of ethical dilemmas.

Quality objective

a. Understand the causes of nursing ethical dilemmas.

b. Understand the process of nursing ethical choices.

Task 1 Understand the ethical issues and choices related to informed consent of the elderly

Task situation

Patient Zhang, 30 years old, male, had been hospitalized for schizophrenia. After discharge, his condition was stable and he was able to take full self-care, and he worked in a company. he visited the outpatient clinic regularly every month to receive antipsychotic medication. However, during this period, the patient felt shaky and could not concentrate, so he told the attending physician that he wished to change the medication. The doctor thought the medicine was the best for the patient, and explained that the symptoms would gradually improve after adjustment under observation for a while. The patient did not agree, so he and his mother went to the psychiatric nurse and said, "The side effects of the medicine have caused me a lot of trouble, even affecting my work, but the doctor did not listen to my advice," and he did not want to continue the outpatient treatment. The nurse relayed this to the attending physician, who affirmed his judgment and insisted on his professional autonomy. When the patient visited the doctor the following month, the doctor did not change the medicine. The patient again questioned the doctor, protesting that the doctor did not care about his condition, did not respect his opinion, and refused treatment. A week later, the patient's mother called the nurse to tell her that the patient was in a bad mood, had been absent from work and refused treatment at the hospital.

What are the ethical dilemmas in this case? How should nurses make ethical choices?

Task requirements

a. How to understand the dilemma of nursing ethics?

b. How to make care ethical choices?

c. What issues should be paid attention to in the decision-making process of nursing ethics?

Essential knowledge

1 Concepts related to ethical choice

Choice, "decision making," means making a decision or reaching a conclusion. According to Merriam-Webster Collegiate Dictionary, a choice is one's decision of an opinion or course of action. It can be seen that the basic concept of decision-making is "choice", which means to draw up a variety of feasible solutions according to a problem or goal, and then choose the one that can best achieve the goal. Therefore, the choice must be to decide the best option from two or more alternatives. The decision-making process is the process of seeking answers and making decisions.

Ethical choice is to make ethical decision, which is a complicated process and must be based on moral thinking. In the process of making ethical choices, the behavior itself, the process of behavior and the consequences of behavior should be considered in various directions according to the corresponding ethical theories, principles and norms of behavior.

2 Influencing factors of nursing ethical decision-making

When faced with the same ethical dilemma to make a choice, different individuals and groups often make different choices, because the decision-making process will be affected by various factors.

(1) Personal values

Personal values mainly represent a person's personality, beliefs or ideals, and lead the direction of personal behavior. Personal values often play a decisive role in people's behaviors and decisions. However, due to the potential of values, most people are not very clear about their inner values. Therefore, nurses should consciously understand the values of themselves, patients and related personnel. In addition, personal values manifest in various forms, including economic values, theoretical values, social values, aesthetic values, political values, religious values, etc., Some of these values are moral, some are amoral, and relate only to personal interests. Therefore, when making ethical choices in nursing practice, nurses should make clear what values are involved in themselves, patients and related personnel, so as to from an objective perspective when dealing with various ethical issues, respect the values of others, and make ethical choices that are most in line with the values of patients and related personnel.

(2) Cultural background

Cultural background will affect people's understanding and attitude towards health, disease, life and death and other issues. For example, different cultures have different views on the way to improve health, and Chinese and Western cultures also have different recognition of the size of individual autonomy. Many cultural backgrounds involve religion. Therefore, when taking care of patients (and their families) with different cultural backgrounds or religious beliefs, nurses should deeply consider the influence of different cultural backgrounds and beliefs on their values, so as to understand their behaviors and ideas and ensure appropriate respect for patients and their families.

(3) Professional values

Professional values are the characteristics that professional body agree in the profession. The values of nursing profession come from nursing ethics and nursing practice regulations. Nursing professional values are rigorous, truth-seeking, integrity, prudence, compassion and so on. When making ethical choices, nurses need to establish good professional values, so as to enhance the judgment of ethical issues and decision-making ability in the process of nursing.

(4) Social values

Changes in the needs of society will affect the perception of social values, as well as individual values. Personal values may also conflict with social values and professional values, making ethical choice very difficult. In the face of the conflict of these values, the following guidelines can be used as a reference: (a) All values in line with the implementation of professional ethics and patient welfare should be given priority; (b) Select the values that are most conducive to the implementation of professional ethics and the welfare of patients; (c) Priority should be given to the values of the people most affected by the ethical choice.

(5) Ethical theories and principles

Just as a map can guide the direction, ethical theories and principles can help analyze and clarify ethical dilemmas and provide theoretical guidance for making ethical choices. Of course, different theoretical viewpoints may influence the actions and results taken in solving the problem. For example, deontology holds that actions must adhere to the principles of morality, regardless of their value and consequences; utilitarianism insists that ethical choices should consider the value and consequences of actions taken, and that everyone has the right to seek his own happiness and the greatest happiness for the greatest number of people. Although there are different views between deontology and utilitarianism, nurses should think about patients as much as possible in practice, regard patients' interests as the first priority, and seek more benefits for patients.

(6) Organizational structure

In the process of their formation and development, all kinds of organizations often put forward formulaic ideas with different characteristics according to the principles of industrial ethical behavior and their own characteristics, and set up systematic and exact thoughts or concepts to guide the operation and development of organizations and the specific labor of employees. In addition, a series of departmental rules and relevant regulations such as qualifications, work norms, learning regulations, and job duties are often formulated by various organizations on this basis, and the qualifications and conditions, work norms and work content that the incumbent must possess to be competent for this job are often also stipulated. The concepts and regulations of the organization sometimes conflict with nurses' personal values or patients' needs, and even affect the process of ethical choice, resulting in pressure and confusion for nurses. In the medical work environment, many problems have a broad dimension, in addition to nurses themselves and may involve other professions, such as medicine. Therefore, when the situation requires, the whole team organization should propose solutions to problems in the way of group choice and from an objective standpoint through coordination and discussion, so as to improve the quality and effect of choice. For nurses, a reasonable balance should be struck between the demands of the organization, the needs of patients and personal aspirations.

3 The way of ethical choice

Ethical choice includes individual choice and group choice.

(1) Personal choice

Personal choice refers to decisions made by individuals, which is the most commonly used ethical decision making method by nurses. In nursing practice, the need for personal choice can be seen everywhere. For example, as soon as a nurse goes to work, she may need to decide who to care for first and what care activities need to provide for her. What care measures must be implemented immediately? Which nursing behaviors can be suspended? Should patients be informed of their condition when dealing with terminal patients? If so, when and where is appropriate? If not, why not? When two or even three patients ring the bell at the same time for professional help, who should be given priority in providing care services? When there is only one ventilator but two critically ill patients each need it, who should get the priority?

(2) Group choice

Group choice refers to a team or an ethics committee to make ethical choices after collective discussion. There are some ethical problems in clinical practice that involve a wide range of aspects, have far-reaching influence and significance, and are difficult to make decisions. At this time, making decisions by nurses alone will not only bring great pressure to them, but also may lead to decision-making errors. In this case, it is often necessary to rely on group choice. Group choices can be made within the nursing department, but if the ethical issues involved are extremely complex, they can also be referred to the ethics committee of the hospital for group choices.

In general, when the situation requiring the decision is simple or routine, the way of individual decision is often taken. When the situation is complex, involves a wide range of areas, or involves the interests of the group, the decision should be left to the group. It should be made clear that, no matter personal choice or group choice, certain ethical theories, principles and codes of conduct should be followed when making ethical choices.

① The principles of informed consent ethics

Informed consent information centered on the elderly should be sufficient, and the informed consent process should meet the requirements of full notification, full understanding and independent choice. Older persons with cognitive disabilities should be treated with the same respect as older persons with cognitive soundness. Respecting and loving the elderly is a traditional virtue in our country. The elderly made great contribution for their family and society during their lifetime. With the growth of age, more and more health problems such as chronic non-communicable diseases, cardiovascular and cerebrovascular diseases, cognitive decline and memory loss are exposed, which forces the elderly to gradually become the "vulnerable" in the main body of society. Both healthy elderly people and elderly patients deserve the same respect, and their lives, personality and rights cannot be underestimated. Health care workers and family members not only have to deal with their illness, but also care and guide them mentally and psychologically.

② Requirements for informed consent

Changes in age and other related physiological factors, resulting in memory attenuation, comprehension decline and slow reaction speed in elderly people and reading comprehension is often less than young people. Studies have shown that older people have more difficulty than other age groups with lengthy and complex text materials that require a higher level of education (e. g. , informed consent forms that are medically professional) when participating in a clinical trial or study. In consideration of this, the Code first puts forward the suggestion that "The written expression of informed consent should be based on the understanding ability of the elderly, the mother tongue should be adopted and the elderly can understand the text, the text should be concise, and the use of a large number of medical terms should be avoided". Moreover, the physiological function decline (hearing or vision decline) caused by aging in the elderly will also affect the way and form of expression of informed consent. The regular font size of written informed consent is relatively small for the elderly, and if it is presented with many and intensive words, it will increase the difficulty of reading for the elderly. Therefore, the Code suggests that researchers should consider enlarging the font size and provide clear, complete and easy to understand informed consent information to the elderly in combination with illustrations, audio-visual products, typical cases and other phonograms. For some professional terms and words, image metaphor can be used to describe them. In this way, the content of the informed consent form can not only be enhanced in the mind of the elderly, but also be conducive to people's focused understanding and accurate grasp.

③ The process of informed consent

Informed consent is a continuous process that includes there elements: sufficient information disclosure voluntary consent, and the ability to obtain informed consent. It can be seen that the information informing process, the elderly's information understanding process, the elderly's voluntary choice process and so on have become the key factors in the informed consent process.

④ Information notification procedure

Not all the elderly belong to the vulnerable group (with the characteristics of physiological weakness and weak social value), but the elderly will become vulnerable due to the lack or loss of ability to safeguard their own will and rights caused by their advanced age and other physiological factors. Therefore, when reviewing the informed consent process for clinical research involving the elderly, the Ethics Committee should take into account both the overall situation and the characteristics of the elderly. When communicating informed consent with the elderly, the Code suggests that "Based on the physical and psychological particularity of the elderly, in the process of obtaining informed consent, researchers should explain and fully inform the elderly item by item in accordance with the content of informed consent."

Because the content of informed consent may be long, it is difficult for ordinary people to stick to reading it, let alone the elderly who are physically and psychologically disadvantaged. The key for informed consent information to be conveyed and effectively received by the other party is for researchers to slow down their speaking speed and inform them patiently, kindly and actively.

Considering that the elderly need to think and give feedback for a little longer time after receiving the information, researchers can increase the frequency and time of conversation if necessary, so as to give people enough time to understand the content of the informed consent form and make a decision whether to agree to participate. In order to prevent people from being confused by the large amount of information to be received and affecting their understanding of information that is important to their decision, it is also recommended that researchers "communicate in language and ways that older people can understand" and "actively communicate with family members and/or caregivers for support and understanding" during the process of information. It could also significantly increase the likelihood that older people would join the study.

⑤ Information understanding process

Being easy to understand and well-understood is the core of a "satisfactory and effective" informed consent process. In view of the aging characteristics of the elderly population, it is recommended that researchers use the guidance list for the elderly as an auxiliary document of informed consent, so as to reduce the complexity of the content of informed consent and improve the elderly's understanding of informed consent. The list of guidelines mainly includes matters requiring human cooperation, such as treatment methods, diet control, visit arrangement, etc. At the same time, it should include a brief introduction of the research project, research contacts and other basic information.

⑥ The process of voluntary choice for the elderly

Whether the elderly choose voluntarily or not is usually determined by their mental state, psychological state, environment and other factors, which is also the most difficult to judge in the process of informed consent. International and domestic regulatory guidelines also require "voluntary participation", prohibit coercion or excessive inducement.

More attention should be paid to the independent and voluntary choice of the elderly. Therefore, the Code proposes that autonomy requirements that affect decision-making of the elderly should be avoided. Some elderly patients are easy to form a psychological dependence on the doctor in charge, resulting in helpless and forced to participate in the research, especially if the research program contains treatment content. When senior physicians are recruited as researchers, elderly patients may be pressured to agree to participate in a study because they fear that they will be unfairly treated if they refuse to participate. To avoid possible undue influence, it is recommended that the informed consent of older persons be obtained by a qualified investigator in clinical research other than the physician in charge. Before obtaining informed consent, psychological counseling should be strengthened for the elderly to increase their objective cognition of disease treatment and clinical research, so that the elderly can gain confidence in participating in research and make participation decisions calmly and independently, and ensure their active cooperation and high compliance after enrollment.

⑦ Signing of informed consent

The old people sign informed consent is a kind of civil legal behavior to express their decision to accept care. It should be made by individuals with behavioral ability after obtaining necessary information, fully understanding and considering it. The signing of informed consent truly realizes the original intention of protecting the autonomy of the elderly, which is an important embodiment of clarifying the legal subject status of the elderly in clinical research. China's Civil Code points out that "under normal circumstances, adults are persons with full capacity for civil conduct and can independently carry out civil legal acts." However, adults who can not identify their own acts (no capacity for civil conduct) or can not fully identify their own acts (limited capacity for civil conduct) need their statutory agent to perform civil juristic acts on behalf of them.

Typical case

The patient, female, 45 years old, suffered massive bleeding due to digestive tract disease. Her husband brought her to the emergency room of the hospital, and the doctor made the decision to give the patient a blood transfusion. But because of his religious beliefs, the husband told the nurse that he did not want to give blood to the patient, who was now unconscious and unable to express herself clearly.

What should the medical staff do at this time?

Operation process and steps

① Find out all the facts in the case

In this step, the first is to find out all the facts that happened in the case, both the medical facts and the ethical facts, that is, to understand "what happened", sometimes the two are connected and affect each other, and sometimes they do not affect each other. (Analysis: In the above case, the medical fact is that the patient's gastrointestinal bleeding requires blood transfusion. The ethical fact is that in the process of informed consent, if the patient's family's opinion is respected and the blood transfusion is abandoned, the patient may lose her life. If a doctor transfuses a patient against family advice, the outcome is that may save the patient's life, but it may violate the patient's right to informed choice.)

② Find out all the relationships in the case

Interpersonal relationship includes doctor-patient relationship, nurse-patient relationship, nurse-nurse relationship, doctor-nurse relationship, and the relationship between nurses and society. Only all interpersonal relationships related to the event are clearly defined, can the subject and object of interest and conflict be distinguished. (Analysis: The interpersonal relationship in the case includes doctor-patient relationship, nurse-patient relationship, doctor-nurse relationship, and the relationship between doctors, nurses and the patient's family.)

③ What is the conflict in the judgment case

Before judging the conflict of cases, it is necessary to exclude the misunderstanding of pure factual materials on medical care and other aspects, such as whether it is caused by medical and nursing nouns, whether it is caused by the patient's lack of medical common sense, and these misunderstandings can be solved through adequate communication. After ruling out such incidents, it is necessary to identify real ethical conflicts, for example. It is a conflict between patient confidentiality and timely disclosure. Or is it a conflict between following medical advice and the autonomy of the nursing profession? Or is it a conflict between the right to know of the patient's family, unit or insurance company and the confidentiality obligation of the hospital? And so on. In general, the conflict is mainly manifested as the conflict between the obligations of medical staff and the rights of patients. (Analysis: The main conflict in this case is that if the medical staff follow the principle of "do no harming" and "beneficial" and use blood transfusion to save the patient's life, they will violate the principle of respect by not listening to the advice of the patient's legal agent.)

④ Who is the arbiter of conflict resolution

After identifying the type of conflict and the relationships involved, it should be clear who is directly responsible for the conflict and who can resolve it. Generally, different situations have different decision-makers: (a) If the patient is sober and has the ability to make independent decisions, then the patient's independent decision should be fully respected. However, in China's national conditions, family members also have important influence on problem solving. Therefore, even if the patient has absolute autonomy, the support and consent of family members should be obtained with an appropriate extent. (b) When the patient does not have the ability to act, the patient's individual autonomy should be borne by an appropriate agent. At this time, it is necessary to consider the scope of the agent's decision, whether it is an agent or several agents jointly exercise the power of agency. If the treatment and care of an elderly comatose patient is often decided by consultation between several children, the comprehensive views of the agent should be fully taken into account. (c) In special circumstances, medical personnel may also be the decider to resolve the conflict, such as for patients with special infectious diseases, which may directly endanger the overall interests of the society, medical personnel have the right to special intervention to maintain the overall interests of the society. In addition, sometimes conflict resolution is hierarchical, and the decider of the conflict can be different in different situations. (Analysis: Who has the most decisive role in resolving conflict? What are the consequences of the conflict-responsible person's decisions? In this case, both the patient's family and the doctor play a decisive role in resolving the conflict, but the two sides have different opinions. Following to the patient's family's opinion is to uphold the principle of respect, that is, respect the patient's religious belief and informed choice, but it may lead to the patient's death. However, following the doctor's decision will save the patient's life, but it goes against the opinion of the patient's family, which not only does not respect the autonomy of the legal agent of the patient, but also may cause ethical disputes due to the litigation of the patient's family.)

⑤ Make a list of possible options, and analyze the advantages and disadvantages of each option, or possible results

For the same ethical problem, there are often different solutions. The rational way is to take all feasible solutions into consideration, and then find the most appropriate one. Prioritize the solution with minimum losses and maximum benefits, and determine the optimal solution on the basis of feasibility. (Analysis: What are the feasible solutions in the case? What are the advantages and disadvantages of each case? According to different ethical principles, different schemes can be proposed. According to the principle of no harming and beneficial, it can be argued that doctors do not follow the opinions of the patient's family, arbitrarily give blood transfusion to the patient, and then explain or handle the corresponding disputes after the patient's condition improves. According to the principle of respect, listen to the advice of the patient's family, do not give the patient blood transfusion, let the patient's disease develop, or take other medical treatment methods. Make a list of possible options, then discuss the advantages and disadvantages of each option and determine the best option based on feasibility.)

⑥ Consider basic ethical principles, norms and theories and use them as the basis for ethical decisions

After determining the optimal solution, it is necessary to reconsider various ethical principles and norms and investigate whether the solution conforms to the basic ethical principles, realizes the most basic ethical concepts, and solves the most important basic ethical conflicts. In other words, it is necessary to investigate whether the selected solution has sufficient ethical basis. (Analysis: What ethical principles can be used as the basis for ethical choice in this case? After selecting the best solution, it is necessary to examine the underlying ethical principles that the solution follows. For example, some people decide to give blood transfusion to patients first, without considering the opinions of their families. The principles they follow are mainly the principles of no harming and beneficial, which they consider as the most important ethical principles; but there are others who advocate following the wishes of the patient's family, and believe that the principle of respect is the most important principle; others want to come up with a plan that both sides can agree on, but requires some compromise on both sides, and basically achieves the above three principles through compromise on both sides.)

⑦ If you have any difficult problems, you can apply to the Ethics Committee for consultation

When it is difficult to determine the optimal solution, or when the formulation of any solution will cause some harm and loss, the Ethics committee should be consulted proactively so that can get support in ethical choice. (Analysis: whether need to consult the Ethics Committee? If the best plan can be determined during the discussion and the discussants basically reach a consensus, there is no need to apply to the Ethics Committee for consultation; if agreement cannot be reached, it may be necessary to consult with a higher-level ethical consulting agency.)

⑧ Act on the ethical choices made

After determining the ethical choice plan, the next step should be carried out according to the decision made, so as to solve the problems faced in time. If problems arise, the plan should be adjusted in time.

⑨ Evaluate the results after the choice, reflect on and improve

After the behavior is taken, the consequences of the choice should be evaluated in time, and the experiences and lessons should be actively summarized to provide decision-making basis for similar ethical events in the future. (Analysis: Comparing the consequences of different decision-making behaviors, what are the experiences and lessons? What are the better ways to deal with similar ethical incidents in the future? What organizational construction is needed? The different scenarios in this case have their own experiences and lessons, and the discussant can list them separately and discuss better ways to deal with them, and even discuss the use of communication skills in the process. At the same time, corresponding suggestions can also be put forward for the establishment of ethical consulting agencies.)

Knowledge and skill development

The contents and decision steps of "Four Box Theory"

In the United States, the "four-box theory" is often used by Ethics Committees when making ethical recommendations, and is also part of the training of medical personnel. The so-called "four-box theory" refers to a decision-making process in which ethical issues are broken down into four aspects: medical indications, patient requirements, quality of life, and relevant background factors. The "four-box theory" is conducive to synchronous thinking and discussion among all participants in a short period of time, that is, to investigate and analyze ethical events from different aspects in accordance with unified procedures, speed up problem solving and improve work efficiency.

① Relevant Background

Relevant background factors refer to the family, economic and socio-cultural factors related to the event in addition to the medical professional treatment and nursing factors, which may affect the nature of the ethical event. The following problems can be considered in the analysis.

Are there any family problems affect treatment and care decisions?

Are there any staffing issues that might affect treatment and care decisions?

Are there any economic reasons?

Are there religious and cultural factors?

Is there a defence for leaking secrets?

Are there resource allocation problems?

Are there legal factors involved in decisions about treatment and care?

Does it involve clinical research or teaching?

Does it exist a conflict of interest between medical staff or institutions?

② Patient request

The patient request mainly refers to whether or not the patient autonomy is respected. The main content 75 as follows.

What wishes did the patient express about treatment and care?

Has the patient been informed of the benefits and risks, understands and agrees?

Is the patient sane and legally competent?

If not, what evidence is there?

Has the patient previously expressed a will, such as a pre order?

If the patient is incapable of making a decision, who is the appropriate surrogate? Does the agent work to appropriate standards? Is the patient unwilling or unable to cooperate with treatment? If so, why?

Whether the patient's right to choose is being respected ethically and legally?

③ Quality of life

Quality of life refers mainly to the implementation of the principles of do no harming and beneficial, and also the assessment of whether medical treatment and care affect the quality of life of patients. The following needs to be considered.

With and without treatment, what are the prospects for a return to normal life?

Is there bias when medical personnel evaluating the quality of life of patients?

If the treatment is successful, is it likely that the patient will suffer some discomfort in his physical, mental or social life?

Is the patient's current or future condition so poor that medical staff conclude that there is little point in sustaining life?

Is there a fundamental reason to forgo treatment and care?

What is the care plan that provides comfort and pain relief?

④ Medical indication

The medical indication is evaluated mainly from the condition of the patient's disease itself, and the evaluation is carried out by the members of the medical or nursing profession who have the expertise to examine the technical problems.

What is the patient's medical problem? Medical history, diagnosis, prognosis?

Is it acute, chronic, critical, first aid or relapsable?

What are the purposes of treatment?

What are the chances of success?

What is the plan if treatment fails?

In short, how could this patient benefit from medical treatment and care, and how could possible harm be avoided?

Task 2 Understand the ethical issues and choices of ignoring the elderly's psychology

Task situation

Patient Zhang, male, 72 years old. Because of excessive excitement and suddenly coma, was quickly sent to a hospital emergency. According to the doctor's examination, it was found that Uncle Zhang only had irregular weak heartbeat, pupils were slow to respond to light, corneal reflex disappeared, blood pressure 200/150mmHg, urinary and fecal incontinence, flushed complexion, and crooked mouth. He was diagnosed as cerebral haemorrhage. After three days and two nights of rescue, the patient was still unconscious and did not breathe on his own. All kinds of reflexes almost disappeared. In the face of the patient's condition, the medical staff and family members have different opinions on whether to continue the active rescue.

a. Doctor A said: "As long as the patient's heart did not stop, it is necessary to do everything possible to rescue and care, fulfill the obligations of medical personnel." Doctor B said: "The patient is not breathing on his own and is old. The rescue is just to comfort the family." The head nurse said: "Even if rescued, the patient can not take care of himself in the future life, the quality of life is very poor, which is a heavy burden on the family and society!"

b. The patient's son said, "It is good to have hope of recovery, but if there is no hope, there is no need to save at all costs. " However, the eldest daughter of the patient said, "The old man has suffered for most of his life, but he only has a few good years. If he can survive successfully, it will be a comfort to be his son and daughter. " She asked the hospital must be rescued at all costs, in order to fulfill filial piety.

Task requirements

a. How should decisions be made regarding the different opinions and attitudes mentioned above?

b. What ethical issues should nurses pay attention to in the rescue process? What are the ethical requirements?

Necessary knowledge

1 Meaning, characteristics and ethical significance of psychological care

(1) The meaning of psychological care

Psychological care is guided by the theory of psychology, based on good interpersonal relationship, and uses psychological methods to change the poor mental state and behavior of care objects through verbal and non-verbal communication, so as to promote recovery or maintain healthy care process.

(2) The characteristics of psychological care

① The timeliness of psychological care

In the process of hospitalization, illness and medical treatment, patients'psychological changes will have certain rules. When a healthy person moves into the role of a patient, there will be some changes in cognition, emotion, will, character and other aspects of psychological activities, and then there will be psychological needs. Mastering this law can make psychological care throughout the daily care work, anytime and anywhere to implement psychological care for patients.

② The diversity of psychological care

The diversity of psychological care includes the diversity of information mode and the individualization of patient psychological care. Nurses can convey information through speech, expression, behavior, attitude and other ways to provide psychological care. Due to differences in gender, age, disease, as well as cultural background, social experience, occupational status and other factors, patients'psychological problems and psychological needs are also different. Nurses needs to make specific analysis, meticulous care for each patient.

③ The strictness of psychological care

Psychological care set scientific and artistic in one, there are rules to follow. Psychological nursing requires nurses not only to have a solid basic theory of nursing and psychological knowledge, but also to have humanistic and social science knowledge such as ethics, pedagogy, sociology, aesthetics, management, and behavioral science. Nurses need to constantly explore, summarize how to apply these theories and the skills of interpersonal communication in practice.

(3) The ethical significance of psychological care

Psychological care plays an important role in overall care. With the change of medical model, people are increasingly aware of the relationship between psychological factors and diseases. Modern medical science has proved that psychological disease is mediated by the central nervous system, endocrine system, immune system and so on. Adverse psychological stimulation affects the central nervous system, disrupts the endocrine system, and reduces the role of the immune system, thus causing psychosomatic diseases; and happy mental state can also make the system get beneficial adjustment, improve the level of health. The fundamental task of psychological care is to explore the law of mental activity of patients according to the occurrence, development and change of mental activity of patients, so as to influence the mental activity of patients with the best psychological care measures and make it conducive to the recovery of diseases. Therefore, psychological care is essential in the treatment and rehabilitation of patients, which is conducive to mobilize the subjective initiative of patients, to avoid adverse stimulation and to promote the transformation of medical model.

2 Ignore the ethical problems of the elderly's psychology

(1) Lack of humanistic care

The most obvious manifestation of a lack of humanistic care is lack of patience and love. Lack of patience refers to the impatience of nursing staff for memory loss, poor hearing, slow movement of the elderly. Lack of love means that the nursing staff don't give enough care to the elderly patients, especially the elderly patients in bed for a long time and the body has a variety of bad smell, and don't help clean and wipe the bedding timely and faster.

(2) Neglect psychological care

The elderly are emotionally fragile, lonely, depressed, afraid of illness and death, and eager to be cared for. Nursing staff seldom pay attention to the change of people's psychology and to help the elderly to relieve the heart of loneliness. Even the germination of depression without communication or eating has been found in elderly patients, they still turn a blind eye and only complete their own care operations.

(3) Disregard and disrespect

It is a serious violation of ethics and professional ethics, cause not only the physical trauma of the elderly, but also psychologically incurable trauma, and even pay the price of life.

From the verbal aspect, it is reflected in the verbal abuse of elderly patients. For example, in order to prevent accidents such as falling down and falling out of bed, some caregivers think that elderly people who do not agree with the old are extremely disgusted and they cannot accurately assess themselves, so they will use inappropriate words in language. For disabled elderly patients, personal hygiene is not ideal, caregivers will be reluctant.

From the non-verbal aspect, it is reflected in the subjective alienation and the violent beating of the elderly. For example, it gives the elderly patients a look; subjective alienation from lonely old people, don't talk to them, pretend not to see them; for disabled elderly patients, even violent beatings and so on.

3 Prevention strategy

a. Respect the personality of the object of service: love, patience and compassion.

b. Respect the rights of customers: protect their legitimate rights and interests.

c. Treat each customer fairly: be careful and conscientious, and do it equally.

d. Have a high sense of responsibility and strict self-discipline: emotional comfort for healthy people, spiritual comfort for old patients, hospice care for the deceased and gentle post-treatment.

e. Adhere to unity and cooperation spirit: nursing staff, medical and technical personnel.

4 Relevant laws on elderly care services

(1) Law on the Protection of the Rights and Interests of the Elderly

It is China's first special law that combines the protection of the legitimate rights and interests of the elderly with the development of undertakings for the elderly. Citizens have the right to material assistance from the state and society when they are old, ill or have lost the ability to work. Nursing staff should be familiar with the provisions of the protection of the rights and interests of the elderly, perform their duties according to law, and make efforts to realize the six "old".

(2) Tort Liability Law of the People's Republic of China

Care workers must pay attention to and obtain the informed consent of the elderly and their relatives in their work. Patient privacy should be kept confidential. Those who divulge the patient's privacy or disclose his/her medical records without the patient's consent, thus causing damage to the person who intends to do so, shall bear tort liability.

5 Policies related to elderly care

Caregivers should implement and promote the work in accordance with the national and industrial management policies. In addition, when it is necessary to provide care activities stipulated in the technical specifications for diagnosis and treatment, the nursing staff shall obtain the nurse practicing certificate in accordance with the requirements of the "Regulations on Nurses"; in carrying out professional care services, the nursing stuff abides by relevant laws and regulations, such as the "Tort Liability Law", "the Regulations on the Disposal of Medical Malpractice", "the Prevention and Treatment of Infectious Diseases", "the Regulations on the Management of Medical Waste".

Typical case

What should care workers do

Grandma Wen, 67 years old, can basically take care of herself, move a little slowly, suffering from hypertension, diabetes and other chronic diseases. After her husband died, Wen refused to live with her children, who were too busy working to take care of the elderly, so Wen moved into a nursing home for the elderly. One week after entering, once Grandma Wen's caregiver Xiaoxi left her sight, Grandma Wen said that she felt very depressed, hope Xiaoxi can always accompany her side, Grandma Wen think Xiaoxi once left, she always worry about her own accidents: choking on water, walking sprain and so on. After many conversations with Grandma Wen, the nursing staff realized that Grandma Wen was afraid of loneliness and did not want to be alone in an environment.

Ask two students to act as Grandma Wen and the elderly care worker respectively. How should the elderly care worker deal with the situation in this case?

Operation procedures and steps

Ethical requirements

The elderly are emotionally fragile, lonely, depressed, afraid of illness and death, and eager to be cared for. As the elderly care staff should pay attention to the psychological changes of the elderly, to help the elderly out of the heart of loneliness. However, it is also necessary to grasp the scale in the process of care, so as to avoid the excessive dependence of the elderly on the caregivers, which will affect the health psychology and quality of life of the elderly.

Reference opinions

a. Grandma Wen is in good health, so she is encouraged to participate in the elderly activities in the elderly care center.

b. Remind other elderly people in the care center to care more about Grandma Wen and invite Grandma Wen to participate in everyone's old life and better integrate into the life of the center.

c. Contact with Grandma Wen's children, hope that they can also contact Grandma Wen more, learn about Grandma's recent situation in the nursing center, and care about Grandma Wen's psychological situation.

Task 3 Understand the economic ethical issues and choices in the elderly care

Task situation

In recent years, the first and second internal medicine districts of a hospital have been praised by the nursing department and rated as advanced ward. No matter when the nursing department goes to the ward to check the work, the ward environment of the two wards is clean and orderly. In terms of the quality of nursing services, including prevention of nursing errors, reducing the infection rate in the hospital, the success rate of venipuncture once and reducing the disputes between nurses and patients, the results of the two wards are ranked top in the whole hospital. The nurses cooperated well with the doctors in both of two wards. The director of the first internal medicine district praised highly of the head nurse's ability, said "as long as the head nurse is not on duty for a day, the ward will" be in chaos, ward management is for her". The director of the second district also praised the head nurse management, saying that "whether the head nurse is on duty or not, all aspects of the ward nursing management are as well organized." According to the intern of the nursing department, the management of the head nurse in the first district is mainly focused on deducting points, and the score is directly linked to the bonus. The nurses in the ward are afraid of it, and no one dares to be lazy and careless. The head nurse of the second district knows how to mobilize the enthusiasm of every nurse, assign different tasks according to their specialties, and manage the ward together. At the same time, she holds regular democratic life, encourage nurses to speak freely and actively put forward suggestions to improve work.

Task requirements

Please analyze the improper management of the head nurse in the first District of Internal.

Necessary knowledge

Economic ethics refers to the research object of economic ethics which is the sum of value objectives, ethical relations, moral principles and moral norms existing in economic operation and activities. It is the value orientation and value standard of economic behavior subject, economic policy and law decision. Generally speaking, it includes three levels: macro institution, middle organization and micro individual. Macro-institutional level mainly studies the ethical issues of the social and economic institutional environment in which enterprises must be active. It mainly includes two aspects: firstly, the moral evaluation of social economic system and economic system, such as the rationality of economic structure and the moral attribute of market economy itself; secondly, ethical issues concerning social and economic policies, economic laws and regulations, and national economic functions, such as the legitimacy of national macro-control, the reasonable limit of economic self-care, and the justice of policies, laws and regulations and other systems. At the middle-organizational level, it mainly studies the relationship between enterprises, manufacturers, trade unions, consumer organizations, industry associations and other intermediary organizations, as well as the rights and obligations of intermediary organizations, society and the state, and ethical issues in the internal management of enterprises such as the ethical issues in the competition between enterprises, the social responsibility of enterprise legal person, the ethical relationship between enterprises and the country, the moral requirements between suppliers and manufacturers, manufacturers and agents, suppliers and dealers, etc. At the micro-individual level, the research focuses on the issues related to the relationship of personal interests and the orientation of moral values, such as in the enterprise, shareholders, investors, professional managers, employees, consumers and other interest in the ethical issues, the professional spirit of workers, the consumption moral problems of social members. In the process of economic operation, economic ethics is often reflected through economic policies, laws, regulations and other external forms, in other words economic policies, laws, regulations contain economic ethics requirements.

Typical case

The progress of Chinese economic ethics research

The development of Chinese business ethics is divided into three stages.

a. 1978—1984: The discussion at the level of philosophical ethics and professional ethics. In the late 1970s, the reform began, and the relaxed planned economy was implemented in China. The combination of economy and morality was still on the discussion level of philosophical ethics and professional ethics.

At this stage, although there was no concept of business ethics, it provided important conditions for the emergence of business ethics later. The economy became the main concern of people; ethical research began to face the economic field; business ethics began to form;

morality replaced class struggle as a standard by which to measure the appearance of society, business and individuals; civilized morality was no longer ignored; thus laying the foundation for the further combination of economy and ethics in the next stage.

b. 1984—1994: The research on ethical issues in business ethics, management ethics and economics. At this time the reform entered a new stage, the planned commodity economy was implemented. The theoretical circle also bid farewell to the stage of correcting the chaos and began to study the new problems in the reform. This stage is characterized by important progress in the research on the relationship between commodity economy, morality and economic reform based on the discussion of general ethics and professional ethics in the previous stage. Books such as "Management Ethics", "Business Ethics" and "Ethical Issues in Economics" were published.

It can be said that although economic ethics as a discipline had not yet emerged, these three books have explored the same topic of economic ethics from three aspects, namely management, business and economics, and involved the "three-level concept" of western economic ethics.

c. 1994—1996: The stage of economic ethics. At this time, the reform entered the stage of "establishing a socialist market economic system". As a subject, the concept of economic ethics also stood out. As a course, economic ethics began to enter individual business administration schools.

The issues discussed under the headings of philosophical ethics, professional ethics, management ethics, business ethics, and the ethical issues of economics began to be discussed under the headings of economic ethics. It should be added that the emergence of economic ethics does not exclude the first two stages of research from the above phased situation.

For example, the discussion at the level of philosophical ethics and professional ethics is still going on, especially after the end of 1996, "the construction of socialist morality has become the central topic of the discussion and research of ethics". At the level of professional ethics, there are also discussions on "the construction of enterprise professional ethics" and "the construction of enterprise managers' professional ethics".

(Be excerpted from "Hokusai Finance")

Task 4 To understand the ethical issues and choices related to job burnout of nursing staff

Task situation

Community nurse Wang went to community residents Uncle Dong's home to do family visit, and found uncle Dong's portrait had been hung on the wall, Uncle Dong had died more than 10 days but Uncle Dong's health file also had his health records for this week.

Task requirements

Please analyze what ethical issues exist in this case?

Necessary knowledge

1 The concept of job burnout

"Job burnout", also known as "job stress", is a kind of psychological burnout caused by work, is the office workers under the pressure of work to experience the feeling of physical and mental exhaustion, energy is exhausted, which is not the same as physical fatigue, but from psychological fatigue. How to overcome this sense of professional burnout? To rediscover your passion for work or to meet new challenges and opportunities in the best condition?

A person engaged in a certain occupation for a long time, in the day after day repeated mechanical operations, will gradually produce a tired, sleepy, and even fatigue psychology, it is difficult to raise interest in the work and can not play spirit, and just rely on a kind of inertia to work. That's why Christine Massler, a renowned Canadian psychologist, calls burnout sufferers "corporate sleepers." According to the survey, the time of job burnout is getting shorter and shorter. Some people even start to get tired of work after working for six months to eight months.

(1) The definition of job burnout

Job burnout refers to the physical and mental fatigue and exhaustion caused by the stress of work. First proposed by Freudenberger in 1974, he believed that job burnout is a symptom of emotional exhaustion most likely to appear in the helping industry. Maslach et al. then called burnout the psychological syndrome of responding to chronic emotional and interpersonal stressors at work. It is generally believed that job burnout is an extreme reaction when individuals cannot cope with work pressure smoothly, and it is the exhaustion of emotions, attitudes and behaviors generated by individuals under long-term stress experience.

(2) The three dimensions of job burnout

The first dimension of burnout is called "emotional exhaustion". In other words, they feel low and depressed at work and lose enthusiasm for their work. Much of this "emotional exhaustion" comes from the fact that our emotions at work are not properly vented, or we feel frustrated that they are not understood, and so on.

The second dimension of burnout is called "low sense of accomplishment". The performance of this dimension is mainly due to the lack of sense of achievement in the work, and the reason for this situation may be high repetitive work, or already familiar with the work content. It can also come from a lack of confidence that you are not qualified for your current job.

Finally, the third dimension of burnout is called "deindividuation". To put it simply, we treat all the people we come into contact with in work life as objects and are not willing to communicate with them emotionally. And this state, in fact, is a kind of self defense produced when the interpersonal relationship is tense. Therefore, this dimension of job burnout needs to focus on solving the problem of "interpersonal relationship".

(3) Understand the necessary of job burnout

Job burnout is an increasingly early phenomenon, occurring in nurses who have been in the profession for only a year or so, so why understand burnout?

The professional development of nurses is very complicated in clinical practice. Nurses have to face many "variables". The people, the environment, the health of themselves and the patients and the care of the patients, everything is beyond their control. In the related research on nurse burnout, the nurses in emergency department, ICU, pediatrics and other departments have a higher incidence of job burnout.

In 2022, registered nurses in China have exceeded the 5 million mark, accounting for 44.7 percent of all health technicians. Nurses are providers of health services. The fundamental purpose of nursing work is to promote and maintain human health. If nurses are not in good physical and mental health, it will have a great impact on the whole society.

2 The causes of job burnout

(1) Working pressure

Caring may seem simple, but it's not. Nursing staff are under the overload work pressure for a long time, and they have trivial and complicated affairs. "A thousand needles above, a needle below", care work is not only a daily injection, dispensary and regular work.

The hospital rules an 8-hour system, and 90% work intensity of nurses in clinical is as high as 10 hours, or even longer. The ravages of night shift cause most nurses to suffer from stomach disease, cervical spondylosis, endocrine disorders and other conditions at a young age. In the long-term super work pressure, job burnout is inevitable.

(2) Occupational risk

Care work is a kind of work which faces living life and more emergencies, and a little careless may "hit the mine". The social status of nursing staff is getting lower and lower, and they are often not respected by patients or their families. They are often named as "waiters", which have evolved from professional and technical staff into the current service staff. Often called upon by patients or family members in exchange for disrespect. No matter what the situation is, the first time to go to the nurse, sometimes also become a patient or family inexplicable "punching bag". People have increasingly high expectations for medical treatment, and the doctor-patient relationship is nervous, which is prone to various emergencies. In recent years, various media frequently report doctor-patient emergencies, which is an important cause of job burnout.

(3) Career bottleneck

Most nursing staff start from a relatively low diploma, career development is relatively simple. From "little nurse" slowly boil into "old nurse", from "green apple" slowly into "red apple", "yellow apple", "rotten apple". Since the nursing major has become an independent first-level discipline, the discipline requirements are higher and higher, and the promotion of professional titles is more and more difficult. The annual professional title evaluation is like a big test, with multiple assessment dimensions, including normal work, teaching and scientific research. Most clinical nursing staff have low starting point of education and congenital deficiency, so it is difficult to complete high-quality scientific research work, and the promotion of professional title and the completion of scientific research work directly affect the salary income, and the proportion of super hard work is out of proportion, which constitutes the bottleneck of career development and causes job burnout.

(4) Occupational particularity

Nursing work is a kind of work with strong professional particularity. This is because the nursing work is for patients. Every nursing operation carried out by the nursing staff will affect the therapeutic effect and prognosis of the patient. In nursing work, any small mistake may lead to treatment failure or even endanger the patient's life, so nursing staff should bear great psychological pressure in their work. At the same time, the number of hospitals and patients is growing rapidly, but the number of nursing staff is obviously insufficient, which makes a lot of nursing staff have to engage in a large number of high-intensity nursing work every day, thus causing a severe test of their physical strength. Under the dual action of mental pressure and physical pressure, nursing staff are easy to have job burnout. Studies have shown that the more intensive and risky the work of nursing staff, the greater the impact on their mental health, and the more likely they are to suffer job burnout.

(5) The value of the work is not recognized

For a long time, there has been the concept and prejudice in clinical work. At the same time, because the income of nursing staff is lower than that of doctors and their work intensity and pressure are greater than those of doctors, so many nursing staff feel that their work value and social value are not fully recognized. And they fell they have dim career prospects, so they are prone to job burnout, some nursing staff will even appear inferiority. In addition, the growing tension in the doctor-patient relationship has left most caregivers feeling that they do not have the basic trust and understanding of patients. This can also hurt the self-esteem of the nursing staff, resulting in job burnout.

3 How to prevent and deal with job burnout

(1) Turn burnout into a golden springboard

As the "golden oil" in the work, nursing staff often act as the adhesive of various work in hospitals. The work is trivial and complicated, the work pressure is high, the occupational risk is high and the voice is low, and the job burnout arises spontaneously.

Face it bravely, develop interests and hobbies, do something that makes you happy, divert your attention, and find a sense of achievement and satisfaction. "Life is not just a temporary existence, but also poetry and distance", completely relax yourself and relieve pressure. Remember career dream and original intention, learn to self-relieve pressure, share career success and joy.

Seize the opportunity to change yourself. Many people choose to leave their job or change to a new working environment when they get burned out, but the reality is less ideal than the goal. "Blessing in disguise." To maintain growth, constantly set small goals for work, study or life, self-reflection and summary, recognize self-value, master your own strengths and weaknesses, face the objective existence of stressful situations, make progress step by step. Seize the opportunity, keep learning, improve comprehensive ability, enhance career achievement and career identity, and obtain career affiliation.

Not content to be ordinary, improve your self-worth, plan your future career path, broaden your horizons, expand development paths, and understand your innermost desires. In a ship without direction, any wind is a headwind. Know where your future is heading and turn job burnout into a golden springboard for improving your self-worth.

(2) Appreciate yourself and be kind to yourself

Nursing staff in high intensity, high pressure and high risk of working and living environment for a long time. In this case, it will lead to loss of work passion, lack of sense of achievement and psychological exhaustion. Make self-adjustment, accept their own ordinary, stop their steps, and adjust expectations properly, reposition and design their own career planning, combined with their professional quality and interest, a comprehensive look at themselves and take targeted supplement, tap their own potential in difficulties, find suitable for their own career goals.

Typical case

The community resident Miss Dong's mother suffers from mental illness and has been in the process of drug control treatment. As the community health service center has more detailed health data of the community residents, when Wang, a community care worker, conducted health education for residents, she analyzed the case of Dong's mother with examples and explained the genetic predisposition of the disease, which led to difficulties for Dong in choosing a mate.

Please analyze what ethical principles and requirements were violated by the nurse's behavior?

Operation procedures and steps

Ethical requirements

Caregivers must take all measures to protect the privacy of their clients and keep their personal information confidential.

Reference opinions

In this case, the nursing staff surnamed Wang directly analyzed the case of Miss Dong's mother, which seriously violated the above ethical requirements. He should apologize to Miss Dong's family in time, minimize the impact caused by work mistakes as much as possible, and accept relevant punishments from the work unit.